Klinische statistiek

Pocock SJ (1983, blz. 233):
"Fundamentally, *one should aim for a single summary measure of each patient's outcome so that only one significance test is necessary.* It is important to decide on this in advance, indeed specify it in the study protocol, in order to prevent *post hoc* selection of the most highly significant difference."

Altman DG (1991, blz. 121):
"It may be tempting to subject your data to a complex statistical analysis because the methodology is available, but this is not good statistical practice. The analysis should be restricted to the minimum necessary to answer the relevant questions. One important reason for keeping analyses simple is that it is much easier to explain to other researchers what you did and what you found."

Fleiss JL (1986, blz. 7):
"The appropriate time to conduct a reliability study is before one's major research study is undertaken, not during or after it."

Klinische statistiek

Een praktische inleiding in
methodologie en analyse

Tweede druk

Dr. Hubert J.A. Schouten

Bohn Stafleu Van Loghum
Houten / Diegem 1999

© 1999 Bohn Stafleu Van Loghum, Houten
Alle rechten voorbehouden. Niets uit deze uitgave mag worden verveelvoudigd, opgeslagen in een geautomatiseerd gegevensbestand, of openbaar gemaakt, in enige vorm of op enige wijze, hetzij elektronisch, mechanisch, door fotokopieën, opnamen, of enige andere manier, zonder voorafgaande schriftelijke toestemming van de uitgever.
Voorzover het maken van kopieën uit deze uitgave is toegestaan op grond van artikel 16b Auteurswet 1912 j° het Besluit van 20 juni 1974, Stb. 351, zoals gewijzigd bij Besluit van 23 augustus 1985, Stb. 471 en artikel 17 Auteurswet 1912, dient men de daarvoor wettelijk verschuldigde vergoedingen te voldoen aan de Stichting Reprorecht (Postbus 882, 1180 AW Amstelveen). Voor het overnemen van (een) gedeelte(n) uit deze uitgave in bloemlezingen, readers en andere compilatiewerken (artikel 16 Auteurswet 1912) dient men zich tot de uitgever te wenden.

ISBN 90 313 2978 9
NUGI **815**/113
D/1999/3407/067

Ontwerp omslag: Peter Paul Hattinga-Verschure

Eerste druk, 1995
Eerste druk, tweede oplage 2002

Bohn Stafleu Van Loghum
Het Spoor 2
3994 AK Houten

Kouterveld 2
1831 Diegem

www.bsl.nl

Voorwoord

De klinische statistiek omvat formele methoden en technieken die een onderzoeker kan benutten bij het opzetten en uitvoeren van klinisch onderzoek en bij het verzamelen, samenvatten en interpreteren van onderzoeksgegevens. Een adequate combinatie van statistische onderzoeksmethodologie en analyse technieken gaat systematische vertekening tegen en geeft de (on)betrouwbaarheid van wetenschappelijke conclusies aan.

De auteur geeft vanaf 1973 statistische adviezen en onderwijs aan medische onderzoekers en studenten, voert statistische analyses uit, publiceert als mede-auteur in medische tijdschriften en publiceert de resultaten van zijn eigen onderzoek in statistische tijdschriften. Onderwijs, consultatie en eigen onderzoek hebben een gunstige invloed op elkaar.

Dit boek bevat de meest relevante statistische methodologie en analyse technieken voor wetenschappelijk onderzoek met patiënten en proefdieren. Het bewijst zijn waarde bij de voorbereiding van onderzoek, bij de analyse van onderzoeksresultaten en bij het lezen van artikelen. Elk onderwerp wordt behandeld op een manier die aansluit bij de medische onderzoekpraktijk. Aan de hand van medische voorbeelden worden de mogelijkheden en beperkingen van statistische onderzoeksmethoden en analyse technieken uitgelegd. De verwijzingen naar de engelstalige literatuur bieden aanknopingspunten voor verdere studie. De appendices bij sommige paragrafen zijn alleen bedoeld voor diegenen die zich meer in het betreffende onderwerp willen verdiepen.

In een klinische afdeling kan dit boek worden gebruikt als een betrouwbaar naslagwerk. Leidinggevende onderzoekers, zoals promotoren, kunnen de inhoud van dit boek gebruiken om de kwaliteit van klinisch wetenschappelijk onderzoek te waarborgen.

Voor studenten geneeskunde vormen de paragrafen 1.1 t/m 2.2, 3.1, 3.2, 4.1 t/m 4.7, 5.1 t/m 5.4, 6.1 t/m 6.4, 8.1 t/m 9,5, 10.1 t/m 10.3, 11.1 t/m 11.4, 15.1, 18.1 en 19.1 t/m 20.4 een minimaal noodzakelijke inleiding in de belangrijkste onderwerpen. Immers, elke medicus moet een medisch wetenschappelijk artikel kritisch kunnen beoordelen en moet dus in staat zijn om statistische fouten te onderkennen. Het boek is ook geschikt voor studenten gezondheidswetenschappen en voor het hoger beroepsonderwijs in de gezondheidszorg (bijvoorbeeld verpleegkunde, fysiotherapie, verloskunde).

In hoofdstuk 1 worden methodologische aspecten van therapeutische experimenten besproken, onder meer lotingsprocedures en de noodzaak van loting, het 'intention to treat' principe, en de paradox van Simpson over 'confounding'. Hoofdstuk 2 behandelt de sensitiviteit, specificiteit, predictieve waarden en 'likelihood ratio' van een diagnostische test; er is ook een voorbeeld met meer dan twee testuitslagen en meer dan twee ziekte-klassen. In hoofdstuk 3 wordt kappa gedefinieerd als maat van overeenstemming bij medische beoordelingen en wordt de betrouwbaarheid van een meerderheidsoordeel beschreven. In hoofdstuk 4 worden fundamentele statistische begrippen geïntroduceerd, waaronder standaarddeviatie en referentiewaarden bij een normale verdeling, standaardfout en betrouwbaarheidsinterval. In hoofdstuk 5 wordt de overeenstemming tussen twee meetinstrumenten onderzocht en wordt de reproduceerbaarheidscoëfficiënt berekend die aangeeft wanneer de gemeten verandering aan een patiënt statistisch significant is. Hoofdstuk 6 bevat de twee-steekproeven t-toets en de rangtoets van Mann-Whitney, de log transformatie, in de tijd herhaalde metingen en de Bonferroni-Hochberg procedure bij veelvuldig toetsen. In de hoofdstukken 8 en 9 wordt de kans op genezing (of verbetering) bij twee therapieën vergeleken en wordt het 'number needed to treat' berekend uit het verschil in succeskans. De Kaplan-Meier curve, in hoofdstuk 10, beschrijft hoe de overlevingskans afhangt van de verstreken tijdsduur. In de hoofdstukken 11 en 17 wordt berekend hoeveel patiënten in een experiment nodig zijn om een medisch relevant (verschil in) therapeutisch effect te kunnen bewijzen. Met lineaire regressie, in hoofdstuk 15, kunnen leeftijdsafhankelijke referentie-waarden worden gemaakt. Met een logistisch regressie model, in hoofdstuk 16, kan een medische diagnose worden gebaseerd op een combinatie van gegevens over een patiënt. Bij een therapeutisch experiment kunnen prognostische factoren worden gebruikt, in een regressie model, om de kans op een significant effect te vergroten en om vertekening tegen te gaan. Ook in etiologisch onderzoek speelt regressie analyse een belangrijke rol. Hoofdstuk 18 bevat algemene richtlijnen voor de keuze van de juiste statistische analyse. Het methodologische hoofdstuk 19 gaat onder meer over regressie naar het gemiddelde, de onderzoekseenheid, 'confounding' in niet-experimenteel onderzoek en het omgaan met ontbrekende waarden. De statistische aspecten van een onderzoeksprotocol komen aan de orde in hoofdstuk 20.

Het vak Statistiek bruist van leven. Voorbeelden van vernieuwingen in de afgelopen tien jaar kunt u vinden in de paragrafen 6.8 over het combineren van uitkomstmaten, 6.9 over de Bonferroni-Hochberg procedure bij veelvuldig toetsen, 7.3 t/m 7.4 over de juiste statistische analyse van een kruisproef, 12.4 t/m 12.5 over interim analyses volgens Snapinn en in de appendices bij de paragrafen 17.1 t/m 17.2 over het gebruik van herhaalde metingen voor het verkleinen van het benodigde aantal patiënten in een therapeutisch experiment. In de appendices bij de paragrafen 11.2 en 17.3 wordt aangegeven dat het soms verstandig is om de behandelingsgroepen niet even groot te maken. De paragrafen 19.5 en 19.6 noemen de nieuwste inzichten over 'confounding' en over 'missing values'. Buiten het bereik van dit boek vallen de belangrijke nieuwe ontwikkelingen op het gebied van 'random effects meta-analysis', 'cluster randomized trials' en 'repeated measures'.

Natuurlijk kan dit boek geen statisticus van u maken. Daar is aanzienlijk meer voor nodig. Het blijft verstandig om met een ervaren medisch statisticus te overleggen welke proefopzet een goede statistische analyse mogelijk maakt.

In deze tweede druk zijn vele verbeteringen aangebracht. Medische onderzoekers, studenten en statistici hebben met hun opmerkingen aan dit boek bijgedragen. In het bijzonder bedank ik mijn stimulerende collega's Jo Hermans, Rob Verdooren, Gerard van Breukelen, Arnold Kester en Marion de Leeuw. Ik hoop dat dit boek de wetenschappelijke waarde van uw onderzoek zal vergroten en helderheid zal verschaffen bij het kritisch lezen van artikelen.

dr Hubert JA Schouten
(tel. 043 - 3882279/2395, e-mail H.Schouten@Stat.UniMaas.NL),
universitair hoofddocent Medische Statistiek,
Vakgroep Methodologie en Statistiek,
Universiteit Maastricht (locatie Debyeplein 1),
Postbus 616, 6200 MD Maastricht.

Inhoud

Voorwoord 5

Hoofdstuk 1
Methodologie van Therapeutische Experimenten 13
1.1 Inleiding 13
1.2 Vertekening in niet-experimenteel onderzoek, confounding 14
1.3 Lotingsprocedures 14
1.4 Het 'intention to treat' principe 17
1.5 Blindering 21
1.6 Placebo controles 22
1.7 Geheim houden van de behandelingscode 22
1.8 Ethiek: mag of moet een experiment met mensen? 23
1.9 Pragmatische of verklarende aanpak? 24

Hoofdstuk 2
Predictieve Waarden van een Diagnostische Test 25
2.1 Sensitiviteit en specificiteit 25
2.2 Prevalentie en predictieve waarden 26
2.3 De regel van Bayes 28
2.4 Meerdere testuitslagen: aspiratie-cytologie van solide mamma-tumoren 29
2.5 De aannemelijkheidsverhouding (Engels: likelihood ratio) 30
2.6 Drie testuitslagen en drie ziekte-klassen: serum thyroxine en thyroïdie 31

Hoofdstuk 3
Overeenstemming bij Medische Beoordelingen 33
3.1 Toevallige overeenstemming 33
3.2 Kappa als maat van overeenstemming 34
3.3 De kans op een juist meerderheidsoordeel 38
3.4 Aanvullende opmerkingen 38

Hoofdstuk 4
Normale Verdeling 39
Verdeling van het steekproef gemiddelde,
Betrouwbaarheids-interval voor het populatie gemiddelde,
Predictie-interval voor individuele waarden: Referentie-waarden
4.1 Populatie en steekproef 39
4.2 Populatie gemiddelde μ en standaardafwijking σ 40
4.3 De normale verdeling 41
4.4 De verdeling van het steekproef gemiddelde $\bar{x}$ 45
4.5 De steekproef standaardafwijking SD 47
4.6 Betrouwbaarheidsinterval voor het populatie gemiddelde μ 48
4.7 Predictie-interval voor individuele waarden: Referentie-waarden 50
4.8 Transformatie naar een normale verdeling 51

Hoofdstuk 5
GEMIDDELD VERSCHIL TUSSEN GEPAARDE WAARNEMINGEN 53
Meetmethoden vergelijken, Reproduceerbaarheid van Metingen,
Keuze tussen Gepaarde t-toets en Wilcoxon rang-teken toets
5.1 Vergelijking van twee meetmethoden 53
5.2 Betrouwbaarheidsinterval en predictie-interval 56
5.3 De t-toets voor gepaarde waarnemingen 57
5.4 De rang-teken toets van Wilcoxon 58
5.5 Reproduceerbaarheid van metingen 61
5.6 De correlatie-coëfficiënt als maat voor lineaire samenhang 62

Hoofdstuk 6
VERSCHIL IN GEMIDDELDE TUSSEN TWEE GROEPEN 63
Behandelingen Vergelijken, Log Transformatie, Meerdere Uitkomstmaten,
Twee-steekproeven t-toets of Wilcoxon-Mann-Whitney rangsom toets
6.1 Een klinische proef bij hypertensieve patiënten 63
6.2 De t-toets met gecombineerde variantie schatting 65
6.3 De t-toets met afzonderlijke variantie schattingen 67
6.4 De rangsom toets van Wilcoxon-Mann-Whitney 68
6.5 De log transformatie 70
6.6 In de tijd herhaalde metingen 73
6.7 Prognostische factoren 74
6.8 De gecombineerde overtuigingskracht van meerdere uitkomstmaten 76
6.9 Bonferroni en Hochberg bij veelvuldig toetsen 78

Hoofdstuk 7
HET GEMIDDELDE VERSCHIL TUSSEN GEPAARDE WAARNEMINGEN IN EEN KRUISPROEF, GECORRIGEERD VOOR PERIODE-EFFECT 79
7.1 Inleiding 79
7.2 Een kruisproef bij hypertensieve patiënten 80
7.3 Statistische analyse 82
7.4 Meer dan twee behandelingen 83

Hoofdstuk 8
FRACTIE SUCCES IN ÉÉN GROEP EN VERSCHIL IN FRACTIE SUCCES BIJ GEPAARDE WAARNEMINGEN 87
Dichotome Waarnemingen in één Groep
8.1 Betrouwbaarheidsinterval voor een kans 87
8.2 Chi kwadraat toets van McNemar voor het vergelijken van twee fracties als er gepaarde waarnemingen zijn 90
8.3 Betrouwbaarheidsinterval voor het verschil tussen twee kansen als er gepaarde waarnemingen zijn 93

Hoofdstuk 9
VERSCHIL IN FRACTIE SUCCES TUSSEN TWEE GROEPEN 95
Dichotome Waarnemingen in Twee Onafhankelijke Groepen
9.1 Chi kwadraat toets voor het vergelijken van
       twee fracties als er twee onafhankelijke groepen zijn 95
9.2 Betrouwbaarheidsinterval voor het verschil tussen
       twee kansen als er twee onafhankelijke groepen zijn 98
9.3 Aantal te behandelen patiënten opdat het één patiënt baat 100
9.4 Relatieve kansen 100
9.5 De 'odds ratio' 100
9.6 Prognostische factoren 101

Hoofdstuk 10
OVERLEVINGSKANSEN UIT GECENSUREERDE TIJDSDUREN 103
10.1 Gereduceerde steekproef 103
10.2 Kaplan-Meier curve 104
10.3 Het sterfterisico (Engels: hazard) 106
10.4 De logrank toets 107
10.5 Cox regressie 108
10.6 Een valkuil betreffende behandelingsrespons 110

Hoofdstuk 11
AANTAL MENSEN OF PROEFDIEREN
IN EEN EXPERIMENT MET TWEE GROEPEN 111
11.1 Algemene theorie over statistische toetsen 111
11.2 Het vergelijken van twee onafhankelijke gemiddelden 114
          Appendix: ongelijke aantallen 116
11.3 Het vergelijken van twee onafhankelijke fracties 117
          Appendix: ongelijke aantallen 119
11.4 Tegen te kleine experimenten 119

Hoofdstuk 12
TUSSENTIJDS STATISTISCH TOETSEN 121
12.1 Inleiding 121
12.2 De stopregels van Pocock 122
12.3 De stopregels van O'Brien en Fleming 123
12.4 Een éénzijdige stopregel volgens Snapinn 124
12.5 Een tweezijdige stopregel volgens Snapinn 126

Hoofdstuk 13
DATA MANAGEMENT: FOUTEN VOORKOMEN EN OPSPOREN 129
13.1 Formulieren ontwerpen 129
13.2 Gegevens controleren 131
13.3 Gebruik van computer programmatuur 132
13.4 Goede Klinische Praktijken 132

Hoofdstuk 14
CHI KWADRAAT TOETSEN 133
14.1 Chi kwadraat toets voor aanpassing 133
14.2 Een kruistabel met R rijen en K kolommen 134
14.3 Chi kwadraat toets voor trend 138

Hoofdstuk 15
LINEAIRE REGRESSIE 139
Normale Afhankelijke Variabele
15.1 Systolische bloeddruk en leeftijd 139
15.2 Het wiskundige model, verdeling van het residu 142
15.3 Covariantie en Correlatie 144
    Appendix: standaardfout van een gewogen som 146
15.4 Betrouwbaarheidsintervallen 147
15.5 Predictie-interval voor individuele waarden: Referentie-waarden 149
15.6 Transformaties en leeftijdsafhankelijke referentie-waarden 150
15.7 Multipele regressie 151
15.8 Kromlijnige regressie, hiërarchie principe 151
15.9 Prognostische factoren in een klinische proef 152
15.10 Een meting vooraf in een klinische proef 156
15.11 Vertekening corrigeren met multipele regressie 157
15.12 Combinatie van twee geneesmiddelen 158
15.13 Invloedrijke individuen, Cook afstand 159
15.14 Reken-technische problemen 159
15.15 Een strategie voor het selecteren van variabelen 160

Hoofdstuk 16
LOGISTISCHE REGRESSIE 161
Dichotome Afhankelijke Variabele
16.1 Echo-diagnostiek van prostaattumoren 161
16.2 Relatief Risico en Odds Ratio 162
16.3 Het eenvoudigste logistische regressie model;
    met betrouwbaarheidsinterval voor de odds ratio 163
16.4 De constante bij een andere prevalentie 166
16.5 Meer dan twee testuitslagen: aspiratie-cytologie van solide mamma-tumoren 168
16.6 Statistische toetsen 170
16.7 Coronair vaatlijden en leeftijd; met controle op lineariteit 172
16.8 Een Therapeutisch Experiment; corrigeren voor een prognostische factor;
    de LR toets op interactie (effect-modificatie) 176
16.9 Risico-factoren voor te laag geboorte-gewicht; Univariate Analyses 182
16.10 Risico-factoren voor te laag geboorte-gewicht;
    Keuze van de Codering in de Multivariate Analyses 186
16.11 Risico-factoren voor te laag geboorte-gewicht:
    Selectie van variabelen, zonder interacties 190

16.12 Risico-factoren voor te laag geboorte-gewicht:
   Selectie van variabelen, met interacties 192
16.13 Overwegingen bij het selecteren van variabelen 194
16.14 Gepaarde waarnemingen 196
16.15 Reken-technische problemen 197

Hoofdstuk 17
AANTAL MENSEN OF PROEFDIEREN IN TWEE GROEPEN, II 199
17.1 Het vergelijken van twee onafhankelijke gemiddelden,
   met gebruik van een voormeting 199
   Appendix: herhaalde metingen 201
17.2 Twee gemiddelden in de kruisproef 202
   Appendix: herhaalde metingen 203
17.3 Het vergelijken van twee overlevingskansen met de logrank toets 204
   Appendix: ongelijke aantallen 205
17.4 Onderzoek zonder lotingsprocedure 205
17.5 Ruwe odds ratio in patiënt-controle onderzoek 206
17.6 Meer dan twee vergelijkingen 206

Hoofdstuk 18
SCHEMA'S VOOR HET KIEZEN VAN EEN STATISTISCHE TOETS 207
18.1 Keuze van een statistische toets 207
18.2 Globale analyse strategie 208

Hoofdstuk 19
METHODOLOGIE VAN WETENSCHAPPELIJK ONDERZOEK 213
19.1 Regressie naar het gemiddelde 213
   Appendix: differentiële regressie naar het gemiddelde 215
19.2 De patiënt is de eenheid van onderzoek 217
19.3 Vertekening door verschil in beoordeling van een prognostische factor 217
19.4 De 'odds ratio' heeft zijn eigen aard 219
19.5 Gevaren van niet-experimenteel onderzoek, confounding 220
19.6 Ontbrekende waarden 222
19.7 Leugens, grote leugens en ... statistieken 224

Hoofdstuk 20
ONDERZOEKSPROTOCOL VOOR EEN THERAPEUTISCH EXPERIMENT 225
20.1 De inhoud van een protocol 225
20.2 Een experiment met twee bloeddruk verlagende middelen 231
20.3 Een protocol voor een experiment over de preventieve
   waarde van aspirine bij non-valvulair atrium fibrilleren 232
20.4 Beoordeling van een artikel over een therapeutisch experiment 235

ANTWOORDEN OP VRAAGSTUKKEN 237

REFERENTIES 251

WOORDENLIJST ENGELS-NEDERLANDS 259

STATISTISCHE TABELLEN 263

TREFWOORDEN 269

Hoofdstuk 1
METHODOLOGIE VAN THERAPEUTISCHE EXPERIMENTEN

Veronderstel dat een wetenschappelijk onderzoek moet uitwijzen wat de waarde is van een nieuwe therapie. Wanneer patiënten de nieuwe therapie krijgen toegediend, willen we ook weten hoe het deze patiënten zou vergaan zonder de nieuwe therapie. Maar het verloop zonder therapie, of met de oude therapie, zal zelden nauwkeurig vaststaan. Daarom moet de groep patiënten die de nieuwe therapie krijgen worden vergeleken met een controle groep patiënten die de nieuwe therapie niet krijgen. Er wordt dan verondersteld dat beide groepen aan het begin dezelfde prognose hebben. In de komende paragrafen wordt uitgelegd hoe lastig het is om een wetenschappelijk verantwoorde vergelijking tussen verschillende behandelingen te maken. Er wordt uitgelegd dat een lotingsprocedures noodzakelijk is om goed vergelijkbare groepen te vormen en dat de goede vergelijkbaarheid moet worden gehandhaafd met het 'intention to treat' principe en blindering. Ook wordt enige aandacht besteed aan de ethische kanten van experimenteel onderzoek.

1.1 Inleiding

Een goed therapeutisch experiment is een vergelijkend onderzoek waarin een therapie wordt vergeleken met een andere therapie of met een placebo. Het is van cruciaal belang dat wordt **voorkomen dat systematische vertekening mogelijk is** bij het vergelijken van het resultaat van de verschillende behandelingen. Na de toelating van patiënten tot een experiment moet een lotingsprocedure zorgen dat de behandelingsgroepen dezelfde prognose hebben, afgezien van toevallige steekproeffluctuaties waarmee rekening wordt gehouden in de statistische analyse. In de volgende paragraaf wordt uitgelegd dat zonder een lotingsprocedure systematische vertekening kan optreden die tot zeer misleidende resultaten kan leiden. Nadat de lotingsprocedure voor vergelijkbare groepen heeft gezorgd, moet de vergelijkbaarheid van de groepen worden gehandhaafd betreffende uitvallers, de beoordeling van de resultaten en de statistische analyse.
    Er bestaan statistische technieken waarmee de ongelijkbaarheid van groepen enigszins kan worden gecorrigeerd, betreffende factoren die van prognostisch belang zijn voor het verloop van de ziekte. Het is echter een fabeltje dat deze methoden de onvergelijkbaarheid van groepen volledig kunnen corrigeren.
    Wanneer een patiënt aan de toelatingscriteria voldoet, geen uitsluitingscriterium geldt, en de patiënt mee wil doen na eerlijk te zijn voorgelicht, wordt deze patiënt formeel tot het experiment toegelaten. De toelatings- en uitsluitingscriteria definiëren de populatie van patiënten waarvoor de uiteindelijke onderzoeksconclusies geldig zijn. De **representativiteit** van het onderzoek wordt aangetast als niet alle geschikte patiënten (die aan de criteria voldoen) in het experiment worden opgenomen; de belangrijkste gegevens van de niet opgenomen patiënten moeten uitwijzen of zij een bijzondere groep vormen. Vaak zal het effect van een behandeling afhangen van de eventuele **voorgaande behandeling**; de voorgaande behandeling bepaalt dus ook voor welke patiënten het experiment representatief is.
    Een experiment moet betrekking hebben op patiënten voor wie niet duidelijk is welke behandeling het meest geschikt is. Daarom is een **contra-indicatie** voor een behandeling altijd een uitsluitingscriterium.

1.2 Vertekening in niet-experimenteel onderzoek, confounding

In retrospectief (= naar het verleden kijkend) onderzoek, met patiëntgegevens die al beschikbaar zijn, kan gemakkelijk een vertekend beeld van de werkelijkheid ontstaan. Tabel 1 laat zien welke systematische vertekening kan optreden bij het vergelijken van behandelingen A en B bij patiënten met een bepaalde ziekte.

Tabel 1.
Genezing binnen vier weken bij 210 patiënten; gefingeerde gegevens.

Behandeling	Licht zieken	Ernstig zieken	Alle patiënten
A	16/20 = 80%	15/60 = 25%	31/80 = 39%
B	63/90 = 70%	6/40 = 15%	69/130 = 53%

Als we naar alle patiënten kijken, in de laatste kolom van tabel 1, blijkt behandeling A **minder** patiënten te genezen dan behandeling B: in groep A genezen 31 van de 80 patiënten (39%) en in groep B 69 van de 130 (53%).

Maar het omgekeerde blijkt het geval te zijn als we alleen naar de licht zieke patiënten (80% tegen 70%) of alleen naar de ernstig zieke patiënten (25% tegen 15%) kijken: in groep A blijken **meer** patiënten te genezen dan in groep B.

Deze schijnbaar tegenstrijdige conclusies kunnen ontstaan omdat de meeste ernstig zieken behandeling A kregen en de meeste licht zieken behandeling B. Er is verstrengeling (Engels: confounding) tussen de behandeling en de ernst van de ziekte en dit leidt tot systematische vertekening (Engels: bias); de ernst van de ziekte hangt samen met zowel de behandeling als de genezing. Dit fenomeen staat bekend als de paradox van Simpson (1951). In de praktijk is het zelden mogelijk om een scherp onderscheid te maken tussen licht en ernstig zieken, vooral omdat dit onderscheid meestal afhangt van meerdere factoren. De oplossing is een goed opgezet therapeutisch experiment met een lotingsprocedure (Engels: randomized clinical trial); zie ook paragraaf 19.5.

1.3 Lotingsprocedures

Een belangrijke vooronderstelling bij vergelijkend onderzoek is dat alle behandelingsgroepen aan het begin van het experiment dezelfde prognose hebben. Systematische verschillen in prognose, betreffende het uiteindelijke behandelingsresultaat, kunnen alleen worden vermeden door een lotingsprocedure te gebruiken. Er blijven dan nog toevallige verschillen over, die niet onbelangrijk zijn, maar de rol die het toeval speelt kunnen we goed beschrijven met statistische technieken gebaseerd op kansrekening.

De toelating tot het experiment mag niet worden beïnvloed door de uitslag van de lotingsprocedure, omdat dit de vergelijkbaarheid van de groepen zou aantasten. Daarom is het noodzakelijk dat de **loting gebeurt nadat de patiënt formeel werd toegelaten** tot het experiment. Door het **loten zo laat mogelijk** uit te voeren gebeurt onvermijdelijke uitval zoveel mogelijk voor de loting. Patiënten die **niet op aselecte wijze toegewezen** werden aan een behandelingsgroep moeten uit het experiment worden verwijderd en horen dus niet in de statistische analyse te worden betrokken.

Met behulp van een computer kunnen toevalsgetallen (Engels: random numbers) worden gegenereerd. We kunnen dus over net zoveel toevalsgetallen beschikken als we willen. Hieronder gebruik ik toevalsgetallen van een enkel cijfer om patiënten toe te wijzen aan behandeling A of B. Behandeling A correspondeert met de cijfers 1, 2, 3, 4, 5 en behandeling B correspondeert met de cijfers 6, 7, 8, 9, 0:

7	5	3	2	6	7	8	5	4	2	1	0	8	3	2
B	A	A	A	B	B	B	A	A	A	A	B	B	A	A

De eerste patiënt krijgt behandeling B, de tweede behandeling A, de derde en de vierde patiënt krijgen ook behandeling A, en zo voort. Dit staat bekend als loting met een **zuivere munt**, waarbij de zuivere munt in de computer wordt gesimuleerd. Een voordeel van deze methode is dat onmogelijk te voorspellen is welke behandeling de volgende patiënt zal krijgen. Vertekening bij de toelating tot het experiment wordt zo uitgesloten, ook als blindering onmogelijk is.

Een nadeel van zuivere munt loting is dat het aantal patiënten in de twee groepen zeer verschillend kan zijn. Dit bezwaar kan door loting met een **onzuivere munt** worden verholpen. Daarbij wordt na elke toegelaten patiënt gekeken welke groep het grootst is. De kans op toewijzing aan de kleinste groep wordt groter dan 0,5 gekozen. De kans op de kleinste groep is 0,6 wanneer bij de toevalsgetallen 1, 2, 3, 4, 5, 6 aan de kleinste groep wordt toegewezen en bij 7, 8, 9, 0 aan de grootste groep. Wanneer beide groepen even groot zijn, wordt geloot met een zuivere munt. De eerder gebruikte rij toevalsgetallen geeft dan het volgende resultaat:

7	5	3	2	6	7	8	5	4	2	1	0	8	3	2
B	A	A	B	B	B	B	A	A	A	A	B	B	A	A

De behandeling van de volgende patiënt is nauwelijks voorspelbaar, terwijl de groepen ongeveer even groot zullen worden. De lotingslijst kan van te voren worden gemaakt. Het is ook mogelijk om de kans op de kleinste groep te laten afhangen van de mate waarin de beide aantallen ongelijk zijn; zie Schouten (1995).

De computer kan ook toevallige **permutaties** (= volgorden) geven van bijvoorbeeld de patiëntnummers 1 t/m 10:

7	3	6	2	10	4	1	5	9	8

De patiënten 7, 3, 6, 2 en 10 krijgen behandeling A en de patiënten 4, 1, 5, 9 en 8 krijgen behandeling B. Op deze wijze kan telkens een **blok** van 10 patiënten worden toegewezen en na elke 10 patiënten zijn beide groepen precies even groot. Zonder blindering kan deze methode niet worden toegepast omdat de behandeling van elke tiende patiënt bij voorbaat vaststaat, hetgeen tot vertekening bij de toelating zou kunnen leiden wanneer een patiënt meer geschikt is voor de ene dan voor de andere behandeling. Aan dit bezwaar kan tegemoet worden gekomen door de lengte van de permutatie middels loting te bepalen.

Als het behandelingsresultaat van de tijd van het jaar kan afhangen, kan het verstandig zijn om voor elk tweetal patiënten of proefdieren te loten tussen de permutaties AB (eerste patiënt A en tweede patiënt B) of BA. Zowel toevallige permutaties als loting met een zuivere of onzuivere munt kunnen worden gebruikt om voor elk tweetal tussen AB of BA te loten. De uiteindelijke resultaten kunnen worden bewerkt met statistische procedures voor gepaarde waarnemingen. De reden hiervoor is dat de prognostische factor "tijd van het jaar" zorgt dat beide waarnemingen (van een paar) hoger of juist lager uitvallen, zodat deze waarnemingen gecorreleerd zijn. Een statistische procedure die van deze correlatie gebruik maakt, zal gevoeliger zijn en is dus in uw voordeel.

Een **stratum** is een homogene groep patiënten met ongeveer dezelfde prognose. Bij **gestratificeerde loting** wordt een lotingsprocedure toegepast binnen elk stratum apart; vaak wordt met blokken gewerkt om binnen elk stratum even grote groepen te krijgen. Gestratificeerde loting is **alleen zinvol als er factoren zijn die van groot prognostisch belang zijn** voor het uiteindelijke behandelingsresultaat; zie Pocock (1983, onderaan blz. 81) en Fleiss (1986, paragraaf 6.3). Ernst van de ziekte, leeftijd en geslacht zijn vaak van groot prognostisch belang.

De statistische analyse moet passen bij de opzet van het onderzoek. Daarom heeft **gestratificeerde loting als consequentie een gestratificeerde analyse** (pre-stratificatie); zie Fleiss (1986, midden blz. 150). Een gestratificeerde analyse mag echter ook worden uitgevoerd zonder dat de loting gestratificeerd gebeurde (post-stratificatie). Vooral in een groot experiment hoeft de loting niet noodzakelijk gestratificeerd te gebeuren.

Vraagstuk 1
Voor een experiment past een jonge onderzoeker de volgende procedure toe. Patiënten die op maandag, dinsdag of woensdag voor het eerst met klachten komen krijgen het ene middel, patiënten die op een andere dag komen het andere middel. Wat vindt u hiervan?

Wanneer rekening moet worden gehouden met meer dan twee prognostische factoren, kan het totale aantal strata te groot worden. Dan zullen vele strata te weinig patiënten bevatten om een goede balans te bewerkstelligen; Pocock (1983, blz. 84) geeft hiervan een voorbeeld. In dat geval is de **minimalisatie methode** een betere oplossing, maar deze methode heeft als praktisch nadeel dat de lotingslijst niet van te voren kan worden gemaakt. Ik gebruik een voorbeeld uit White and Freedman (1978) om de minimalisatie methode uit te leggen. In een onderzoek bij patiënten met kanker werd rekening gehouden met vier prognostische factoren, met de volgende indeling in categorieën:

Leeftijd:	1 = 60 jaar of jonger	2 = 61 jaar of ouder	
Geslacht:	1 = man	2 = vrouw	
Klinisch stadium:	1 = T1	2 = T2	3 = T3 4 = T4
Histologische gradering:	1 = goed	2 = matig	3 = slecht gedifferentieerd

Een nieuwe patiënt wordt tot het experiment toegelaten. Hij is 58 jaar oud (Leeftijd = 1), is een man (Geslacht = 1), stadium T3 (Stadium = 3) en hij heeft een slecht gedifferentieerde tumor (Gradering = 3). In tabel 2 ziet u de aantallen patiënten, in elk van deze categorieën (en zonder te kijken naar de andere categorieën), die tot dan toe aan behandeling A of B werden toegewezen. Van de 23 eerder toegelaten mannen (geslacht = 1), werden er 11 toegewezen aan behandeling A en 12 aan behandeling B. Van de 7 patiënten in stadium T3 kregen er 4 behandeling A en 3 behandeling B. Voor de vier prognostische factoren gezamenlijk tonen de totale aantallen 31 en 29 hoe evenwichtig de patiënten over de behandelingen A en B werden verdeeld. De nieuwe patiënt krijgt behandeling B, omdat daarmee een beter evenwicht wordt bereikt dan met toewijzing aan behandeling A. Na de toewijzing van deze patiënt zijn de in tabel 2 vermelde aantallen in groep B veranderd in 9, 13, 4, 7 en 33. Wanneer de totale aantallen gelijk zijn, zoals bij de allereerste patiënt, wordt eerlijk geloot tussen beide behandelingen. Met de minimalisatie methode wordt gestreefd naar even grote behandelingsgroepen binnen iedere categorie van elke factor.

Tabel 2.
Aantallen patiënten die al eerder werden toegewezen aan behandeling A of B.

Factor	Categorie	A	B	Totaal
Leeftijd	1 = 60 jaar of jonger	12	8	20
Geslacht	1 = man	11	12	23
Stadium	3 = T3	4	3	7
Gradering	3 = slecht gedifferentieerd	4	6	10
	Totaal	31	29	

Vooral in experimenten met meerdere centra kan niet gemakkelijk worden voorspeld welke behandeling de volgende patiënt zal krijgen. De hele toewijzingsprocedure dient vanuit één plek te gebeuren. De verantwoordelijke persoon dient nauwgezet een eenvoudige administratie bij te houden van alle patiënten in het experiment. Er zou gewerkt kunnen worden met een stel registratie-kaarten waarop het nummer van elke nieuwe patiënt kan worden genoteerd. Er moet dan een kaart zijn voor elke categorie van elke prognostische factor. De kaart moet duidelijk laten zien hoeveel patiënten tot elke behandelingsgroep werden toegelaten, binnen die categorie van die prognostische factor. Om de voorspelbaarheid van de behandeling nog meer te verminderen kan de methode worden aangevuld met een lotingsprocedure die rekening houdt met de totale aantallen in de laatste regel van tabel 2.

1.4 Het 'intention to treat' principe

Volgens het 'intention to treat' principe moet worden uitgegaan van de intentie om bij een patiënt met een bepaalde behandeling te beginnen of een bepaalde behandelingsstrategie te volgen: **alleen door loting tot stand gekomen behandelingsgroepen zijn goed vergelijkbaar en dus mogen alleen dergelijke groepen met elkaar worden vergeleken.** Anders gezegd: de via loting ontstane groepen mogen niet meer worden gewijzigd.

Bij sommige experimenten kan de geschiktheid van een patiënt pas worden vastgesteld nadat met de behandeling werd begonnen, bijvoorbeeld omdat gewacht moet worden op de uitslag van een celkweek. Het behandelen van mensen die achteraf gezien geen behandeling nodig hadden is dan een onvermijdelijk kenmerk van de behandelingsstrategie. De totale voordelen van een behandelingsstrategie moeten worden afgewogen tegen de totale nadelen, inclusief bijwerkingen bij mensen die eigenlijk niet hadden moeten worden behandeld. Daarom mag zulke laat gebleken ongeschiktheid niet leiden tot uitsluiting nadat de behandeling werd ingezet.

Uitvallers zijn mensen die zich volledig terugtrekken uit het experiment. Alleen als zeker is dat het uitvallen van een patiënt **niets met de behandeling te maken** kan hebben (verhuizing, ten onrechte toegelaten, niet geloot), mag deze patiënt buiten de vergelijking van de behandelingen blijven; hierdoor kan geen vertekening ontstaan. Als het uitvallen van een patiënt **wel met de behandeling te maken** kan hebben (sterfte, bijwerkingen, geen verbetering), hoort deze patiënt in de statistische analyse thuis. Als het enigszins mogelijk is, moet zo'n uitvaller verder gevolgd en geëvalueerd worden. Soms trekt iemand zich onmiddellijk na de lotingsprocedure terug, bijvoorbeeld omdat hij heimelijk hoopte op een andere dan de toegewezen behandeling; zo'n patiënt moet u blijven volgen, om de behandelingsgroepen goed vergelijkbaar te houden.

Alle voor- en nadelen van het beginnen met een bepaalde therapie moeten in kaart worden gebracht. Volgens het 'intention to treat' principe blijft elke patiënt in de behandelingsgroep waaraan hij middels loting werd toegewezen, want dat is de enige manier om de behandelingsgroepen vergelijkbaar te houden. Dit principe dient zelfs te worden toegepast als patiënten **van de ene behandeling op de andere overstappen**, bijvoorbeeld wegens ernstige bijwerkingen of het uitblijven van verbetering. Immers, overstappers vormen vermoedelijk geen aselecte groep. Het overstappen zal bijna altijd te maken hebben met de reactie van de patiënt op de eerste behandeling. In een klinische proef kan slechts worden onderzocht wat het effect is van het **beginnen met een bepaalde therapie** als eerste stap van een meer uitgebreide behandelingsstrategie. Dit sluit aan bij de medische praktijk.

Tabel 3.
Wel of geen duidelijke verbetering bij 100 psoriasis patiënten.

	Zalf A		Zalf B	
Wel verbetering	24	(80% of 48%?)	30	(67% of 60%?)
Geen verbetering	6		15	
Totaal vervolgd	30		45	
Teruggetrokken	20		5	
Totaal toegelaten	50		50	

Tabel 3 laat de resultaten zien van een therapeutisch experiment bij 100 patiënten met een lichte vorm van psoriasis op de onderarm. Middels loting werden de patiënten ingedeeld in twee behandelingsgroepen. De ene groep kreeg zalf A en de andere groep kreeg zalf B. Aan de hand van foto's werd beoordeeld of na drie weken een duidelijke verbetering was opgetreden. De beoordelaar wist niet welke zalf de patiënt had gekregen. Wegens vervelende bijwerkingen hield een kwart van de patiënten voortijdig op met de behandeling en trok zich terug uit het experiment. Wanneer de analyse beperkt wordt tot de 75 overgebleven patiënten, wordt ten onrechte geconcludeerd dat zalf A vaker tot verbetering leidde dan zalf B: 24/30=80% tegen 30/45=67%. Volgens het 'intention to treat' principe moeten alle 100 patiënten in de statistische analyse worden betrokken en leidde zalf A minder vaak tot verbetering dan zalf B:

24/50=48% tegen 30/50=60%. Bij 25 patiënten had de therapiekeuze tot gevolg dat de patiënt de behandeling staakte en dus was de behandeling bij deze patiënten niet effectief. De conclusie is dat behandeling A minder kans op succes biedt dan behandeling B.

Sackett (1981, 1984) besprak een interessant experiment bij patiënten met een tweezijdige carotis stenose (vernauwing van de halsslagader). Een lotingsprocedure bepaalde of een patiënt chirurgisch of medicamenteus zou worden behandeld. Er werd gekeken naar het optreden van een recurrente TIA (Tijdelijke Ischemische Aanval), beroerte of dood.

Tabel 4.
Chirurgische of medicamenteuze behandeling van patiënten met tweezijdige carotis stenose.

Behandeling	Recurrente TIA, beroerte of dood	
(a) Zonder overlijden of beroerte tijdens verblijf in ziekenhuis		
Chirurgisch	43/79 = 54%	
Medicamenteus	53/72 = 74%	P=0,02
(b) Alle middels loting toegewezen patiënten		
Chirurgisch	58/94 = 62%	
Medicamenteus	54/73 = 74%	P=0,09

De betekenis van de P-waarde wordt in een later hoofdstuk uitgelegd.

In tabel 4(a) staan de resultaten van de patiënten die de behandeling volledig ondergingen, d.w.z. het ziekenhuis zonder beroerte konden verlaten. Deze analyse resulteert in een statistisch significant (d.w.z. statistisch bewezen) kleiner risico bij chirurgische behandeling, maar het laat 16 patiënten buiten beschouwing wegens overlijden of een beroerte voordat ze het ziekenhuis verlieten. Van deze 16 patiënten werden er 15 chirurgisch behandeld. Volgens het 'intention to treat' principe moeten alle patiënten in de statistische analyse worden betrokken, hetgeen resulteert in tabel 4(b). Het verschil in risico is nu kleiner en niet statistisch significant. Dit voorbeeld illustreert dat ook zeer vroege uitvallers in de analyse behoren te worden betrokken. Enkele patiënten die chirurgisch zouden worden behandeld kregen een beroerte voordat de operatie kon beginnen. De **wachttijd** tot de operatie is een onvermijdelijk gevolg van deze therapiekeuze; dus is de wachttijd een wezenlijk onderdeel van de gekozen behandelingsstrategie. Waren deze patiënten medicamenteus behandeld, dan was hun behandeling eerder begonnen en zou hun beroerte ook in de resultaten zijn verwerkt. In het algemeen is er reden om systematische vertekening te vermoeden als de uitval onevenredig over de behandelingsgroepen is verdeeld.

Vraagstuk 2
Bij patiënten met kanker wordt door loting bepaald welke therapie wordt gevolgd:
i) een operatie en daarna de gebruikelijke bestraling, of
ii) geen operatie, maar een meer agressieve bestraling.
Na enkele jaren wordt bekeken of er een verschil in overleving bestaat. Enkele patiënten in groep (i) overleden vlak voor de operatie. Moet deze sterfte worden meegeteld?

Vraagstuk 3
Een huisarts deed een experiment bij patiënten die minstens vijf keer per week een aanval hadden van angina pectoris (pijn midden op de borst, bij inspanning). De beta-blokker propranolol werd vergeleken met isosorbide nitraat, betreffende het aantal aanvallen per week. Het laatst genoemde middel kan tot ernstige hoofdpijn leiden. Bespreek onderstaande punten.
3a. Van de 50 behandelde patiënten hadden er 8 al voor de behandeling af en toe last van hoofdpijn. Om deze hoofdpijn niet te verergeren werden deze 8 patiënten met propranolol behandeld. Bij de overige 42 patiënten bepaalde een lotingsprocedure de behandeling. Toevallig kregen 17 patiënten propranolol en 25 nitraat. Discussiepunt: beide groepen zijn even groot (8 + 17 = 25 propranolol patiënten en 25 nitraat patiënten) en dus goed vergelijkbaar. Bent u het daarmee eens?
3b. Haar echtgenoot, eveneens huisarts, heeft ook een experiment uitgevoerd. Voor elke patiënt met minstens 10 angineuze aanvallen per week werd door het opgooien van een munt bepaald of nitraat dan wel propranolol werd geslikt. Het resultaat was dat 30 patiënten nitraat kregen en 40 patiënten propranolol. Van de 30 met nitraat behandelde patiënten werden er 5 al na korte tijd, wegens bijwerkingen, op propranolol overgezet. Discussiepunt: moeten we 25 nitraat patiënten vergelijken met 45 propranolol patiënten?

Bij een **kwantitatieve meting** is het niet mogelijk om de uitvallers mee te nemen in de berekening van het gemiddelde. Het 'intention to treat' principe kan worden gevolgd door de uitvallers de meest ongunstige waarde te geven; dit kan belangrijk zijn voor de keuze van de statistische toets. Echter, Shih en Quan (1997) doen een ander voorstel dat zij illustreren in een experiment waarin een nieuw kalmeringsmiddel werd vergeleken met een placebo. Na vier weken behandeling werd het resultaat geëvalueerd met de totale ernst score op de Hamilton Rating Scale for Depression (HAMD). Van de 311 toegelaten patiënten werden er middels loting 150 toegewezen aan de placebo en 161 aan het nieuwe middel. Er vielen 26+26=52 patiënten uit om een reden die niet gerelateerd was aan het behandelingsresultaat (verhuizing, ten onrechte toegelaten, niet geloot) en er vielen 1+2=3 patiënten uit wegens zeer spoedig herstel; een eindmeting had bij deze patiënten eigenlijk niet mogen ontbreken. De statistische analyse betreft alleen de overgebleven patiënten, 123 in de placebo groep en 133 met het nieuwe middel, die òf uitvallen om een ongunstige reden òf een eindmeting hebben. Wegens bijwerkingen of gebrek aan verbetering vielen 30 patiënten uit in de placebo groep (24%) en 26 in de groep met het nieuwe middel (20%); dit is de eerste helft van de 'intention to treat' analyse. De gemiddelde HAMD score was 13,4 voor de 93 overgebleven placebo patiënten en 11,5 voor de 107 overgebleven patiënten met het nieuwe middel; dit is de tweede helft van de 'intention to treat' analyse. Het nieuwe middel geeft **zowel minder uitval om een ongunstige reden als ook een beter gemiddeld behandelingsresultaat bij de overgebleven patiënten.** In een statistische toets kunnen beide aspecten worden gecombineerd; zie paragraaf 20.1 (i). Paragraaf 19.6 geeft aan hoe u ontbrekende waarden zoveel mogelijk kunt voorkomen.

Sommige onderzoekers laten de **therapie-trouw** bepalen welke groepen patiënten worden vergeleken, of gebruiken therapie-trouw als prognostische factor (covariaat of effect modificator) in de statistische analyse. Dit gaat in tegen het 'intention to treat' principe en kan tot ernstige systematische vertekening leiden, tenzij de therapie-trouw werd gemeten tijdens een inloopperiode ('run-in period') voor de lotingsprocedure. De laatste alinea in paragraaf 19.5 behandelt dit onderwerp uitgebreider, maar is alleen geschikt voor onderzoekers die epidemiologisch goed zijn onderlegd.

1.5 Blindering

Ook na de lotingsprocedure kan systematische vertekening ontstaan, in het bijzonder als bekend is welke behandeling een patiënt ondergaat.

De kennis die een **patiënt** meent te hebben over zijn eigen behandeling en over mogelijke alternatieven, kan een psychologisch voor- of nadeel betekenen. De therapie-trouw (Engels: compliance) zal gedeeltelijk afhangen van het vertrouwen dat de patiënt in de behandeling heeft. Bovendien is bekend dat ook een placebo de genezing bevordert en zelfs fysieke bijwerkingen kan veroorzaken. Dit geldt ook als het behandelingsresultaat objectief kan worden vastgesteld.

Het vertrouwen dat de **behandelende arts** in de behandeling heeft kan gemakkelijk door de patiënt worden overgenomen. Kennis van de (nieuwe en veel belovende) behandeling kan invloed hebben op de frequentie waarmee een patiënt wordt onderzocht, de (verandering van) dosering, het geven van aanvullende therapie, of het stoppen met de therapie. Daarnaast kan de aandacht die een verpleger voor een patiënt heeft mede bepaald worden door de ingestelde behandeling en ook dat kan de genezing beïnvloeden.

Een **evaluerende arts** kan onbewust de neiging hebben een nieuwe therapie gunstiger te beoordelen. Dit is zelfs mogelijk bij schijnbaar objectieve metingen of beoordelingen zoals het tellen van de polsslag of het vaststellen van een hart-infarct.

Als door blindering noch de patiënt, noch de behandelaar, noch de evaluator de behandeling kent, kunnen zij niet bewust of onbewust invloed uitoefenen op het uiteindelijke resultaat. Door mogelijk optredende vertekening zoveel mogelijk te vermijden verhoogt een onderzoeker de geloofwaardigheid van zijn onderzoeksresultaten. In een **dubbelblind** onderzoek zijn minstens de patiënt en de evaluerende arts geblindeerd.

In de praktijk kan de blindering worden gerealiseerd door de geneesmiddelen van te voren te verpakken. Aan de hand van een lotingslijst, ook wel codelijst genoemd, wordt aan elk patiëntnummer een behandeling toegewezen. Patiënt 46, bijvoorbeeld, krijgt geneesmiddelenpakket 46 zonder te weten welk geneesmiddel daarin zit. Ook bij toepassing van de minimalisatie methode kunnen de geneesmiddelen van te voren worden verpakt, maar dan kan worden afgeweken van de volgorde van de nummers op de pakketten.

In een chirurgisch experiment kan worden gewerkt met een bakje genummerde en gesloten enveloppen in de operatiekamer. Voor patiënt 23, bijvoorbeeld, wordt vlak voor de operatie uit envelop 23 een kaartje gehaald waarop de behandeling van deze patiënt vermeld staat. De chirurg kan natuurlijk niet worden geblindeerd, maar de patiënt en de evaluerende arts wel.

Vraagstuk 4
In een experiment weten arts en patiënt of de patiënt in groep A of in groep B zit, maar tot het eind van het experiment moet onbekend blijven wat A en wat B is. Alle patiënten in groep A krijgen hetzelfde middel en dat geldt ook voor groep B. Wat vindt u hiervan?

Er is tegenwoordig discussie over de mate waarin de statistische analyse geblindeerd dient te zijn. Voordat de blindering wordt opgeheven, moeten uitschieters worden opgespoord en moet worden beslist wat er met deze uitschieters gaat gebeuren.

1.6 Placebo controles

Bij vele ziekten bestaat er geen effectieve standaardbehandeling. In zo'n geval dient een nieuw geneesmiddel te worden vergeleken met een placebo (nepmiddel). Als behandelde patiënten worden vergeleken met onbehandelde controles, zal het altijd mogelijk zijn dat een verschil in genezing wordt veroorzaakt door het behandeld worden (de verkregen aandacht) op zich. Vele patiënten kunnen effectief behandeld worden met placebo's, zeker als dit ondersteund wordt met suggestieve uitleg door de behandelende arts. Daarnaast maakt een placebo-groep een meer objectieve evaluatie mogelijk van bijverschijnselen zoals hoofdpijn, vermoeidheid of misselijkheid.

Een placebo kan bestaan uit tabletten, capsules, poeders, drankjes of injecties. Het placebo mag niet te onderscheiden zijn van het werkzame middel, waarbij gelet moet worden op kleur, geur, smaak, stevigheid, verpakking, vorm en grootte. De smaak kan vaak het beste worden verdoezeld met een capsule, maar een nieuwsgierige patiënt kan een capsule doormidden bijten om het binnenste te proeven.

Bij de meeste experimenten lukt het niet om van alle patiënten de medicatie geheim te houden. Bij per ongeluk morsen in een wasbak kan het werkzame middel er anders uit gaan zien dan de placebo. Bij sommige patiënten treden zulke duidelijke bijwerkingen op dat de behandelende arts niet twijfelt aan de medicatie. De arts die het behandelingsresultaat evalueert dient dan nog steeds blind te blijven.

Voor de lotingsprocedure kan een patiënt een placebo of een standaardmiddel krijgen gedurende een **inloop-periode (Engels: run-in period)**. Dit maakt het mogelijk om een voorgaande behandeling uit te wassen en er kunnen beginmetingen worden verricht. Ook kunnen patiënten worden uitgesloten die een slechte therapie-trouw hebben, of die te sterk variëren, maar dit vermindert de representativiteit van de onderzoeksresultaten. Als er perioden zijn waarin een patiënt een placebo kan krijgen, dan moet dit van te voren aan de patiënt worden meegedeeld. Senn (1997) en Ramsay (1997) voerden hierover een interessante discussie.

1.7 Geheim houden van de behandelingscode

Voor elke patiënt is er een patiëntnummer waaraan te zien is in welk centrum de behandeling gebeurde en wat het volgnummer van de patiënt is in dat centrum. De codelijst bevat de patiëntnummers en bij elk patiëntnummer de toegewezen behandeling. In een dubbelblind experiment mag de codelijst nooit gezien worden door de behandelaar of evaluator, zelfs niet als er goede redenen zijn om voor een bepaalde patiënt de behandelingscode te verbreken. In geval van nood moet **voor elke patiënt afzonderlijk de code verbroken** kunnen worden, bijvoorbeeld telefonisch of door het openen van een dichtgeplakte envelop met één patiëntnummer aan de buitenkant en de bijbehorende behandelingscode erin. Bij voorkeur dient het onderzoeksprotocol objectieve redenen te bevatten voor het vroegtijdig stoppen met de behandeling, ongeacht of de patiënt een placebo of een andere behandeling krijgt. Volgens het "intention to treat" principe moet ernaar worden gestreefd dat alle patiënten worden geëvalueerd, ook de patiënten die met de therapie stopten of overgingen op een andere therapie.

1.8 Ethiek: mag of moet een experiment met mensen?

Tijdens de voorbereiding van een therapeutisch experiment kunnen de volgende medisch ethische vragen worden gesteld:
1. Mag je een (ernstig) zieke een placebo geven?
2. Mag je een (ernstig) zieke bloot stellen aan de (wellicht ernstige) bijwerkingen van een geneesmiddel waarvan het nut nog niet bewezen is?
3. Is het ethisch verantwoord om, in het belang van de wetenschap, te loten welke therapie een patiënt krijgt?
4. Is het ethisch verantwoord om over tien of twintig jaar nog steeds niet te weten welke therapie het beste is?

Deze problematiek is in de onderzoekspraktijk vaak lastig. Toch wil ik er enkele algemene opmerkingen over maken, al betekent dat een grove simplificering.

Indien bekend is welke therapie voor een bepaalde patiënt het beste is, dient de beste therapie aan de betreffende patiënt te worden gegeven. Dergelijke patiënten moeten worden uitgesloten van een experiment.

Zolang nog niet bekend is welke therapie het beste is, bestaat er geen redelijk bezwaar tegen een lotingsprocedure. Zorgvuldige experimenten met mensen dienen het belang van toekomstige patiënten, maar het belang van de huidige patiënten moet zeker worden gewaarborgd. De Wet Medisch-wetenschappelijk Onderzoek met Mensen (WMO) regelt dat wetenschappelijk onderzoek met proefpersonen pas mag worden uitgevoerd na goedkeuring door een (medisch ethische) toetsingscommissie. Zie ook de richtlijnen voor 'Good Clinical Practice' van de GCP-voorbereidingscommissie (1993) en de Verklaring van Helsinki in het Nederlands Tijdschrift voor Geneeskunde (1999, blz. 34).

Een patiënt is volledig vrij om al dan niet aan een experiment mee te doen en mag geen enkel nadeel ondervinden van een weigering om mee te doen. Om dit te garanderen, mag een patiënt pas tot een experiment worden toegelaten na het zetten van een handtekening onder een **bewuste bereidverklaring (Engels: informed consent)**. Daarin bevestigt de patiënt schriftelijk dat hij begrepen heeft wat het experiment inhoudt en dat hij de therapie zal accepteren die het lot zal bepalen. Voordat de patiënt zijn of haar handtekening zet, is schriftelijke uitleg gegeven over de doelstellingen van het experiment, over de voor- en nadelen en ongemakken voor de patiënt, en over de rechten en verantwoordelijkheden van de patiënt. Als de patiënt zelf niet in staat is om toestemming te geven, moet toestemming worden gevraagd aan de naaste familie. Overigens dient er ook te worden geëxperimenteerd als een toestemmingsprocedure volstrekt onmogelijk is.

Een patiënt mag niet geïnformeerd worden over de resultaten die het experiment tot dan toe heeft opgeleverd, want dat zou het einde van het experiment betekenen zodra het resultaat bij de ene behandeling iets gunstiger is dan bij de andere behandeling. Onvermijdelijk worden de belangen van de huidige patiënten enigszins opgeofferd aan de belangen van de toekomstige patiënten. Dit is acceptabel omdat de huidige patiënten voordeel hebben van experimenten die in het verleden werden gedaan. Het alternatief is dat nog vele jaren onbekend blijft wat de beste therapie is.

1.9 Pragmatische of verklarende aanpak?

De voorgaande paragrafen gaven aan hoe u twee behandelingsgroepen zo eerlijk mogelijk vergelijkt, opdat een verschil in behandelingsresultaat alleen kan worden toegeschreven aan het verschil in behandeling. De vergelijking wordt dan niet verstoord door andere invloeden. Maar de onderzoekspraktijk is weerbarstig. Vele onderzoekers worstelen met de keuze tussen een pragmatische ('pragmatic') en een verklarende ('explanatory') aanpak.

Met een **pragmatische aanpak** wordt onderzocht welke behandelingstrategie de voorkeur verdient voor een brede groep van patiënten. Het gaat erom welke behandeling het meest doeltreffend ('effective') is. Naar mijn mening zou iedere patiënt kunnen worden toegelaten die voor beide onderzochte behandelingen in aanmerking komt, mits niet bekend is wat de beste behandeling is voor deze patiënt. Kenmerkend voor de pragmatisch aanpak is de 'intention to treat' analyse die nauw aansluit bij de dagelijkse medische praktijk en systematische vertekening tracht te vermijden; dit werd uitgebreid behandeld in paragraaf 1.4. Omdat in de gewone praktijk de behandeling niet geblindeerd wordt, vinden sommigen dat de behandeling ook niet geblindeerd mag zijn in het experiment; het behandelingsresultaat kan dan nog wel blind worden beoordeeld. Echter, zonder blindering kan de persoonlijke mening van patiënt en behandelaar een verstorende invloed uitoefenen; na het experiment kan er anders over de behandelingen worden gedacht dan tijdens het experiment, zodat het experiment toch niet representatief is voor de praktijk die na het experiment wordt uitgeoefend.

Met een **verklarende aanpak** wordt onderzocht welk medicament het meest werkzaam ('efficacious') is. De 'intention to treat' analyse wordt aangevuld met een 'on treatment' analyse van de patiënten die zich hielden aan de voorgeschreven behandeling, ofschoon het onduidelijk is hoe ernstig de resultaten hierdoor worden vertekend. Door strenge selectie wordt een homogene groep patiënten onderzocht, in de hoop dat de behandelingsresultaten minder variëren en het behandelingseffect daarom duidelijker te zien is. Blindering spreekt hier vanzelf, omdat alle belangstelling uitgaat naar de fysiologische werking van de toegediende chemische substantie.

In dit hoofdstuk werden de belangrijkste methodologische aspecten van medisch wetenschappelijk onderzoek behandeld. In hoofdstuk 19 vindt u enkele andere methodologische aspecten. De **Europese richtlijnen** voor de statistische methodologie van therapeutische experimenten werden gepubliceerd in het tijdschrift Statistics in Medicine; zie Lewis, Jones and Röhmel (1995) en de CPMP Working Party of efficacy of medicinal products (1995).

Hoofdstuk 2
PREDICTIEVE WAARDEN VAN EEN DIAGNOSTISCHE TEST

De uitslag van een diagnostische test kan fout-positief of fout-negatief uitvallen. De sensitiviteit is de kans op een positieve testuitslag bij zieke mensen en de specificiteit is de kans op een negatieve testuitslag bij gezonde mensen. Belangrijker voor de medische praktijk zijn de voorspellende waarden van een positieve of negatieve testuitslag, d.w.z. de kansen dat een tot stand gekomen testuitslag correct aangeeft of iemand ziek of gezond is. De predictieve waarden hangen af van de sensitiviteit en specificiteit van de onderzochte diagnostische test, maar ook van de prevalentie van de betreffende ziekte; in vraagstuk 1 wordt een huisartsenpraktijk vergeleken met een specialistenpraktijk. Ook de aannemelijkheidsverhouding (Engels: likelihood ratio) van een testuitslag wordt besproken. Het voorbeeld in de laatste paragraaf van dit hoofdstuk bevat drie ziekte-klassen en drie mogelijke testuitslagen.

2.1 Sensitiviteit en specificiteit

Kil, Hendrikx en Debruyne (1990) meldden een prospectief onderzoek naar het voorkomen van prostaatcarcinoom bij 68 mannen, ouder dan 50 jaar en verwezen naar de polikliniek. Na uitgebreide diagnostiek werd de definitieve diagnose vastgesteld: 20 tumoren waren kwaadaardig (maligne; de tumor is een carcinoom) en 48 tumoren waren goedaardig (benigne). Ofschoon het stellen van de juiste diagnose vaak moeilijk blijft, wordt de definitieve diagnose als gouden standaard beschouwd. Het is de beste benadering van de waarheid en er wordt gerekend alsof het de waarheid is. Tabel 1 bevat de resultaten van de echografie beoordelingen: wel (+) of niet (−) kanker aanwezig.

Tabel 1.
Echografie beoordeling van prostaattumoren.

Testuitslag	Definitieve diagnose	
	Carcinoom (+)	Benigne (−)
Echo suspect (+)	18 Terecht Positief	17 Fout Positief
Echo normaal (−)	2 Fout Negatief	31 Terecht Negatief
Totaal	20 Zieken	48 Gezonden

De **sensitiviteit** is de kans op een positieve testuitslag bij een zieke persoon. De werkelijke sensitiviteit is en blijft onbekend, maar we kunnen wel een ruwe schatting berekenen uit tabel 1. De geschatte sensitiviteit is

$$Se = \frac{\text{aantal Terecht Positieven}}{\text{aantal Zieken}} = \frac{18}{20} = 0{,}90$$

De sensitiviteit is de conditionele kans op een positieve testuitslag, onder de conditie dat men ziek is.

De **specificiteit** is de kans op een negatieve testuitslag bij een gezonde persoon. De geschatte specificiteit is

$$Sp = \frac{\text{aantal Terecht Negatieven}}{\text{aantal Gezonden}} = \frac{31}{48} = 0{,}65$$

De specificiteit is de conditionele kans op een negatieve testuitslag, onder de conditie dat men gezond is.

2.2 Prevalentie en predictieve waarden

Sensitiviteit en specificiteit zijn slechts van indirecte betekenis. Nadat een positieve of negatieve testuitslag werd verkregen, wil de arts weten wat de kans is dat deze testuitslag correct is. Tabel 2 bevat dezelfde gegevens als tabel 1, maar nu zijn we geïnteresseerd in de andere randtotalen.

Tabel 2.
Echografie beoordeling van prostaattumoren.

Testuitslag	Definitieve diagnose		Totaal
	Carcinoom	Benigne	
Echo suspect	18 TP	17 FP	35 Positieven
Echo normaal	2 FN	31 TN	33 Negatieven

De **predictieve waarde van een positieve testuitslag** is de kans dat iemand met een positieve testuitslag ook werkelijk ziek is. De werkelijke predictieve waarde blijft altijd onbekend, maar we kunnen wel een schatting berekenen uit tabel 2. De geschatte predictieve waarde is

$$PW+ = \frac{\text{aantal Terecht Positieven}}{\text{totaal aantal Positieven}} = \frac{18}{35} = 0{,}51$$

Een positieve testuitslag geeft dus weinig zekerheid.
De **predictieve waarde van een negatieve testuitslag** is de kans dat iemand met een negatieve testuitslag gezond is. De geschatte predictieve waarde is

$$PW- = \frac{\text{aantal Terecht Negatieven}}{\text{totaal aantal Negatieven}} = \frac{31}{33} = 0{,}94$$

Een negatieve testuitslag geeft enige zekerheid, in dit voorbeeld, maar er is nog een kans van 0,06 dat iemand met een negatieve testuitslag toch kanker heeft.
Net als de sensitiviteit en de specificiteit zijn ook de beide predictieve waarden conditionele kansen op een juiste testuitslag.

Tabel 3.
Echo-diagnostiek van prostaattumoren bij een prevalentie van 40% maligniteit.

Testuitslag	Definitieve diagnose		Totaal
	Carcinoom	Benigne	
Echo suspect	3600 TP	2100 FP	5700 Positief
Echo normaal	400 FN	3900 TN	4300 Negatief
Totaal	4000	6000	10000

In tabel 1 zagen we een geschatte prevalentie 20/68 = 0,29. Veronderstel dat de in de vorige paragraaf berekende sensitiviteit en specificiteit ook gelden voor een andere populatie waarin de **prevalentie** 0,40 is; d.w.z. dat 40% van de mannen in deze populatie prostaatkanker heeft. Als 10000 personen worden onderzocht, zullen ongeveer 40% van 10000 is 4000 personen prostaatkanker hebben; zie de laatste regel in tabel 3. Er zijn dus 10000 − 4000 = 6000 personen zonder prostaatkanker. De sensitiviteit Se = 0,90 betekent dat de testuitslag positief zal zijn bij ongeveer 3600 van de 4000 kankerpatiënten. De specificiteit Sp = 0,65 betekent dat de testuitslag negatief zal zijn bij ongeveer 3900 van de 6000 patiënten met een goedaardige kwaal. De overige aantallen in tabel 3 zijn nu gemakkelijk uit te rekenen. Dit leidt tot de predictieve waarden:

$$PW+ = \frac{\text{aantal Terecht Positieven}}{\text{totaal aantal Positieven}} = \frac{3600}{5700} = 0,63$$

$$PW- = \frac{\text{aantal Terecht Negatieven}}{\text{totaal aantal Negatieven}} = \frac{3900}{4300} = 0,91$$

De predictieve waarde van een positieve testuitslag is verbeterd ten koste van de predictieve waarde van een negatieve testuitslag.

De hier uiteengezette berekening van de predictieve waarden is alleen juist onder de **vooronderstelling** dat de sensitiviteit en de specificiteit niet worden beïnvloed door de prevalentie, hetgeen vaak twijfelachtig is: bij een hogere prevalentie zal de arts meer geneigd zijn een positieve beoordeling te geven; zie Rooymans (1970). Deze vooronderstelling wordt ook gebruikt bij het toepassen van de regel van Bayes in de volgende paragraaf.

Vraagstuk 1
Dit vraagstuk ontleen ik aan Simpson (1995). De VDRL test op syphilis heeft een sensitiviteit 0,80 en een specificiteit 0,99. Bereken de predictieve waarden bij een prevalentie 0,005 in een huisartsenpraktijk en ook bij een prevalentie 0,20 in een kliniek voor sexueel overdraagbare aandoeningen; aanwijzing: stel bij elke prevalentie een tabel op, zoals tabel 3, en vul vervolgens de aantallen patiënten in. Bespreek de invloed van de prevalentie op de predictieve waarden.

2.3 De regel van Bayes

De redenering in de vorige paragraaf kan ook worden gebruikt om rekenformules voor de predictieve waarden af te leiden. De prevalentie in een bepaalde populatie duiden we aan met de afkorting Prev: een fractie Prev van de mensen heeft de ziekte wel en een fractie 1–Prev heeft de ziekte niet.

Bij een sensitiviteit Se is de te verwachten **fractie terecht positieven** Prev × Se. Bij een specificiteit Sp is de te verwachten **fractie terecht negatieven** (1–Prev) × Sp. De andere fracties in tabel 4 volgen hieruit.

Tabel 4.
Te verwachten fracties, van het totale aantal onderzochte personen, bij prevalentie Prev, sensitiviteit Se en specificiteit Sp.

Testuitslag	Definitieve diagnose	
	Ziek	Gezond
Positief	Prev × Se	(1–Prev)×(1–Sp)
Negatief	Prev × (1–Se)	(1–Prev) × Sp
Totaal	Prev	1–Prev

De totale fracties positieve en negatieve testuitslagen staan niet in deze tabel, maar worden wel gebruikt in de onderstaande formules die direct uit tabel 4 volgen:

$$PW+ = \frac{\text{aantal Terecht Positieven}}{\text{totaal aantal Positieven}} = \frac{\text{Prev} \times \text{Se}}{\text{Prev} \times \text{Se} + (1-\text{Prev}) \times (1-\text{Sp})}$$

$$PW- = \frac{\text{aantal Terecht Negatieven}}{\text{totaal aantal Negatieven}} = \frac{(1-\text{Prev}) \times \text{Sp}}{\text{Prev} \times (1-\text{Se}) + (1-\text{Prev}) \times \text{Sp}}$$

Deze formules zijn bijzondere gevallen van de regel van Bayes. De prevalentie, sensitiviteit en specificiteit kunnen in de bovenstaande formules worden ingevuld om de beide predictieve waarden te krijgen. Deze formules mogen alleen worden gebruikt als er slechts twee mogelijkheden zijn voor de definitieve diagnose (ziek of gezond) en slechts twee mogelijke testuitslagen (positief of negatief). Deze formules zijn niet van toepassing op de situaties die in de volgende paragrafen worden beschreven. In de vorige paragraaf werd uitgegaan van een prevalentie 0,40, een sensitiviteit 0,90 en een specificiteit 0,65. U kunt nagaan dat de bovenstaande formules dezelfde predictieve waarden opleveren.

Vraagstuk 1 (vervolg)
Bereken met de formules in deze paragraaf de predictieve waarden uit de gegevens van vraagstuk 1. De rekenmethoden in de paragrafen 2.2 en 2.3 moeten natuurlijk altijd dezelfde predictieve waarden opleveren.

2.4 Meerdere testuitslagen: aspiratie-cytologie van solide mamma-tumoren

Giard en Hermans (1990, 1996) evalueerden de cytodiagnostiek van solide mammatumoren; zie ook Giard en Lubsen (1990). De testuitslag 'onbevredigend' wordt ook wel 'acellulair aspiraat' genoemd en betekent dat het aspiraat onvoldoende cellen bevatte. De definitieve diagnose werd vastgesteld na histologisch en klinisch vervolgonderzoek. De resultaten staan in tabel 5. Voordat de testuitslag bekend is, heeft de patiënt een pre-test kans op een maligniteit die gelijk is aan de prevalentie Prev = 327/(327+639) = 0,34. De pre-test kans wordt ook wel de vooraf-kans genoemd. Nadat de testuitslag bekend is, heeft de patiënt een post-test kans op een maligniteit, ook wel achteraf-kans genoemd. De post-test kans op een maligniteit is 216/(216+0) = 1,00 bij de testuitslag 'zeker maligne', 66/(66+27)=0,71 bij 'suspect', 30/(30+541) = 0,05 bij 'benigne' en 15/(15+71) = 0,17 bij 'onbevredigend'.

Tabel 5.
Uitkomsten van aspiratie-cytologie van 966 solide mammatumoren
(tussen haakjes de geschatte kans op elke testuitslag, gegeven de definitieve diagnose).

Testuitslag	Definitieve diagnose		Post-test kans op maligniteit
	Maligne	Benigne	
Zeker maligne	216 (0,66)	0 (0,00)	1,00
Suspect	66 (0,20)	27 (0,04)	0,71
Benigne	30 (0,09)	541 (0,85)	0,05
Onbevredigend	15 (0,05)	71 (0,11)	0,17
Totaal	327 (1,00)	639 (1,00)	

In tabel 5 staan tussen haakjes de kansen op een bepaalde testuitslag, gegeven de definitieve diagnose. Laten we eens aannemen dat deze kansen ook gelden voor een andere populatie van patiënten met een prevalentie 0,10; bij slechts 10% van de vrouwen in deze populatie is de solide mammatumor maligne. Wanneer 10000 vrouwen worden onderzocht, zal bij 1000 vrouwen de tumor kwaadaardig zijn en bij 9000 vrouwen goedaardig; zie de laatste regel in tabel 6. Steekproeffluctuaties laten we weer buiten beschouwing. De aantallen in tabel 6 zijn telkens het product van het totale aantal en het getal dat tussen haakjes staat (en werd overgenomen uit tabel 5); bijvoorbeeld 9000 × 0,85 = 7650. Vervolgens kan in tabel 6 de post-test kans op maligniteit worden berekend; zie de laatste kolom in tabel 6. De berekende kansen op maligniteit in de tabellen 5 en 6 verschillen nogal van elkaar. Een kleinere prevalentie resulteert in een kleinere kans op maligniteit.

Vraagstuk 2
Bereken de kans op maligniteit, voor elke van de vier mogelijke testuitslagen, bij een prevalentie 0,20. Voor deze berekening moet u een tabel zoals tabel 6 opstellen en vervolgens de aantallen patiënten invullen.

Tabel 6.
Te verwachten uitkomsten van aspiratie-cytologie van solide mammatumoren bij een prevalentie 0,10 (tussen haakjes de uit tabel 5 overgenomen kansen).

Testuitslag	Definitieve diagnose		Post-test kans op maligniteit
	Maligne	Benigne	
Zeker maligne	660 (0,66)	0 (0,00)	1,00
Suspect	200 (0,20)	360 (0,04)	0,36
Benigne	90 (0,09)	7650 (0,85)	0,01
Onbevredigend	50 (0,05)	990 (0,11)	0,05
Totaal	1000 (1,00)	9000 (1,00)	

2.5 De aannemelijkheidsverhouding (Engels: likelihood ratio)

De aannemelijkheidsverhouding, waarvoor ik de Engelse afkorting LR zal gebruiken, is voor elke testuitslag gedefinieerd als

$$LR = \frac{\text{kans op deze testuitslag bij zieken}}{\text{kans op deze testuitslag bij gezonden}}$$

In het in paragraaf 2.4 beschreven voorbeeld kunnen de LR-waarden eenvoudig worden berekend als LR = 0,66/0,00 = ∞ voor de testuitslag 'zeker maligne', LR = 0,20/0,04 = 5 voor 'suspect', enz. Maar in tabel 7 werd de LR nauwkeuriger berekend uit de aantallen in tabel 5, bijvoorbeeld voor 'suspect' (66/327) / (27/639) = 4,78. **De likelihood ratio LR = 4,78 voor de testuitslag 'suspect' betekent dat deze test-uitslag bij zieken 4,78 keer zo vaak voorkomt als bij gezonden.**

Tabel 7.
Berekening van de post-test kans op maligniteit, na aspiratie-cytologie van solide mammatumoren, bij een prevalentie 0,10; 1–Prev=0,90.

Testuitslag	LR	Prev × LR	Post-test kans
Zeker maligne	∞	∞	1,00
Suspect	4,78	0,478	0,35
Benigne	0,108	0,0108	0,01
Onbevredigend	0,413	0,0413	0,04

De verhoudingen LR kunnen eenvoudig worden gebruikt om de kans op maligniteit bij een bepaalde prevalentie te berekenen:

$$\text{post-test kans op ziekte} = \frac{\text{Prev} \times \text{LR}}{\text{Prev} \times \text{LR} + (1 - \text{Prev})}$$

Voor de testuitslag 'suspect' werd Prev × LR = 0,10×4,78 = 0,478 berekend en vervolgens de post-test kans op maligniteit 0,478/(0,478+0,90) = 0,35. De oneindig grote LR-waarde voor de testuitslag 'zeker maligne' hoeft u niet in onzekerheid te brengen: Als LR = ∞, dan is de post-test kans op ziekte = 1,00; dit mag u als wiskundig statistische stelling beschouwen.

De getallen tussen haakjes in tabel 6 werden nogal grof afgerond, hetgeen tot iets andere post-test kansen leidde.

Vraagstuk 2 (vervolg)
Bereken opnieuw de kans op maligniteit, voor elke van de vier mogelijke testuitslagen, bij een prevalentie 0,20. De rekenmethoden in de paragrafen 2.4 en 2.5 moeten altijd dezelfde predictieve waarden opleveren.

2.6 Drie testuitslagen en drie ziekteklassen: serum thyroxine en thyroïdie

Dertig jaar geleden werd het thyroxine-gehalte in het bloed nog niet algemeen gebruikt als graadmeter voor de schildklierwerking. Tabel 8 komt uit die tijd, toen een te lage of te hoge schildklierwerking nog op klinische gronden werd vastgesteld. Bij hypothyroïde patiënten is de productie van het schildklierhormoon T4 te laag, bij euthyroïde patiënten is de productie normaal en bij hyperthyroïde patiënten is er een te hoge productie. De T4 waarde werd bepaald bij 50 hypothyroïde, 200 euthyroïde en 50 hyperthyroïde patiënten. Deze aantallen zeggen niets over de werkelijke prevalentie in een populatie van mensen die voor een T4 bepaling in aanmerking komen. De geschatte sensitiviteit is bij hypothyroïde patiënten 48/50 = 0,96 en bij hyperthyroïde patiënten 47/50 = 0,94. De geschatte specificiteit bij euthyroïde patiënten is 190/200 = 0,95. Weliswaar zijn deze schattingen onderhevig aan forse steekproef-fluctuaties, maar het ziet er toch gunstig uit.

Tabel 8.
Serum thyroxine (T4 in µg per 100 ml) voor elke thyroïdie klasse (tussen haakjes de geschatte kans op de betreffende testuitslag, gegeven de klinisch vastgestelde diagnose).

Diagnostische testuitslag	Klinisch beeld		
	Hypothyroïdie	Euthyroïdie	Hyperthyroïdie
te lage T4: ≤ 4,0	48 (0,96)	6 (0,03)	0 (0,00)
normale T4: 4,1 - 11,0	2 (0,04)	190 (0,95)	3 (0,06)
te hoge T4: ≥ 11,1	0 (0,00)	4 (0,02)	47 (0,94)
Totaal	50 (1,00)	200 (1,00)	50 (1,00)

Veronderstel dat de in tabel 8 tussen haakjes vermelde kansen eveneens gelden voor een andere populatie, met prevalenties 0,04 van hypothyroïdie en 0,02 van hyperthyroïdie. Van 10000 personen die in aanmerking komen voor een T4 bepaling zijn de te verwachten uitkomsten weergegeven in tabel 9.

Tabel 9.
Te verwachten T4 uitslagen bij prevalenties 0,04 van hypo- en 0,02 van hyperthyroïdie (tussen haakjes de in tabel 8 berekende kansen per thyroïdie klasse).

Diagnostische test-uitslag	Klinisch beeld			Totaal
	Hypo	Eu	Hyper	
te lage T4: $\leq 4,0$	384 (0,96)	282 (0,03)	0 (0,00)	666
normale T4: 4,1 - 11,0	16 (0,04)	8930 (0,95)	12 (0,06)	8958
te hoge T4: $\geq 11,1$	0 (0,00)	188 (0,02)	188 (0,94)	376
Totaal	400 (1,00)	9400 (1,00)	200 (1,00)	10000

Uit tabel 9 kunnen de volgende predictieve waarden eenvoudig worden berekend. Bij een te lage T4 waarde is er een geschatte kans 384/666 = 0,58 op hypothyroïdie, bij een normale T4 waarde is er een geschatte kans 8930/8958 = 0,997 op euthyroïdie, en bij een te hoge T4 waarde is er een geschatte kans 188/376 = 0,50 op hyperthyroïdie. De predictieve waarden van een te lage of een te hoge T4 waarde zijn teleurstellend laag.

Vraagstuk 3
Bereken de drie predictieve waarden bij een prevalentie 0,05 van hypothyroïdie en 0,03 van hyperthyroïdie. Voor deze berekening moet u een tabel opstellen zoals tabel 9 en vervolgens de te verwachten aantallen patiënten invullen.

Hoofdstuk 3
OVEREENSTEMMING BIJ MEDISCHE BEOORDELINGEN

Wanneer een patiënte door een arts wordt onderzocht, is het wenselijk dat de bevindingen (diagnose, symptomen) niet anders uitvallen dan wanneer zij door een andere arts wordt onderzocht. Het boezemt geen vertrouwen in als artsen onderling ernstig van mening verschillen. Ze kunnen dan immers niet allemaal gelijk hebben. In experimenteel onderzoek kunnen verschillen tussen therapieën onduidelijk blijven door een onbetrouwbare beoordeling van het bereikte effect, maar ook door een onbetrouwbare beoordeling van toelatingscriteria en belangrijke prognostische factoren. In niet-experimenteel onderzoek moet rekening worden gehouden met de belangrijkste prognostische factoren, maar de daarvoor beschikbare statistische technieken werken alleen goed als deze prognostische factoren (vrijwel) foutloos kunnen worden vastgesteld. De waarde van beoordelingen, zowel voor de dagelijkse medische praktijk als voor wetenschappelijk onderzoek, kan aanzienlijk toenemen wanneer de onderlinge overeenstemming tussen beoordelaars merkbaar wordt verbeterd, ofschoon zelfs volledige overeenstemming tussen beoordelaars niet garandeert dat de betreffende beoordelingen enige waarde hebben.

Het in kaart brengen van meningsverschillen kan de eerste stap zijn naar een betere onderlinge overeenstemming tussen beoordelaars: Welke beoordelingsverschillen treden vaak op en welke beoordelaars zijn het vaak niet met elkaar eens? Dit kan leiden tot verdere standaardisatie van de wijze van beoordelen en tot regelmatige training aan de hand van moeilijke gevallen; op deze tweede stap wordt hier echter niet ingegaan.

In dit hoofdstuk wordt uitgelegd dat twee artsen het vaak met elkaar eens kunnen zijn louter en alleen omdat een bepaalde beoordeling vaak wordt gegeven. In de meest gebruikte overeenstemmingsmaat kappa wordt daarmee rekening gehouden. Aan het eind van dit hoofdstuk wordt aangegeven dat het meerderheidsoordeel van drie of vijf artsen vaker juist is dan het oordeel van één arts.

3.1 Toevallige overeenstemming

Wellicht het meest bekende voorbeeld is een in 1945 beschreven onderzoek in de V.S. betreffende de beslissing om bij kinderen de amandelen te verwijderen; zie Spodick (1975). Dit onderzoek betrof 1000 schoolkinderen. Bij 611 van deze kinderen waren de amandelen al verwijderd. Een groep KNO-artsen onderzocht de overblijvende 389 kinderen en besloot dat bij 174 (45%) kinderen tonsillectomie nodig was, zodat er 215 kinderen overbleven met blijkbaar gezonde amandelen. Echter, een volgende groep KNO-artsen vond bij 99 (46%) van deze 215 kinderen tonsillectomie nodig. Toen de overgebleven 116 kinderen door weer een andere groep KNO-artsen werden onderzocht, werd bij 51 (44%) tonsillectomie geadviseerd. Uiteindelijk werd bij 935 van de 1000 kinderen tonsillectomie uitgevoerd of aanbevolen.

We beschouwen nu een gedachten-experiment betreffende twee artsen die er niets van terecht brengen; hun medische oordeel is niet meer waard dan het oordeel van de bakker of de slager. Door ieder van beide artsen afzonderlijk wordt bij een groot aantal patiënten een positieve (D+) of negatieve (D–) diagnose gesteld; u kunt bijvoorbeeld denken aan het wel (D+) of niet (D–) vaststellen van kanker bij patiënten die naar een oncoloog worden verwezen. Laten we eens aannemen dat arts 1 bij 10% van de patiënten de positieve diagnose D+ stelt en arts 2 bij 20% van de patiënten. Bij respectievelijk 90% en 80% van de patiënten wordt dus de negatieve diagnose D– gesteld. In dit gedachten-experiment nemen we bovendien aan dat de beoordelingen van beide artsen op louter **toevallige** wijze tot stand komen en dus volstrekt waardeloos zijn; in de statistiek wordt dan van **statistische onafhankelijkheid** gesproken.

Tabel 1.
Toevallige overeenstemming over een positieve (D+) of negatieve (D−) diagnose.

	Arts 2		
Arts 1	D+	D−	Totaal
D+	0,02	0,08	0,10
D−	0,18	0,72	0,90
Totaal	0,20	0,80	1,00

Statistische onafhankelijkheid betekent dat de kans op een positieve diagnose van de ene arts volstrekt onafhankelijk is van de diagnose van de andere arts. Dit geldt in tabel 1. Door arts 1 wordt een fractie 0,10 van de patiënten positief beoordeeld en van deze patiënten wordt een fractie 0,20 ook door arts 2 positief beoordeeld; een fractie 0,20 van de fractie 0,10 is een fractie $0,20 \times 0,10 = 0,02$ wordt door beide artsen positief beoordeeld. Evenzo wordt een fractie $0,80 \times 0,90 = 0,72$ van de patiënten door beide artsen negatief beoordeeld. De twee artsen zijn het maar liefst in een fractie $0,02 + 0,72 = 0,74$ van de gevallen met elkaar eens, louter en alleen op grond van het toeval en omdat ze in een fractie 0,10 resp. 0,20 van de gevallen een positieve diagnose stellen. De medische diagnostiek wordt, in dit gedachten-experiment, niet slechter wanneer de twee artsen worden vervangen door een bakker en een slager die in een fractie 0,10 resp. 0,20 van de gevallen een positieve diagnose stellen. We spreken hier van een fractie 0,74 **toevallige overeenstemming**. Omdat de toevallige overeenstemming heel groot kan zijn, heeft de waargenomen fractie overeenstemming op zichzelf weinig betekenis. De waargenomen overeenstemming dient veel groter te zijn dan de toevallige overeenstemming.

3.2 Kappa als maat van overeenstemming

Voorafgaand aan een groot epidemiologisch onderzoek werd de volgende voorstudie (Engels: pilot study) uitgevoerd; zie Holmquist, McMahan en Williams (1967). Zeven pathologen beoordeelden ieder afzonderlijk, zonder elkaar te kunnen beïnvloeden, 118 coupes van biopten (dunne plakjes weefsel) uit de baarmoederhals op kanker. In tabel 2 staan de beoordelingen van de pathologen 1 en 2. In $63 + 36 = 99$ van de 118 gevallen zijn beide pathologen het met elkaar eens. De **waargenomen overeenstemming** is dus

$$p_o = (63 + 36)/118 = 0,53 + 0,31 = 0,84$$

De notatie p_o komt van het Engelse "observed proportion".

Tabel 2.
Waargenomen overeenstemming bij het beoordelen van 118 coupes op aanwezig (K+) of afwezig (K–) zijn van kanker; tussen haakjes de fractie van het totaal.

Patholoog 1	Patholoog 2		Totaal
	K+	K–	
K+	63 (0,53)	3 (0,03)	66 (0,56)
K–	16 (0,14)	36 (0,31)	52 (0,44)
Totaal	79 (0,67)	39 (0,33)	118 (1,00)

Veronderstel dat de beoordelingen van de twee pathologen op louter toevallige wijze, **statistisch onafhankelijk** van elkaar, tot stand zouden komen. Dan zou het er voor de kans op overeenstemming niet toe doen of ze dezelfde coupe dan wel verschillende coupes beoordelen. Tabel 3 laat zien wat dan te verwachten is op grond van dezelfde randtotalen als in tabel 2. Er is een kans 0,44×0,33 = 0,15 dat beide pathologen het bij toeval eens zijn over een negatieve diagnose.

Tabel 3.
Toevallige overeenstemming tussen pathologen 1 en 2 bij het beoordelen van 118 coupes uit de baarmoederhals op aanwezig (K+) of afwezig (K–) zijn van kanker.

Patholoog 1	Patholoog 2		Totaal
	K+	K–	
K+	0,37	0,18	0,56
K–	0,30	0,15	0,44
Totaal	0,67	0,33	1,00

Volledigheidshalve merk ik op dat **afrondfouten** tot misverstanden kunnen leiden: de kans dat de twee pathologen het bij toeval met elkaar eens zijn over een positieve diagnose is (66/118) × (79/118) = 0,37 en niet 0,67 × 0,56 = 0,38. Dergelijke afrondingsverschillen kunt u verderop ook tegen komen. Tabel 3 laat zien wat op grond van het toeval is te verwachten. De **toevallige overeenstemming** is dus

$$p_e = 0,37 + 0,15 = 0,52$$

De notatie p_e komt van het Engelse 'expected proportion'; in sommige artikelen en boeken wordt de notatie p_c gebruikt, van het Engelse 'chance proportion'.

Gelukkig is de waargenomen overeenstemming groter dan de toevallige overeenstemming. De twee pathologen stemmen op systematische wijze met elkaar overeen. Hun overeenstemming mag niet alleen aan het toeval worden toegeschreven, maar is ook niet perfect. Het verschil tussen de waargenomen en de toevallige overeenstemming is de overeenstemming boven toeval = $p_o - p_e = 0,84 - 0,52 = 0,32$.

Dit is groter dan nul, maar minder dan wat potentieel mogelijk is:

maximum boven toeval = $1,00 - p_e = 1,00 - 0,52 = 0,48$.

In de door Cohen (1960) voorgestelde coëfficiënt kappa wordt de meer dan toevallige overeenstemming vergeleken met hetgeen potentieel mogelijk is:

$$\text{kappa} = \frac{\text{overeenstemming boven toeval}}{\text{maximum boven toeval}} = \frac{p_o - p_e}{1,00 - p_e} = \frac{0,84 - 0,52}{1,00 - 0,52} = 0,67$$

Deze statistische overeenstemmingsmaat heeft enkele aantrekkelijke eigenschappen. Kappa is negatief als de waargenomen overeenstemming minder is dan op grond van het toeval te verwachten was, kappa is nul bij louter toevallige overeenstemming, kappa is positief bij meer dan toevallige overeenstemming en kappa is één bij perfecte overeenstemming.

Volgens Fleiss (1981, p. 218) is er voortreffelijke overeenstemming (excellent agreement beyond chance) als kappa > 0,75, armzalige (poor) overeenstemming als kappa < 0,40 en behoorlijke (fair) tot goede (good) overeenstemming als 0,40 < kappa < 0,75. Landis en Koch (1977) geven de volgende interpretatie van kappa waarden:

Kappa waarde	Sterkte van de overeenstemming	Strength of agreement
< 0,00	armzalig	poor
0,00 - 0,20	gering, verwaarloosbaar	slight
0,21 - 0,40	echt, niet verwaarloosbaar	fair
0,41 - 0,60	matig, middelmatig	moderate
0,61 - 0,80	substantieel	substantial
0,81 - 1,00	bijna perfect	almost perfect

Kappa geeft aan in welke mate twee medische beoordelaars in staat zijn om verschillen tussen patiënten waar te nemen. Daarom zal de kappa waarde vaak laag uitvallen bij een homogene groep patiënten die bijna allemaal dezelfde beoordeling krijgen; zie ook vraagstuk 5.

Vraagstuk 1
Twee artsen beoordelen, ieder afzonderlijk, een representatieve groep patiënten. Iedere patiënt wordt door elke arts toegewezen aan één van de twee klassen D+ en D–. Als elke arts bij 50% van de patiënten een positieve diagnose stelt, hoe groot is dan de toevallige overeenstemming? En bij 30% positieve diagnoses door elke arts? En bij 10% positieve diagnoses door elke arts?

Vraagstuk 2
Er worden 60 patiënten beoordeeld. De ene arts stelt bij 42 patiënten een positieve diagnose en de andere arts bij 36 patiënten. Bij 30 patiënten stellen beide artsen een positieve diagnose. Bereken de kappa waarde.

Vraagstuk 3
Het gedachten-experiment in dit vraagstuk heeft te maken met de K+ kolom in tabel 2. Een onderzoekster meent een geweldig middel tegen baarmoederhalskanker te hebben ontdekt. Zij behandelt daarmee 79 vrouwen die volgens een patholoog in Maastricht (een voorstadium van) baarmoederhalskanker hebben. Na een maand behandeling wordt door een andere patholoog bekeken welke vrouwen genezen zijn. Deze patholoog vindt bij 16 vrouwen geen kanker meer. Wat vindt u van deze wetenschappelijke overwinning en hoe had het onderzoek volgens u moeten gebeuren?

Vraagstuk 4
De getallen in dit vraagstuk zijn verzonnen, maar zien er tamelijk realistisch uit. Twee psychiaters beoordelen 200 patiënten die in een psychiatrische kliniek verblijven. De resultaten staan in de hierna volgende tabel. Bereken de kappa waarde.

	Psychiater 2			
Psychiater 1	Schizo.	Neurose	Overig	Totaal
Schizofrenie	23	3	14	40
Neurose	1	42	17	60
Overig	16	35	49	100
Totaal	40	80	80	200

Vraagstuk 5 (facultatief, want nogal moeilijk)
In dit vraagstuk wordt duidelijk dat kappa niet alleen van de beoordelaars afhangt, maar ook van de prevalentie van een ziekte; zie ook Schouten (1985, paragraaf 1.8).
 Patiënten worden gediagnostiseerd door twee artsen A en B betreffende de aanwezigheid (positieve diagnose, A+ en B+) of afwezigheid (negatieve diagnose, A– en B–) van een bepaalde ziekte. De onderstaande tabel toont de overeenstemming tussen beide artsen, apart voor patiënten met en zonder de ziekte. Zowel arts A als arts B stelt bij tien procent van de patiënten de verkeerde diagnose.

Patiënten met de ziekte				Patiënten zonder de ziekte			
	B+	B–	Totl.		B+	B–	Totl.
A+	0,84	0,06	0,90	A+	0,04	0,06	0,10
A–	0,06	0,04	0,10	A–	0,06	0,84	0,90
Totl.	0,90	0,10	1,00	Totl.	0,10	0,90	1,00

Bereken de kappa waarde als 50% van de patiënten de ziekte heeft, en ook als 10% van de patiënten de ziekte heeft. Hoe groot zijn de sensitiviteit en de specificiteit van elke arts? Bereken ook de predictieve waarden bij een prevalentie van 50% en 10%.

3.3 De kans op een juist meerderheidsoordeel

Wanneer bij een bepaalde patiënt een diagnose moet worden gesteld, kan een twee-uit-drie meerderheidsdiagnose als volgt worden verkregen. In eerste instantie wordt de patiënt beoordeeld door twee artsen. Als beide artsen het eens zijn, is hun mening de twee-uit-drie meerderheidsdiagnose. Als ze van mening verschillen, dan is de mening van een derde arts de twee-uit-drie meerderheidsdiagnose. In tabel 4 is te zien dat de twee-uit-drie meerderheidsdiagnose veel vaker juist is dan de mening van één arts. Als één arts 80% kans heeft om de juiste diagnose te stellen, dan is er 90% kans dat de twee-uit-drie meerderheidsdiagnose juist is; de kans op een onjuiste diagnose kan dus verkleind worden van 20% naar 10%. In Schouten (1985, paragraaf 2.6) kunt u een meer uitgebreide tabel vinden; de berekende kansen zijn gebaseerd op de binomiale verdeling.

Tabel 4.
Kans op een correct meerderheidsoordeel.

Aantal beoordelaars	Kans dat één beoordelaar het juist heeft			
	0,60	0,70	0,80	0,90
3	0,65	0,78	0,90	0,97
5	0,68	0,84	0,94	0,99

3.4 Aanvullende opmerkingen

Cohen (1968) introduceerde ook de coëfficiënt **gewogen kappa** voor het geval dat niet alle beoordelingsverschillen even ernstig zijn; zie ook Fleiss (1981, paragraaf 13.1). Als er, bijvoorbeeld, vijf geordende klassen zijn, dan is het meningsverschil tussen de klassen 1 en 5 veel ernstiger dan het meningsverschil tussen de klassen 2 en 3.

Schouten (1993) beschreef een mogelijke aanpak wanneer meerdere organen beoordeeld worden, bijvoorbeeld beide ogen betreffende een bepaalde afwijking, of de mate waarin drie belangrijke slagaders zijn dichtgeslibd. Schouten (1982, 1985, 1986) analyseerde beoordelingen van meer dan twee beoordelaars; zie ook Fleiss (1981, paragraaf 13.2) en Dunn (1989, paragrafen 2.11 en 7.4).

Flack, Afifi, Lachenbruch en Schouten (1988) adviseren om minstens 100 patiënten te laten beoordelen als een onderzoeker een scherp beeld wil krijgen. Ongeveer 30 patiënten zijn volgens mij voldoende voor het krijgen van een vaag beeld. Wellicht een betere vuistregel is om te zorgen dat elke beoordelaar elke beoordelingsklasse voor minstens tien patiënten gebruikt.

Hoofdstuk 4
NORMALE VERDELING
Verdeling van het steekproef gemiddelde,
Betrouwbaarheids-interval voor het populatie gemiddelde,
Predictie-interval voor individuele waarden: Referentie-waarden

Dit hoofdstuk heeft betrekking op kwantitatieve metingen aan mensen of proefdieren, zoals bloeddruk, cholesterol in bloed, temperatuur, hartfrequentie, lengte, gewicht en leeftijd.
   In de medische handboeken worden populaties beschreven van patiënten die aan een bepaalde ziekte lijden. Uit een populatie van patiënten kan in principe op volkomen willekeurige wijze een aselecte steekproef worden getrokken. De waarnemingen in een aselecte steekproef zijn onafhankelijk van elkaar verkregen. Zo'n steekproef geeft informatie over karakteristieke eigenschappen van de populatie. In dit hoofdstuk wordt uitgelegd hoe de standaarddeviatie SD van individuele waarden x en de standaardfout SE van het steekproefgemiddelde $\bar{x}$ kunnen worden gebruikt. Als de waarnemingen ongeveer normaal zijn verdeeld, dan geldt voor een aselecte steekproef van minstens 30 waarnemingen:

- Het 95% betrouwbaarheidsinterval voor het populatie-gemiddelde µ is ongeveer gelijk aan het steekproefgemiddelde plus of min twee keer de standaardfout:
  $\bar{x} - 2SE \leq \mu \leq \bar{x} + 2SE$. In ongeveer 95% van de gevallen is dit interval juist. Vooral in kleine steekproeven is het nauwkeuriger om de factor 2 te vervangen door de Student t-waarde $t_{95\%}$.
- Ongeveer 95% van de waarnemingen ligt tussen het gemiddelde plus of min twee keer de standaarddeviatie: $\bar{x} - 2SD \leq x \leq \bar{x} + 2SD$. Voor kleinere steekproeven wordt een betere formule gegeven voor de berekening van het predictie-interval.

4.1 Populatie en steekproef

Het is zelden mogelijk een populatie volledig te onderzoeken. Bijna altijd moet een onderzoeker tevreden zijn met een representatieve steekproef. Bij representativiteit moet niet alleen worden gedacht aan het gemiddelde van de metingen in een steekproef, maar ook aan de variatie tussen de metingen in de steekproef. **In een aselecte steekproef zijn alle waarnemingen volkomen willekeurig en onafhankelijk van elkaar verkregen;** in de (toegepaste) statistiek is dit een essentiële veronderstelling. Overigens gaat de wiskundig statistische theorie niet zozeer over (steekproeven uit) populaties, maar over (steekproeven uit) kansverdelingen. Bij elke populatie hoort een kansverdeling.
   De definitie van de populatie van mogelijke metingen is van alles overheersend belang. We kunnen bijvoorbeeld geïnteresseerd zijn in de populatie van diastolische bloeddruk metingen op een doordeweekse middag, maar moeten dit nader specificeren:
- Als het gaat om de populatie van mogelijke metingen aan één bepaalde patiënt, is er een aselecte steekproef nodig van metingen aan die patiënt. In dit geval speelt de **variatie binnen een patiënt** een rol.
- Als het gaat om de populatie van (metingen aan) patiënten die een bepaalde ziekte hebben, dan is er een aselecte steekproef nodig uit die populatie. In dit geval speelt de **variatie tussen patiënten** een rol. **Als er meer metingen dan patiënten (of proefdieren) zijn, dan vormen deze metingen geen aselecte steekproef.** Metingen aan dezelfde patiënt zijn niet onafhankelijk van elkaar, maar vormen een klont (Engels:

cluster) van waarnemingen. Vaak is het acceptabel om eerst per individu te middelen en zodoende een steekproef te maken met even veel metingen als individuen; dit middelen kan dan worden beschouwd als onderdeel van de meetprocedure. In de geneeskunde is de variatie van de metingen binnen één individu bijna altijd veel kleiner dan de variatie tussen individuen; het totale aantal individuen is dan van belang en het aantal metingen per individu is tamelijk onbelangrijk.

4.2 Populatie gemiddelde μ en standaardafwijking σ

Wetenschappelijk onderzoek heeft meestal betrekking op een zeer grote populatie. Bovendien is het vaak een abstracte populatie, d.w.z. een denkbeeldige populatie, zoals de populatie van alle mogelijke patiënten met een bepaalde ziekte. De medische handboeken gaan over dergelijke abstracte populaties. Enkele belangrijke statistische begrippen zullen worden geïllustreerd aan de hand van zeer kleine populaties, omdat dan de berekening eenvoudig is uit te voeren.

Van een kleine populatie kunnen alle kwantitatieve waarden bekend zijn. Als voorbeeld noem ik het aantal kinderen van de vijf bestuursleden van een bepaalde vereniging op 29 februari 2000: 6, 2, 4, 0 en 3 kinderen. Deze waarden kunnen we noteren als $x_1=6$, $x_2=2$, $x_3=4$, $x_4=0$ en $x_5=3$. Het totale aantal waarden in deze populatie is N=5. Het populatie gemiddelde μ is gedefinieerd als

$$\mu = \frac{\sum_i x_i}{N} = \frac{x_1 + x_2 + ... + x_N}{N} = \frac{\text{som van waarden}}{\text{aantal waarden}}$$

In het voorbeeld is $\mu=3$.

Het gemiddelde kan soms in sterke mate worden bepaald door een enkele uitschieter, dit is een extreem hoge of lage waarde. In zo'n geval is het beter de **mediaan** te gebruiken. Als u de metingen ordent van klein naar groot, dan is de mediaan de middelste waarde bij een oneven aantal metingen, of dan is de mediaan het gemiddelde van de twee middelste waarden bij een even aantal metingen. In het voorbeeld is de mediaan gelijk aan het gemiddelde. De mediaan wordt ook wel het vijftigste percentiel genoemd, omdat vijftig percent van de waarden eronder liggen.

Vraagstuk 1
Bereken het gemiddelde en de mediaan van de waarden 6, 8, 4, 3, 9, 8, 2 en 37. Welke van deze twee kengetallen vindt u het meest representatief?

Wanneer een populatie veel verschillende waarden bevat, kan een grafiek een goede indruk geven van de variatie tussen de waarden. Om redenen die in de volgende paragraaf worden uitgelegd, wordt de variatie tussen de waarden vaak samengevat in de variantie. De populatie variantie σ^2 is gedefinieerd als

$$\sigma^2 = \frac{\sum_i (x_i-\mu)^2}{N} = \frac{(x_1-\mu)^2 + (x_2-\mu)^2 + ... + (x_N-\mu)^2}{N}$$

$$\sigma^2 = \frac{\text{som van (waarde - gemiddelde)}^2}{\text{aantal waarden}}$$

De wortel hieruit is de populatie standaardafwijking σ, ook wel populatie standaarddeviatie genoemd. In het voorbeeld is

$$\sigma^2 = \frac{(6-3)^2 + (2-3)^2 + (4-3)^2 + (0-3)^2 + (3-3)^2}{5} = 4$$

en de wortel hieruit is σ=2. Als er zeer vele waarden zijn, ongeveer symmetrisch verdeeld en zonder duidelijke uitschieters, dan ligt ruwweg twee-derde van de waarden tussen μ−σ en μ+σ, en dan ligt ruwweg 95% van de waarden tussen μ−2σ en μ+2σ.

Vraagstuk 2
De drie schoolgaande kinderen in mijn gezin zijn 5, 9 en 16 jaar oud. Bereken de gemiddelde leeftijd en de standaardafwijking in deze kleine populatie.

Vraagstuk 3
Mijn broers en ik hebben ieder even veel kinderen. Wat is de standaardafwijking van het aantal kinderen?

Opmerking: het populatie gemiddelde μ wordt ook wel het verwachte gemiddelde of kortweg de **verwachting** genoemd. Natuurlijk weerspiegelen de voorbeelden in deze paragraaf niet de praktijk. Het spreekt vanzelf dat μ en σ alleen nuttig zijn als het gaat om een zeer grote populatie. De komende paragrafen worden steeds realistischer.

4.3 De normale verdeling

Sommige verdelingen in de medische praktijk zien er ongeveer symmetrisch en klokvormig uit. Dit geldt bijvoorbeeld voor het cholesterol gehalte in het bloed en voor de bloeddruk. Dergelijke verdelingen kunnen bij goede benadering worden beschouwd als statistisch normale verdelingen. De normale verdeling is een wiskundig gedefinieerde verdeling die in vele boeken getabelleerd staat en enkele belangrijke eigenschappen heeft. Een **waarschuwing** is echter noodzakelijk: de verdeling van metingen bij normale personen lijkt niet altijd op een (statistisch) normale verdeling.
    Bij de normale verdeling met gemiddelde μ en standaardafwijking σ heeft σ een duidelijke interpretatie: **ongeveer twee-derde van de waarnemingen ligt minder dan een standaardafwijking van het gemiddelde af en ongeveer 95% van de waarnemingen ligt minder dan twee standaardafwijkingen van het gemiddelde af**; twee-derde van de waarnemingen ligt tussen μ−σ en μ+σ, en 95% ligt tussen μ−2σ en μ+2σ. De figuren 1 en 2 laten dit grafisch zien.
    De diastolische bloeddruk bij personen tussen de 30 en 70 jaar is ongeveer normaal verdeeld met populatie gemiddelde μ=85 mm Hg en populatie standaardafwijking σ=13 mm Hg; zie Ingelfinger et al. (1987). Bij ongeveer twee-derde van de personen wordt een diasto-

lische bloeddruk tussen μ–σ = 85–13 = 72 en μ+σ = 85+13 = 98 mm Hg gemeten. Bij ongeveer 95% van de personen ligt de gemeten bloeddruk tussen μ–2σ = 85–26 = 59 mm Hg en μ+2σ = 85+26 = 111 mm Hg.

Een normale verdeling is **symmetrisch**. Voor elk getal a geldt dat even veel waarden onder μ–a liggen als boven μ+a. De linker staart van een normale verdeling is precies even dik als de rechter staart. Een zesde deel van de waarden ligt beneden μ–σ en eveneens een zesde deel ligt boven μ+σ; dit zijn de gearceerde stukken in figuur 1. Bij ongeveer een zesde deel van de personen tussen de 30 en 70 jaar wordt een diastolische bloeddruk beneden 85–13 = 72 mm Hg gemeten, en bij eveneens een zesde deel van de personen wordt een diastolische bloeddruk boven 85+13 = 98 mm Hg gemeten.

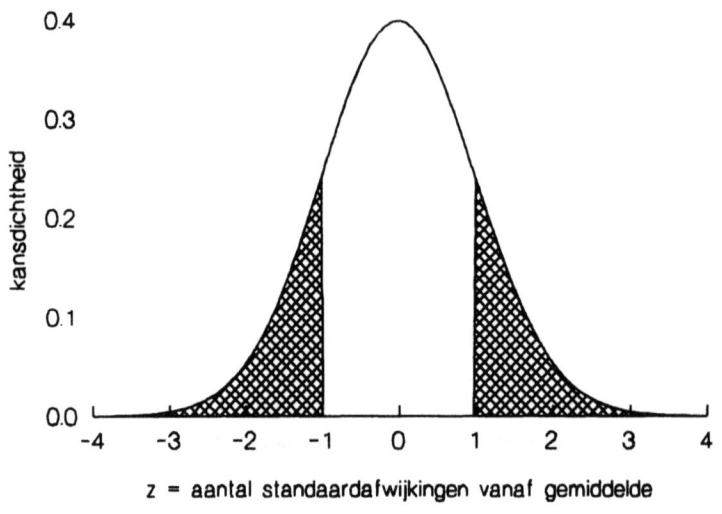

Figuur 1. Normale verdeling: twee-derde van de waarden ligt tussen μ – σ en μ + σ; kansdichtheid $f(z) = 0{,}4 \times \exp(-z^2/2)$.

De normale verdeling met gemiddelde μ = 0 en standaardafwijking σ = 1 wordt de **standaardnormale verdeling** genoemd. De tabellen A en B, achterin dit boek, bevatten de staartkansen van de standaardnormale verdeling. Elke normale verdeling is te herleiden tot de standaardnormale verdeling, dank zij de volgende wiskundig statistische stelling:

ALS een meting x uit een normale verdeling komt, met gemiddelde μ en standaardafwijking σ, DAN komt de

$$\text{gestandaardiseerde waarde} \quad z = \frac{x - \mu}{\sigma}$$

uit een standaardnormale verdeling; $\mu_z = 0$ en $\sigma_z = 1$.
De waarde x ligt **z standaardafwijkingen** van het gemiddelde af: $x - \mu = z\sigma$.

In tabel A kunt u zien dat bij de standaardnormale waarde z = 2,00 de rechter staartkans P = 0,023 hoort: bij een normale verdeling is er een kans 0,023 op een waarde die minstens twee standaardafwijkingen boven het gemiddelde zit; vanwege de symmetrie van de normale verdeling, is er ook een kans 0,023 op een waarde die minstens twee standaardafwijkingen onder het gemiddelde zit. In tabel B kunt u bij de standaardnormale waarde z = 2,00 de tweezijdige staartkans P = 0,046 vinden: bij een normale verdeling is er een kans 0,046 op een waarde die minstens twee standaardafwijkingen van het gemiddelde af zit; er is dus een kans 0,954 ($\approx$ 95%) op een waarde die minder dan twee standaardafwijkingen van het gemiddelde af zit.

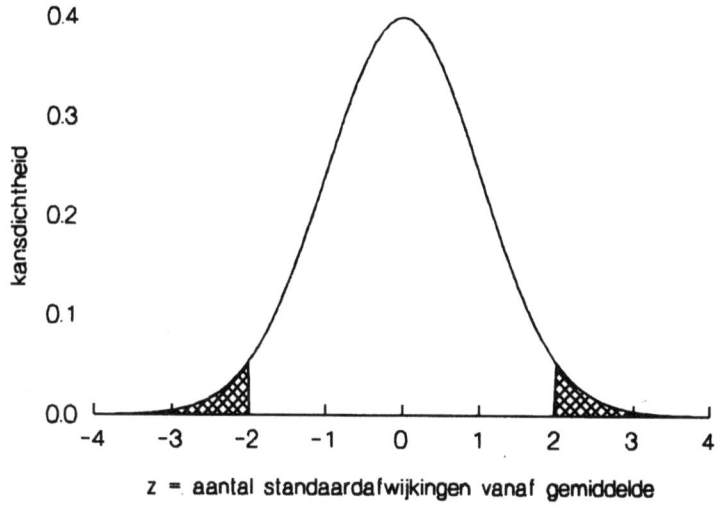

Figuur 2. Bij een normale verdeling ligt 95% van de waarnemingen tussen $\mu - 2\sigma$ en $\mu + 2\sigma$; kansdichtheid $f(z) = 0{,}4 \times \exp(-z^2/2)$.

De **standaardnormale waarde 1,96 ($\approx$ 2) moet u onthouden:** er is precies een kans 0,050 om minstens $1{,}96 \times \sigma$ van μ af te zitten; dit zijn de gearceerde gebieden in figuur 2. Er is dus precies een **kans 0,950 om minder dan $1{,}96 \times \sigma$ van μ af te zitten.**

Laten we de hiervoor genoemde wiskundig statistische stelling eens op een iets andere manier gebruiken. De diastolische bloeddruk bij personen tussen de 30 en 70 jaar is ongeveer normaal verdeeld, met gemiddelde μ = 85 mm Hg en standaardafwijking σ = 13 mm Hg. Het histogram in figuur 3 geeft dit weer; in werkelijkheid is de verdeling van de diastolische bloeddruk een beetje scheef naar rechts, zoals u in Ingelfinger et al. (1987, p. 95) kunt zien. Hoe groot is de kans dat bij een aselect, dit betekent volstrekt willekeurig, gekozen persoon een bloeddruk boven x = 100 mm Hg wordt gemeten? Eerst wordt de standaardnormale waarde $z = (x-\mu)/\sigma = (100-85)/13 = 1{,}15$ berekend. Vervolgens toont tabel A bij z = 1,15 de kans 0,125 op een persoon bij wie een bloeddruk boven x = 100 mm Hg wordt gemeten. Er is dus een kans 1–0,125 = 0,875 op een persoon bij wie een bloeddruk onder x = 100 mm Hg wordt gemeten.

Vraagstuk 4
Een diastolische bloeddruk boven 95 mm Hg wordt als licht verhoogd beschouwd en kan een reden zijn om de patiënt nog eens terug te laten komen. Hoeveel standaardafwijkingen ligt deze grens van 95 mm Hg boven het populatie gemiddelde μ = 85 mm Hg? Hoe groot is de kans om een diastolische bloeddruk boven 95 mm Hg te meten bij een aselect gekozen persoon? Een aselect gekozen persoon is een volkomen willekeurig gekozen persoon.

Vraagstuk 5
Bij mijnheer N. Tensie is de te meten diastolische bloeddruk bij benadering normaal verdeeld met (populatie) gemiddelde μ = 90 mm Hg en (populatie) standaardafwijking σ = 5 mm Hg. Bij deze patiënt wordt één keer gemeten. Hoe groot is de kans om een bloeddruk boven 95 mm Hg te meten? Wanneer bij deze patiënt een bloeddruk boven 95 mm Hg wordt gemeten, wordt ten onrechte gedacht dat zijn bloeddruk licht verhoogd is (fout-positieve testuitslag).

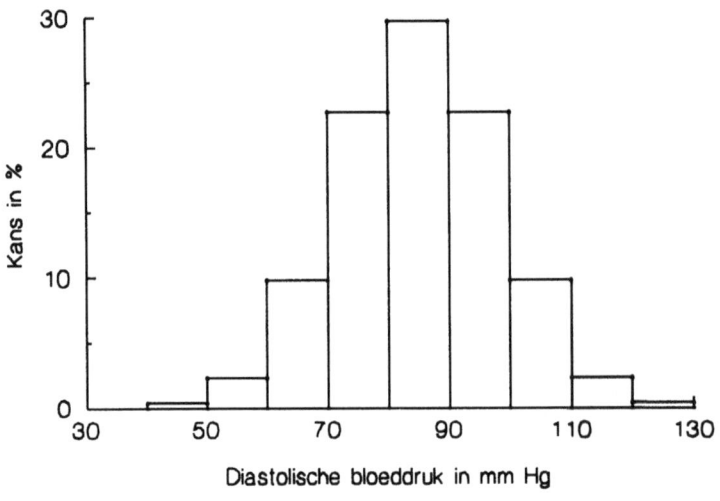

Figuur 3. Histogram van de verdeling van de diastolische bloeddruk als exacte normaliteit wordt verondersteld.

Appendix bij paragraaf 4.3: continuïteitscorrectie
Hierboven werd de kans berekend om bij een willekeurige persoon een diastolische bloeddruk boven de 100 mm Hg te meten, d.w.z. van 101 mm Hg of hoger. Een bij een patiënt gemeten bloeddruk van 100 mm Hg kan worden beschouwd als het afgeronde resultaat van een meting tussen 99,5 en 100,5 mm Hg. Het gaat dus om de kans op een bloeddruk boven x = 100,5 mm Hg. Via de standaardnormale waarde $z = (x-\mu)/\sigma = (100,5 - 85)/13 = 1,19$ vinden we in tabel A de kans 0,117 op een persoon bij wie een bloeddruk > 100 mm Hg wordt gemeten. Er is dus een kans 1–0,117 = 0,883 op een persoon bij wie een bloeddruk $\leq$ 100 mm Hg wordt gemeten. Overigens is deze verfijning onbelangrijk in vergelijking met het niet precies normaal verdeeld zijn van de bloeddruk.

4.4 De verdeling van het steekproef gemiddelde $\bar{x}$

Het nemen van een steekproef uit een populatie heeft als doel om conclusies te trekken over die populatie, bijvoorbeeld betreffende de gemiddelde waarde in die populatie. Met statistische methoden kan de betrouwbaarheid van de getrokken conclusies worden vastgesteld. Daarbij wordt verondersteld dat de steekproef op aselecte wijze (Engels: at random) werd getrokken. Aselecte trekking is een wiskundig gedefinieerd ideaal dat in de praktijk benaderd kan worden, mits daaraan de nodige zorg en moeite wordt besteed. Een **aselecte steekproef** van n individuen is zodanig tot stand gekomen dat elke verzameling van n individuen in de populatie een even grote kans had om als steekproef te worden getrokken. Er is dan geen systematische selectie en dus geen systematische vertekening. De aselecte trekking levert de noodzakelijk basis voor het gebruik van statistische methoden (standaardfout, betrouwbaarheidsinterval, toets): een aselecte steekproef bevat n **onafhankelijke waarnemingen**; zie ook paragraaf 4.1.

Medisch wetenschappelijk onderzoek betreft bijna altijd een **denkbeeldige populatie** van patiënten met bepaalde welomschreven eigenschappen, bijvoorbeeld patiënten tussen de 50 en 70 jaar met een bepaalde ziekte. Door een steekproef zorgvuldig te beschrijven, onder meer met gemiddelden en percentages betreffende belangrijke eigenschappen, ontstaat een zinvolle omschrijving van de denkbeeldige populatie. Dergelijke denkbeeldige populaties worden ook in de medische handboeken gebruikt bij de beschrijving van een bepaald ziektebeeld. Een waarschuwing is hier op zijn plaats: U moet zich altijd afvragen in hoeverre de conclusies uit een onderzoek mogen worden gegeneraliseerd naar toekomstige patiënten in een andere plaats op de wereld.

Hierna wordt steeds verondersteld dat een aselecte steekproef van n individuen werd getrokken uit een populatie die zeer veel groter is dan de steekproef; in ieder geval is n < N/10. **Het steekproef gemiddelde $\bar{x}$ zal in de buurt liggen van het populatie gemiddelde μ. Het verschil tussen $\bar{x}$ en μ zal in het algemeen kleiner worden wanneer n groter wordt.**

Veronderstel dat de individuele metingen x uit een verdeling komen met populatie gemiddelde μ en populatie standaardafwijking σ, bijvoorbeeld een populatie waarin de bloeddruk een gemiddelde $\mu = 85$ mm Hg heeft en een standaardafwijking $\sigma = 13$ mm Hg. Wanneer we vele malen een aselecte steekproef van n individuen zouden trekken, en uit elke steekproef het gemiddelde $\bar{x}$ zouden berekenen, dan zouden deze vele gemiddelden $\bar{x}$ uit een verdeling komen met populatie gemiddelde $\mu_{\bar{x}} = \mu$ en populatie standaardafwijking $\sigma_{\bar{x}} = \sigma/\sqrt{n}$; $\sigma/\sqrt{n}$ heet de **standaardfout** van het gemiddelde en deze standaardfout wordt kleiner wanneer n groter wordt. De standaardafwijking van de gemiddelden $\bar{x}$ is dus veel kleiner dan de standaardafwijking van de individuele metingen x. Dit betekent dat een steekproef gemiddelde $\bar{x}$ vaak veel dichter bij μ zal liggen dan een individuele meting x. Als de individuele waarden x normaal verdeeld zijn, dan zijn ook de steekproef gemiddelden $\bar{x}$ normaal verdeeld.

Zelfs als de individuele waarden niet normaal verdeeld zijn, dan zijn toch de gemiddelden uit grote steekproeven ongeveer normaal verdeeld! Dat steekproefgemiddelden bij benadering normaal verdeeld zijn, geldt beter naarmate n groter is en naarmate de individuele waarden zelf beter normaal verdeeld zijn. Voor $n \geq 30$ zijn de steekproefgemiddelden bij zeer goede benadering normaal verdeeld, zelfs als de individuele waarden helemaal niet normaal verdeeld zijn; zie Brown and Hollander (1977). In het algemeen mogen we aannemen dat een gemiddelde ongeveer normaal verdeeld is als dit gemiddelde niet substantieel verandert door de grootste of kleinste waarde uit de steekproef te verwijderen.

Het voorgaande wordt wiskundig geformuleerd in de centrale limiet stelling:

Centrale Limiet Stelling:
ALS vele voldoende grote aselecte steekproeven van telkens n waarnemingen worden getrokken uit een populatie met gemiddelde μ en standaardafwijking σ,
en van elke steekproef wordt het steekproefgemiddelde $\bar{x}$ berekend,
DAN zijn deze steekproefgemiddelden $\bar{x}$ bij benadering normaal verdeeld met

verwacht gemiddelde $\mu_{\bar{x}} = \mu$ en standaardafwijking $\sigma_{\bar{x}} = \sigma/\sqrt{n}$;

de gestandaardiseerde waarden $$z = \frac{\bar{x} - \mu}{\sigma/\sqrt{n}}$$

zijn dan bij benadering standaardnormaal verdeeld. Dit geldt ook als de individuele waarnemingen zelf niet normaal verdeeld zijn.

De centrale limiet stelling kunt u, bijvoorbeeld, gebruiken bij een steekproef van n = 16 personen bij wie de diastolische bloeddruk wordt gemeten. Laten we weer veronderstellen dat de individuele waarnemingen ongeveer normaal verdeeld zijn met gemiddelde μ = 85 mm Hg en standaardafwijking σ = 13 mm Hg. Het steekproef gemiddelde is dan bij (zeer nauwkeurige) benadering normaal verdeeld met

populatie gemiddelde $\mu_{\bar{x}}$ = 85 mm Hg en
populatie standaardafwijking $\sigma_{\bar{x}} = \sigma/\sqrt{n} = 13/\sqrt{(16)} = 13/4 = 3{,}25$ mm Hg.

Er is dus 95% kans dat het steekproef gemiddelde $\bar{x}$ tussen 78,5 en 91,5 mm Hg in ligt, omdat $\mu_{\bar{x}} - 2\sigma_{\bar{x}} = 85-6{,}5 = 78{,}5$ mm Hg en $\mu_{\bar{x}} + 2\sigma_{\bar{x}} = 85+6{,}5 = 91{,}5$ mm Hg.
 De rekenformule voor de standaardfout van het gemiddelde $\bar{x}$, $\sigma_{\bar{x}} = \sigma/\sqrt{n}$, geldt alleen als het gemiddelde is berekend uit n **onafhankelijke waarnemingen**.

Vraagstuk 6
Bij mijnheer N. Tensie is de te meten diastolische bloeddruk bij benadering normaal verdeeld met gemiddelde μ = 90 mm Hg en standaardafwijking σ = 5 mm Hg. Bij deze patiënt meten we op vier verschillende dagen de bloeddruk en berekenen het gemiddelde van de vier metingen. Wat is de kans op een gemiddelde waarde boven 95 mm Hg?
Vergelijk dit met de in vraagstuk 5 berekende kans om de verkeerde diagnose te stellen.

Vraagstuk 7
Een onderzoeker heeft bij 43 mannen tussen de 50 en 60 jaar de diastolische bloeddruk gemeten. In totaal beschikt hij over 90 metingen. De onderzoeker beweert dat deze 90 metingen bij benadering zijn te beschouwen als een aselecte steekproef. Kan de onderzoeker daarin gelijk hebben?

4.5 De steekproef standaardafwijking SD

Het ligt voor de hand om het steekproef gemiddelde $\bar{x}$ te gebruiken als schatting van het populatie gemiddelde μ. Als de n waarnemingen in een aselecte steekproef worden genoteerd als $x_1, x_2, ..., x_n$, dan is het steekproef gemiddelde

$$\bar{x} = \frac{\sum_i x_i}{n} = \frac{x_1 + x_2 + ... + x_n}{n} = \frac{\text{som van waarden}}{\text{aantal waarden}}$$

We gaan ervan uit dat het aantal waarden in de steekproef, n, zeer veel kleiner is dan het aantal waarden in de populatie, N; n << N. Vaak wordt in de wiskundig statistische theorie uitgegaan van een denkbeeldige populatie die oneindig groot is; bijvoorbeeld als een normale verdeling wordt verondersteld. De **standaardafwijking wordt ook wel standaarddeviatie genoemd** en in wetenschappelijke tijdschriften vaak afgekort als SD. De steekproef variantie

$$SD^2 = \frac{\sum_i (x_i - \bar{x})^2}{n-1} = \frac{(x_1 - \bar{x})^2 + (x_2 - \bar{x})^2 + ... + (x_n - \bar{x})^2}{n-1}$$

$$SD^2 = \frac{\text{som van (waarde - gemiddelde)}^2}{\text{aantal waarden} - 1}$$

is een schatting van de populatie variantie σ^2. De noemer n–1 is geen tikfout, maar heeft een wiskundig statistische reden: omdat de meeste waarnemingen x_i in de steekproef ietsje dichter bij hun eigen steekproef gemiddelde $\bar{x}$ liggen dan bij het populatie gemiddelde μ, is $(x_i - \bar{x})^2$ meestal ietsje kleiner dan $(x_i - \mu)^2$, en dit wordt gecorrigeerd door in de noemer n te vervangen door n–1. Volgens een wiskundige stelling is SD^2 een zuivere schatting is van σ^2, mits de populatie zeer groot is: als we zeer veel aselecte steekproeven zouden trekken, dan is het gemiddelde van alle steekproef varianties SD^2 precies σ^2. De wortel uit SD^2 is de steekproef standaardafwijking SD. Een steekproef met bijvoorbeeld de drie waarnemingen 5, 10 en 15 heeft gemiddelde $\bar{x} = 10$, variantie $SD^2 = [(5-10)^2 + (10-10)^2 + (10-15)^2] / (3-1) = 25$ en dus steekproef standaardafwijking SD = 5.

> Voor **grote steekproeven uit een statistisch normale verdeling**, zeg n ≥ 30, ligt ongeveer 95% van de waarnemingen tussen $\bar{x} - 2SD$ en $\bar{x} + 2SD$ in.

Bij de geschatte standaardafwijking SD horen n–1 **vrijheidsgraden** (Engels: degrees of freedom = DF). Het aantal vrijheidsgraden DF heeft u nodig bij het zoeken in tabellen, maar dat wordt in de volgende paragraaf uitgelegd. Als uit de drie getallen x_1, x_2 en x_3 het gemiddelde $\bar{x} = 10$ werd berekend, dan hebben x_1 en x_2 de vrijheid om te variëren, maar daarna ligt x_3 vast: als $x_1 = 5$ en $x_2 = 9$, bijvoorbeeld, dan moet $x_3 = 16$ zijn om op het gemiddelde $\bar{x} = 10$ uit te komen. Er zijn dus twee vrijheidsgraden, één minder dan het aantal getallen waaruit het gemiddelde werd berekend.

De **standaardfout** (Engels: standard error) $SE = SD/\sqrt{n}$ van het steekproefgemiddelde $\bar{x}$ is een schatting van de standaardfout $\sigma/\sqrt{n}$. De standaardfout wordt kleiner naarmate de steekproef groter wordt. Er wordt verondersteld dat $\bar{x}$ is berekend uit n **onafhankelijke waarnemingen**.

Vraagstuk 8
Een steekproef bestaat uit drie (aselect gekozen) schoolgaande kinderen in Nederland. Zij zijn 5, 9 en 16 jaar oud. Bereken het gemiddelde, de standaardafwijking van de individuele waarden en de standaardfout van het gemiddelde.

Vraagstuk 9
Een chirurg meet de loopafstand, op een loopband, bij patiënten met vernauwde beenslagaders. Het blijkt dat de standaardafwijking ongeveer even groot is als het gemiddelde. Is het mogelijk dat de loopafstand ongeveer normaal verdeeld is?

Appendix bij paragraaf 4.5: eindige populatie correctie
Als de steekproef meer dan 10% van de populatie uitmaakt (n > N/10), dan is het beter om de standaardfout te berekenen als $SE = [\sqrt{(1 - n/N)}] \times SD/\sqrt{n}$; zie Kirkwood (1988, p. 20).

4.6 Betrouwbaarheidsinterval voor het populatie gemiddelde μ

Volgens de centrale limiet stelling in paragraaf 4.4 is het steekproef gemiddelde $\bar{x}$, berekend uit een voldoende grote aselecte steekproef van n waarnemingen, ongeveer normaal verdeeld met verwacht gemiddelde μ en standaardfout $\sigma/\sqrt{n}$; hierbij zijn μ en σ de verwachting en standaardafwijking van de populatie van individuele metingen. Dan is $(\bar{x}-\mu)/(\sigma/\sqrt{n})$ ongeveer standaardnormaal verdeeld. Er is dus 95% kans dat

$$-1{,}96\sigma/\sqrt{n} \leq \mu - \bar{x} \leq +1{,}96\sigma/\sqrt{n}$$

$$\bar{x} - 1{,}96\sigma/\sqrt{n} \leq \mu \leq \bar{x} + 1{,}96\sigma/\sqrt{n}$$

Er is dus 95% kans dat de uit de steekproef berekende grenzen $\bar{x} \pm 1{,}96\sigma/\sqrt{n}$ om de constante μ heen vallen en dit zou een indruk kunnen geven hoe precies het populatie gemiddelde μ uit het steekproefgemiddelde kan worden geschat. Er ligt echter een adder onder het gras: in de praktijk is σ zelden of nooit bekend en moet in de voorgaande formules σ worden vervangen door SD. Maar $(\bar{x}-\mu)/(SD/\sqrt{n}) = (\bar{x}-\mu)/SE$ is niet ongeveer standaardnormaal verdeeld. Gelukkig heeft de heer Student hiervoor een oplossing bedacht in de vorm van de volgende wiskundig statistische stelling. Voor een steekproef uit een normale verdeling geldt dat $(\bar{x}-\mu)/SE$ Student t verdeeld is met DF = n–1 vrijheidsgraden. Deze verdeling is symmetrisch en lijkt veel op de standaardnormale verdeling, vooral als DF = n–1 groot is, maar de t-verdeling heeft iets dikkere staarten dan de standaardnormale verdeling. Met $t_{95\%}$ duid ik de Student t-waarde aan met een tweezijdige staartkans 0,05; zie de vet gedrukte kolom in tabel C achterin dit boek. Voor een (grote of kleine) **steekproef uit een normale verdeling** is er dus 95% kans dat

$$-t_{95\%}SE \leq \mu - \bar{x} \leq +t_{95\%}SE$$

4 · Normale Verdeling 49

$$\bar{x} - t_{95\%}SE \leq \mu \leq \bar{x} + t_{95\%}SE$$

Dit wordt het 95% betrouwbaarheidsinterval voor het populatie gemiddelde μ genoemd. Omdat SE = SD/$\sqrt{n}$, is het **betrouwbaarheidsinterval smaller als de steekproef groter is**. De grenzen $\bar{x} \pm t_{95\%}SE$ vallen bij 95% van de aselecte steekproeven om μ heen; in 5% van de gevallen omvat het interval μ niet; μ is een constant getal: bij herhaling van het onderzoek hebben we weer met hetzelfde populatie gemiddelde μ te maken, maar vinden we een ander betrouwbaarheidsinterval. Het interval geldt exact als de steekproef uit een normale verdeling komt. Het geldt ongeveer als de steekproef zo groot is dat het gemiddelde niet noemenswaard verandert als de grootste of kleinste waarde wordt weggelaten.

Voor **grote steekproeven**, zeg n ≥ 30, is het 95% betrouwbaarheidsinterval ruwweg
$$\bar{x} - 2SE \leq \mu \leq \bar{x} + 2SE.$$

Als voorbeeld bekijken we een aselecte steekproef van 12 mannen van 50 jaar. De gemiddelde diastolische bloeddruk is $\bar{x}$ = 92,3 mm Hg, met standaardafwijking SD = 14,7 mm Hg. We vinden SE = SD/$\sqrt{n}$ = 14,7/$\sqrt{(12)}$ = 4,24 mm Hg en deze standaardfout moet volgens tabel C worden vermenigvuldigd met $t_{95\%}$ = 2,201 omdat er DF = n–1 = 11 vrijheidsgraden zijn. Het 95% betrouwbaarheidsinterval voor het populatie gemiddelde is

$$92,3 - 2,201 \times 4,24 \leq \mu \leq 92,3 + 2,201 \times 4,24 \text{ mm Hg}$$
$$83,0 \leq \mu \leq 101,6 \text{ mm Hg}.$$

We weten nu met 95% betrouwbaarheid dat de gemiddelde diastolische bloeddruk μ tussen 83 en 102 mm Hg ligt, in de populatie van mannen van 50 jaar. In 95% van de gevallen zal zo'n interval rondom het populatie gemiddelde μ vallen. In 5% van de gevallen zal het interval tot een verkeerde conclusie leiden. Steekproef fluctuaties in $\bar{x}$ spelen een grote rol.

Vraagstuk 10
Bij een aselecte steekproef van 36 vrouwen van 60 jaar is de gemiddelde bloeddruk 89,7 mm Hg met standaardafwijking 11,6 mm Hg. Bereken het 95% betrouwbaarheidsinterval voor het populatie gemiddelde.

Vraagstuk 11
In een artikel vermelden de auteurs voor de diastolische bloeddruk een gemiddelde met standaardfout $\bar{x} \pm SE$ = 82,4 ± 1,7 mm Hg. Dit werd berekend uit een steekproef van 60 personen. Wat is het 95% betrouwbaarheidsinterval? Hoe groot is de standaardafwijking? Welke vooronderstellingen worden bij deze berekeningen gemaakt?

Hoe groot moet de groep zijn?
Omdat het 95% betrouwbaarheidsinterval ruwweg wordt berekend als $\bar{x} \pm 2SE$, is het populatie gemiddelde μ tot op 2SE precies bepaald. Voor de gemiddelde diastolische bloeddruk zou U een **precisie 2SE** = 5 mm Hg kunnen eisen. Als u bovendien SD = 13 mm Hg verwacht, dan zult u **n ≥ (2SD/precisie)^2** = (26/5)^2 = 27 personen in uw onderzoek moeten betrekken. In hoofdstuk 11 wordt de vereiste grootte van een experiment berekend.

4.7 Predictie-interval voor individuele waarden: Referentie-waarden

Bij vele metingen, zoals bloeddruk en cholesterolgehalte, is niet precies bekend welke waarden risico's voor de gezondheid met zich mee brengen. Natuurlijk is er geen scherpe grens aan te geven waarboven de risico's groot zijn en waaronder de risico's gering zijn. Echter, in de medische praktijk is het handig om grenzen te hanteren waar 95% van de mensen binnen vallen. Zulke referentie-waarden mag u niet al te streng hanteren: u moet niet afgaan op één wat hoog uitgevallen waarde. Hieronder geef ik aan hoe referentie-waarden tot stand kunnen komen en welke vooronderstellingen daarbij gemaakt worden.

Een cardioloog is van plan de diastolische bloeddruk te meten bij n personen in een aselecte steekproef uit een wel omschreven populatie. Wanneer straks het gemiddelde $\bar{x}$ en de standaardafwijking SD zijn berekend uit de waarden $x_1, x_2, ..., x_n$, kunnen we voorspellen waar de waarde x_{n+1} van een volgende persoon uit dezelfde populatie ongeveer zal liggen; in de hierna volgende formules wordt gebruikt dat deze volgende persoon geen deel uitmaakt van de steekproef van n personen. Als de individuele metingen een verwachting μ hebben, een standaardafwijking σ en normaal verdeeld zijn, dan hebben x_{n+1} en $\bar{x}$ ook een verwachting μ en een standaardafwijking σ resp. $\sigma/\sqrt{n}$. Het verschil $x_{n+1} - \bar{x}$ heeft een verwachting $\mu - \mu = 0$.

Nu eerst een wiskundig statistische stelling. **Bij statistische onafhankelijkheid is de variantie van een verschil gelijk aan de som van de varianties.** Omdat x_{n+1} en $\bar{x}$ statistisch onafhankelijk van elkaar zijn, heeft het verschil $x_{n+1} - \bar{x}$ een variantie $\sigma^2 + \sigma^2/n$ en een schatting hiervoor is $SD^2 + SE^2$. Er is 95% kans dat

$$-t_{95\%} \leq \frac{x_{n+1} - \bar{x}}{\sqrt{SD^2 + SE^2}} \leq +t_{95\%}$$

$$\bar{x} - t_{95\%}\sqrt{SD^2 + SE^2} \leq x_{n+1} \leq \bar{x} + t_{95\%}\sqrt{SD^2 + SE^2}$$

Dit heet het 95% predictie-interval voor een individuele waarde: ongeveer 95% van de mensen valt binnen het berekende interval. Er wordt rekening gehouden met de variatie in zowel individuele waarden als steekproef gemiddelden. Deze rekenmethode is de eerste methode die Royston and Matthews (1991) bespreken.

De individuele metingen **bij zeer goede benadering normaal verdeeld** zijn; dit geldt zowel voor grote als voor kleine steekproeven omdat de centrale limietstelling niet van toepassing is op de verdeling van de individuele metingen.

Voor **grote steekproeven**, zeg $n \geq 30$, is het 95% predictie-interval ruwweg
$$\bar{x} - 2SD \leq x_{n+1} \leq \bar{x} + 2SD.$$

Als voorbeeld bekijken we nogmaals een steekproef van 12 mannen van 50 jaar. De gemiddelde diastolische bloeddruk is $\bar{x} = 92,3$ mm Hg, met standaardafwijking SD = 14,7 mm Hg. We vinden SE = SD/$\sqrt{n}$ = 14,7/$\sqrt{12}$ = 4,24 mm Hg. Het 95% predictie-interval voor individuele waarden is dus

$$92{,}3 - 2{,}201 \times \sqrt{(14{,}7^2 + 4{,}24^2)} \leq x_{n+1} \leq 92{,}3 + 2{,}201 \times \sqrt{(14{,}7^2 + 4{,}24^2)} \text{ mm Hg}$$
$$58{,}6 \leq x_{n+1} \leq 126{,}0 \text{ mm Hg}.$$

Omdat individuele waarden hele getallen zijn ronden we af op 59 tot 126 mm Hg. Ongeveer 95% van de mannen van 50 jaar hebben een bloeddruk tussen 59 en 126 mm Hg.

Vraagstuk 12
Bij een aselecte steekproef van 36 vrouwen van 60 jaar is de gemiddelde bloeddruk 89,7 mm Hg met standaardafwijking 11,6 mm Hg. Bereken het 95% predictie-interval voor individuele bloeddruk waarden.

Vraagstuk 13
In een artikel vermelden de auteurs voor de diastolische bloeddruk een gemiddelde met standaardfout $\bar{x} \pm SE = 82{,}4 \pm 1{,}7$ mm Hg. Dit werd berekend uit een steekproef van 60 personen. Hoe groot is de standaardafwijking? Wat is het 95% predictie-interval? Welke vooronderstellingen worden bij deze berekeningen gemaakt?

Soms ziet een verdeling er goed statistisch normaal uit op één enkele waarneming na die meer dan drie standaardafwijkingen van het gemiddelde af ligt. Wat moet een onderzoeker, die in de analyse een normale verdeling nodig heeft, met zo'n **uitschieter** doen? Niets doen is onverstandig als de uitschieter bepalend is voor de uiteindelijke conclusies. Een goede mogelijkheid is, naar mijn mening, de uitschieter in de berekeningen te vervangen door een rond getal in de buurt van $\bar{x} \pm 3SD$. Deze oplossing is veel minder extreem dan de uitschieter weg te laten; bedenk dat weglating vrijwel hetzelfde is als vervanging door het gemiddelde. Natuurlijk moet ook serieus overwogen worden om technieken te gebruiken die geen normaliteit vereisen.

4.8 Transformatie naar een normale verdeling

In de geneeskunde zijn veel verdelingen scheef naar rechts: er zijn uitschietende waarden naar boven toe, maar niet naar beneden toe. In veel gevallen kan met een logaritmische transformatie een ongeveer normale verdeling worden verkregen. Het grondtal heeft geen invloed op de vorm van de verdeling, maar vaak wordt het grondtal 10 gebruikt. Elke gemeten waarde x wordt getransformeerd naar een waarde $y = {}^{10}\log(x)$; terug transformeren gaat met de formule $x = 10^y$. Als de waarden y ongeveer normaal verdeeld zijn, kunnen percentielen van deze normale verdeling worden berekend met de in de vorige paragraaf beschreven methode; het gemiddelde $\bar{y}$ is ook een schatting van de mediaan en $GM = 10^{\bar{y}}$ heet het geometrisch gemiddelde van de x-waarden. Het 95^e percentiel P95 van de verdeling van y-waarden kan worden terug getransformeerd naar het 95^e percentiel 10^{P95} van de verdeling van x-waarden. Op deze manier kunnen alle percentielen, dus ook de mediaan, van de verdeling van de waarden x worden berekend. Ook de grenzen van het 95% betrouwbaarheidsinterval voor de mediaan μ van de waarden y kunnen worden terug getransformeerd naar het 95% betrouwbaarheidsinterval voor de mediaan van de waarden x.

De wortel transformatie $y = \sqrt{x}$ werkt meestal zwakker dan de logaritmische transformatie en is dus een poging waard wanneer de logaritmische transformatie te sterk werkt. Als de meting x een telling is, werkt de wortel transformatie vaak uitstekend. De inverse transformatie y = 1/x werkt vaak nog sterker dan de logaritmische transformatie.

De tabel laat zien hoe een constante in de transformatie kan worden gebruikt. Zo'n constante c kan zorgen dat de waarden (x+c) allemaal positief zijn, maar ook kan soms betere normaliteit worden verkregen met een geschikt gekozen constante c. Het is een kwestie van uit proberen welke constante geschikt is: probeer bijvoorbeeld c = 1, c = 10 en c = 50 en bekijk de verkregen verdelingen. De laatste regel in de tabel bevat de Box-Cox transformatie; zie ook Armitage en Berry (1987, p. 362-363). Sommige computer programma's berekenen de optimale constante c in de Box-Cox transformatie.

Tabel 1.
Transformaties naar een normale verdeling; c is een constante.

Heen	Terug
$y = \sqrt{x}$ of $y = \sqrt{(x+c)}$	$x = y^2$ of $x = y^2 - c$
$y = {}^{10}\log(x)$ of $y = {}^{10}\log(x+c)$	$x = 10^y$ of $x = 10^y - c$
$y = 1/x$ of $y = 1/(x+c)$	$x = 1/y$ of $x = (1/y) - c$
$y = (x^c - 1)/c$	$x = (cy+1)^{1/c}$

Volstrekt zinloos vind ik statistische toetsen op normaliteit. Dergelijke toetsen zijn ongevoelig in kleine steekproeven, terwijl het juist dan belangrijk is om te weten of de verdeling statistisch normaal is. Statistisch significante niet-normaliteit in een steekproef van 100 mensen hoeft niet van praktisch belang te zijn. Het belang van niet-normaliteit hangt bovendien van uw vraagstelling af: voor een predictie-interval luistert het zeer veel nauwer dan voor een betrouwbaarheidsinterval.

Alleen de logaritmische transformatie $y = {}^{10}\log(x)$ gedraagt zich plezierig als twee groepen worden vergeleken. Uit de gemiddelden $\bar{y}_1$ en $\bar{y}_2$ van de ${}^{10}\log(x)$ waarden in twee groepen, worden de geometrische gemiddelden berekend als

$$GM_1 = 10^{\bar{y}_1} \quad \text{en} \quad GM_2 = 10^{\bar{y}_2}, \quad \text{zodat geldt} \quad GM_1/GM_2 = 10^{\bar{y}_1 - \bar{y}_2}.$$

Deze eigenschap kan ook worden gebruikt om de betrouwbaarheidsgrenzen bij het verschil $\bar{y}_1 - \bar{y}_2$ terug te transformeren naar betrouwbaarheidsgrenzen bij het quotiënt GM_1/GM_2 van de geometrische gemiddelden van de oorspronkelijke waarden; zie paragraaf 6.5.

Voor een visuele analoge schaal (VAS), die van 0 tot 100 loopt, wordt wel de logistische transformatie gebruikt:

$$y = \ln\left(\frac{\text{VAS}}{100 - \text{VAS}}\right) \quad \text{en} \quad \text{VAS} = 100 \times \frac{e^y}{1 + e^y}$$

waarin $\ln(.)$ de natuurlijke logaritme aanduidt. Deze transformatie is alleen gedefinieerd als de grenzen 0 en 100 zelf niet voorkomen; vervang zo nodig 0 door 1 en 100 door 99.

Hoofdstuk 5
GEMIDDELD VERSCHIL TUSSEN GEPAARDE WAARNEMINGEN
Meetmethoden vergelijken, Reproduceerbaarheid van Metingen,
Keuze tussen Gepaarde t-toets en Wilcoxon rang-teken toets

Er zijn gepaarde waarnemingen als steeds twee waarnemingen iets gemeenschappelijk hebben waardoor beide waarnemingen niet volledig onafhankelijk van elkaar zijn. Voorbeelden zijn: de bloeddruk in het linker en rechter been, de verbetering van psoriasis aan de linker en rechter arm, in de tijd herhaalde metingen. Als het behandelingseffect van de tijd van het jaar afhangt, zijn er gepaarde waarnemingen wanneer twee proefdieren (of twee patiënten) op dezelfde dag in een onderzoek komen (en verschillend behandeld worden); het is in uw voordeel de onderzoeksopzet daarop af te stemmen omdat dit de eenvoudigste manier is om met prognostische factoren rekening te houden. De statistische technieken voor gepaarde waarnemingen gaan zelf na hoe sterk of zwak het verband tussen de gepaarde waarnemingen is, dat is keurig ingebouwd, en dit rechtvaardigt de volgende aanbeveling: wanneer het onduidelijk is of er gepaarde waarnemingen zijn, kies dan voor de zekerheid statistische technieken voor gepaarde waarnemingen.

In dit hoofdstuk wordt aandacht besteed aan het verschil tussen twee meetinstrumenten. Kleine verschillen betekenen een grote mate van overeenstemming. Met een statistische toets kan worden nagegaan of er een systematisch verschil is tussen twee meetinstrumenten. Als de individuele verschillen ongeveer normaal verdeeld zijn, kan de gepaarde t-toets worden gebruikt, of een betrouwbaarheidsinterval voor het systematische verschil worden gegeven. Wellicht belangrijker is het predictie-interval dat aangeeft hoe groot een verschil bij een individuele patiënt kan uitvallen. Bij niet normaal verdeelde verschillen kan de rang-teken toets van Wilcoxon worden gebruikt. In paragraaf 5.5 geeft de reproduceerbaarheidscoëfficiënt aan wanneer een patiënt statistisch significant is veranderd. In paragraaf 5.6 wordt de correlatie-coëfficiënt beschreven.

5.1 Vergelijking van twee meetmethoden

Het volgende voorbeeld heb ik overgenomen van Bland en Altman (1986). Bij 17 gezonde mensen werden zowel de Wright als de Mini Wright peak flow meter gebruikt om de peak expiratory flow rate (PEFR) te bepalen als maatstaf voor de kwaliteit van de longen. De gemeten waarden staan in de tweede en derde kolom van tabel 1. De vierde kolom bevat het **verschil v tussen beide meetinstrumenten (een voorbeeld van een samenvattingsmaat)** en de vijfde kolom het gemiddelde van de twee metingen. Omdat er geen gegevens ontbreken is het gemiddelde verschil gelijk aan het verschil tussen beide gemiddelden. In een artikel zou ik hoogstens één decimaal van een eindresultaat presenteren, maar onderaan tabel 1 geef ik drie decimalen van tussenresultaten waarmee nog verder moet worden gerekend. De formules voor het gemiddelde, de standaarddeviatie en de standaardfout zagen we ook al in paragraaf 4.5.

$$\bar{v} = \frac{\sum v}{n}, \quad SD^2 = \frac{\sum (v - \bar{v})^2}{n-1}, \quad SD = \sqrt{SD^2} \quad \text{en} \quad SE = \frac{SD}{\sqrt{n}}$$

In deze formules is $\sum$ de sommatie over de n mensen in het onderzoek.

In figuur 1 zijn de waarden van de beide meetinstrumenten tegen elkaar uitgezet. Een punt op de '45 graden lijn' betreft een persoon bij wie beide meetinstrumenten dezelfde PEFR waarde gaven, d.w.z. een individueel verschil van nul. De verticale (of horizontale) afstand tot deze lijn geeft aan hoe groot het verschil tussen beide metingen is.

In figuur 2 is op de horizontale as het gemiddelde van de twee metingen (tabel 1 kolom 5) uitgezet en op de verticale as het verschil tussen de twee metingen (tabel 1 kolom 4). Het is fout om de waarden van één meetinstrument op de horizontale as uit te zetten, omdat dan een correlatie met het verschil ontstaat die hier als een artefact (geconstrueerd feit) moet worden beschouwd; in de appendix en vooral in paragraaf 19.1 wordt dit nader uitgelegd.

Vraagstuk 1
Welke van de twee figuren vindt u het meest informatief en welke argumenten kunt u voor en tegen elke figuur bedenken?

Tabel 1.
Peak expiratory flow rate (PEFR in l/min) volgens de Wright en de Mini Wight meter.

Persoon	Wright x	Mini W y	Verschil $v = x-y$	Gem. $(x+y)/2$
1	494	512	−18	503
2	395	430	−35	412,5
3	516	520	− 4	518
4	434	428	+ 6	431
5	476	500	−24	488
6	557	600	−43	578,5
7	413	364	+49	388,5
8	442	380	+62	411
9	650	658	− 8	654
10	433	445	−12	439
11	417	432	−15	424,5
12	656	626	+30	641
13	267	260	+ 7	263,5
14	478	477	+ 1	477,5
15	178	259	−81	218,5
16	423	350	+73	386,5
17	427	451	−24	439
Gem.	450	452	−2,118	
SD	116	113	38,765	
SE	28	27	9,402	

Gemiddeld verschil tussen Wright en Mini Wright meter: −2 l/min;
95% betrouwbaarheidsinterval voor systematisch verschil: −22 tot +18 l/min;
Student t-toets voor gepaarde waarnemingen: $t = -0{,}23$; $DF = 16$; $P \gg 0{,}10$;
95% predictie-interval voor individuele verschilwaarden: −87 tot +82 l/min.

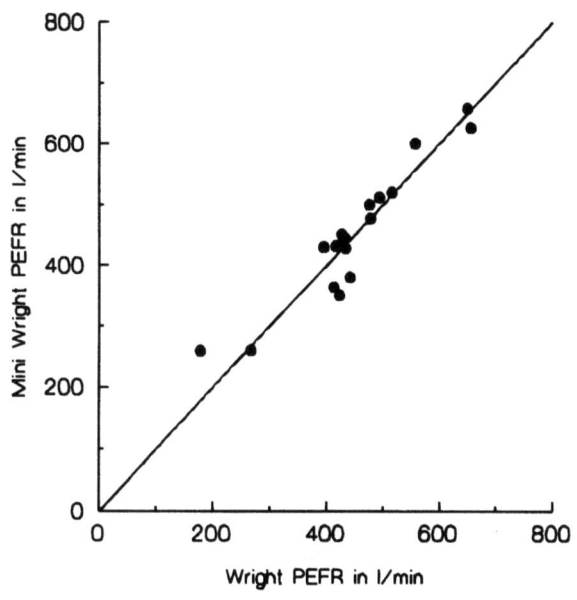

Figuur 1. PEFR volgens Wright en Mini Wright meter; met gelijkheidslijn.

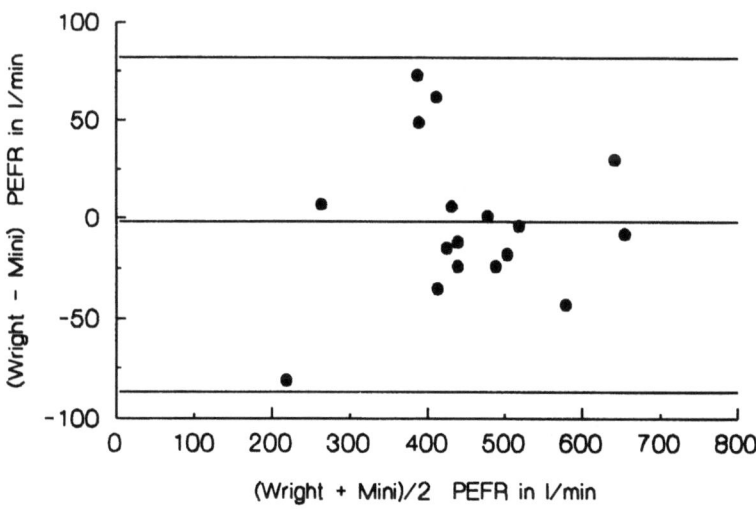

Figuur 2. Verschil tegen gemiddelde PEFR meting.

Appendix bij paragraaf 5.1: een valkuil

Het is onjuist om in figuur 2 één van beide meetinstrumenten op de horizontale as te zetten. In paragraaf 19.1 zullen we concluderen dat er een sterke correlatie is tussen het verschil x–y enerzijds en meetinstrument x of y anderzijds; dit is het gevolg van het fenomeen van regressie naar het gemiddelde. Het verschil (x–y) en het gemiddelde (x+y)/2 zijn niet al bij voorbaat gecorreleerd, mits x en y dezelfde standaardafwijking hebben; zie bijvoorbeeld Armitage en Berry (1987, blz. 158).

Campbell en Machin (1990, paragraaf 10.4) beschrijven een belangrijke valkuil. In hun voorbeeld wordt bij pasgeborenen het gewicht na een maand vergeleken met het geboortegewicht. De gewichtstoename is sterk gecorreleerd met het geboortegewicht. Dit is echter een **artefact**, ontstaan door de wijze van analyseren, en het is onjuist om hieraan conclusies te verbinden. Een goede methode is om de gewichtstoename (y–x) te correleren met het gemiddelde (y+x)/2 en er blijft dan geen noemenswaardige correlatie over.

Het regressie naar het gemiddelde effect is veel sterker dan u zou denken. Als u twee dobbelstenen x en y werpt, dan is er maar liefst een correlatie +0,7 resp. –0,7 te verwachten tussen het verschil (x–y) en het aantal ogen x volgens de ene resp. y volgens de andere dobbelsteen! Zie ook Altman (1991, subparagraaf 11.3.5).

5.2 Betrouwbaarheidsinterval en predictie-interval

Volgens paragraaf 4.6 wordt, rondom het gemiddelde verschil $\bar{v}$, het 95% betrouwbaarheidsinterval voor het **systematische verschil** μ tussen de meetinstrumenten berekend als

$$\bar{v} - t_{95\%}SE \leq \mu \leq \bar{v} + t_{95\%}SE$$

In deze formule is $t_{95\%}$ de Student t-waarde, met DF = n–1 vrijheidsgraden en tweezijdige staartkans 0,05, die in de vet gedrukte kolom in tabel C achterin dit boek is te vinden. De vooronderstelling hierbij is dat de **verschillen v ongeveer normaal verdeeld** zijn; in paragraaf 5.4 wordt aangegeven wanneer u deze vooronderstelling beter niet kunt maken. In het onderhavige voorbeeld berekenen we het betrouwbaarheidsinterval

$$-2{,}118 - 2{,}120 \times 9{,}402 \leq \mu \leq -2{,}118 + 2{,}120 \times 9{,}402$$
$$-22 \leq \mu \leq +18$$

In 95% van de experimenten valt het betrouwbaarheidsinterval om μ heen. Het is vrij zeker dat het systematische verschil tussen beide meetinstrumenten –22 tot +18 l/min bedraagt. Het is dus mogelijk dat de Mini meter systematisch 22 l/min te hoog of 18 l/min te laag zit, in vergelijking met de grote Wright meter. Voor de dagelijkse medische praktijk is zo'n klein systematisch verschil onbelangrijk.

Vraagstuk 2
Bereken uit de gegevens van de eerste zes personen in tabel 1 het 95% betrouwbaarheidsinterval voor het systematische verschil tussen de grote Wright en de Mini Wright meter. Hoe interpreteert u dit interval?

Volgens paragraaf 4.7 wordt het 95% predictie-interval, voor de verschillen tussen beide instrumeneten bij individuele personen, berekend als $\bar{v} \pm 2SD$ of nauwkeuriger als

$$\bar{v} - t_{95\%}\sqrt{SD^2 + SE^2} \leq v_{n+1} \leq \bar{v} + t_{95\%}\sqrt{SD^2 + SE^2}$$

De vooronderstelling hierbij is dat de **verschillen v vrij precies normaal verdeeld** zijn. In het onderhavige voorbeeld berekenen we het predictie-interval

$$-2,118 - 2,120 \times 39,889 \leq v_{n+1} \leq -2,118 + 2,120 \times 39,889$$
$$-87 \leq v_{n+1} \leq +82$$

Bij ongeveer 95% van de mensen zal het waargenomen verschil tussen −87 en +82 l/min in liggen. Dit betekent ook dat bij 5% van de mensen de Mini meter meer dan 87 l/min hoger of meer dan 82 l/min lager uitvalt dan de grote Wright meter. Deze grenzen, en het gemiddelde verschil $\bar{v} = -2$, staan in figuur 2 als horizontale lijnen aangegeven. Voor de dagelijkse medische praktijk zijn deze verschillen acceptabel. Bland en Altman hielden geen rekening met de steekproeffluctuaties in $\bar{v}$ en SD en krijgen dientengevolge een wat smaller predictie-interval; zij gebruikten de omkaderde formule in paragraaf 4.7.

Het betrouwbaarheidsinterval wordt smaller wanneer de steekproef groter wordt, maar het predictie-interval hangt vrijwel niet af van de steekproefgrootte.

Vraagstuk 3
Bereken uit de gegevens van de eerste zes personen in tabel 1 het 95% predictie-interval voor de individuele verschillen tussen de grote Wright en de Mini Wright meter. Hoe interpreteert u dit interval?

5.3 De t-toets voor gepaarde waarnemingen

We zijn geïnteresseerd in de **nulhypothese dat er geen systematisch verschil is** tussen beide meetinstrumenten;

nulhypothese: systematisch verschil $\mu = 0$.

We hoeven niet in deze nulhypothese te geloven, maar dit is het begin van de redenering die bij een statistische toets wordt gevolgd. Kan het waargenomen verschil −2,118 l/min door toeval ontstaan, zonder dat er een systematisch verschil tussen de meetinstrumenten bestaat? Hoe groot is de **kans om minstens een verschil 2,118 l/min waar te nemen**, terwijl er geen systematisch verschil is tussen beide meetinstrumenten (nulhypothese $\mu = 0$)? In paragraaf 4.6 zagen we dat $(\bar{v}-\mu)/SE$ de Student t-verdeling volgt met DF = n−1 vrijheidsgraden. Hierbij wordt verondersteld dat de **verschillen v ongeveer normaal verdeeld** zijn. De nulhypothese $\mu = 0$ wordt gebruikt in de t-waarde

$$t = \frac{\bar{v} - \mu}{SE} = \frac{\bar{v} - 0}{SE} = \frac{\bar{v}}{SE} = \frac{\text{gemiddeld verschil}}{\text{standaardfout}}$$

In het voorbeeld is t = −2,118/9,402 = −0,23 met DF = 16 vrijheidsgraden. In tabel C, achterin dit boek, vinden we de tweezijdige **overschrijdingskans** P > 0,10 met de volgende interpretatie. Als er geen systematisch verschil is (µ=0) en het experiment wordt opnieuw uitgevoerd op precies dezelfde wijze en met even veel mensen, dan is er een kans P > 0,10 dat er minstens een verschil 2,118 l/min zal worden gevonden. Het waargenomen verschil van 2,118 l/min is dus een toevallig verschil en is niet in strijd met de nulhypothese µ=0. De nulhypothese wordt geaccepteerd: het is best mogelijk dat er geen systematisch verschil is tussen beide meetinstrumenten.

In het algemeen wordt een **significantie-grens** α = 0,05 gehanteerd. Dit betekent dat van een significant (= statistisch bewezen) verschil wordt gesproken als P ≤ 0,05; in dat geval wordt de nulhypothese verworpen, d.w.z. onwaar verklaard. Een gevolg hiervan is dat de statistische toets een **onbetrouwbaarheid** α = 0,05 heeft: als de nulhypothese waar is, dan is er toch een kans 0,05 om ten onrechte een significant verschil te vinden. Deze kans 0,05 op een **fout-significant** verschil is er bij elke statistische toets die u uitvoert. Daarom is het verstandig om doelgericht en niet te veel te toetsen.

Vraagstuk 4
Bereken uit de gegevens van de eerste zes personen in tabel 1 de Student t-waarde om de nulhypothese te toetsen dat er geen systematisch verschil is tussen de grote Wright en de Mini Wright meter. Hoe interpreteert u de gevonden P-waarde?

In het voorbeeld is het predictie-interval het meest van belang. Toch geven het betrouwbaarheidsinterval en de P-waarde aanvullende informatie die ook vermeldenswaard kan zijn. **De t-toets en het 95% betrouwbaarheidsinterval stemmen altijd met elkaar overeen**: als P > 0,05 dan ligt µ=0 binnen het interval en als P ≤ 0,05 dan ligt µ=0 buiten het interval.

5.4 De rang-teken toets van Wilcoxon

Als n ≤ 30, en de verdeling van de verschillen wijkt niet zeer extreem af van de normale verdeling, kan gerust de t-toets worden toegepast. Als n < 30, kan de rang-teken toets van Wilcoxon (Engels: Wilcoxon signed-ranks test) in aanmerking komen om te worden toegepast.
Gebruik deze rangnummertoets in het geval dat
– n < 10, zodat normaliteit lastig te beoordelen is. Goed onderzoek vereist meestal meer dan tien individuen. In een grotere groep is niet-normaliteit minder ernstig.
– er een individu is met een uitzonderlijk groot verschil, zodat het gemiddelde verschil substantieel verandert als het grootste verschil zou worden weggelaten. Alle verschillen horen in de analyse te worden opgenomen.

In de rang-teken-toets wordt verondersteld dat de verschillen symmetrisch verdeeld zijn. Daarom kan het zowel voor de gepaarde t-toets als voor de rang-teken-toets zinvol zijn om een logaritmische transformatie toe te passen voordat verschillen worden berekend. Ter illustratie van de rangtoets gebruik ik de 17 verschillen die in tabel 1 staan. Op de volgende pagina staan deze verschillen vermeld, in absolute waarde geordend van klein naar groot. **Verschillen gelijk aan nul worden buiten beschouwing gelaten**, maar die treden in dit voorbeeld niet op. De n=17 niet-nul verschillen worden gerangnummerd van 1 voor het kleinste absolute verschil t/m n=17 voor het grootste absolute verschil. Bij gelijke verschillen wordt het gemiddelde rangnummer gegeven, bijvoorbeeld het rangnummer 9½ voor de verschillen die de rangnummers 9 en 10 moeten delen, en daarna komt rangnummer 11. Vervolgens worden de rangnummers van de positieve en negatieve verschillen afzonderlijk bij elkaar opgeteld. Omdat vergissen menselijk is, is het verstandig te controleren of beide rangsommen samen optellen tot n(n+1)/2 = 17×18/2 =153.

Negatieve verschillen		Positieve verschillen	
Verschil	Rangnr.	Verschil	Rangnr.
−4	2	1	1
−8	5	6	3
−12	6	7	4
−15	7	30	11
−18	8	49	14
−24	9½	62	15
−24	9½	73	16
−35	12		
−43	13		
−81	17		
Rangsom:	89	Rangsom:	64

De kleinste rangsom moet worden vergeleken met de significantie-grens in tabel 2. Er is geen significant verschil tussen de twee meetmethoden omdat de kleinste rangsom 64 groter is dan de significantie-grens 34 voor 17 niet-nul verschillen. Pas bij een kleinste rangsom ≤ 34 zou het verschil significant zijn.

Tabel 2.
Tweezijdige significantie-grens voor de kleinste rangsom; significantie-grens $\alpha = 0{,}05$ voor de P-waarde uit de rang-teken toets van Wilcoxon.

aantal niet-nul verschillen	significantie-grens voor kleinste rangsom	aantal niet-nul verschillen	significanie-grens voor kleinste rangsom
6	0	16	29
7	2	17	34
8	3	18	40
9	5	19	46
10	8	20	52
11	10	21	58
12	13	22	65
13	17	23	73
14	21	24	81
15	25	25	89

Vraagstuk 5
Pas de rang-teken-toets toe op de gegevens van de 9 oneven patiënten in tabel 1.

In standaardprogrammatuur worden de exacte P-waarden berekend als de groepen klein zijn. Voor grotere steekproeven kan de rangsom worden omgerekend tot een standaardnormale waarde z, eventueel met correctie voor gelijke waarden (Engels: correction for ties); de z-waarde wordt vervolgens omgerekend naar een P-waarde.

Appendix bij paragraaf 5.4

Altman (1991, subparagraaf 9.4.3) baseert het 95% betrouwbaarheidsinterval voor het mediane verschil op de rangnummers van de verschillen zelf (dus niet in absolute waarde, terwijl de verschillen gelijk nul meedoen). Volgens zijn tabel B11 moeten bij n=17 de 5^e en 13^e waarde (van de geordende verschillen) worden genomen. In het voor-beeld loopt het 95% betrouwbaarheidsinterval voor het mediane verschil van −24 tot +7.

Tabel 3.
Peak expiratory flow rate (PEFR in l/min), twee keer gemeten met Wright peak flow meter.

Persoon	Wright	Wright	Verschil	Verschil^2
1	494	490	+ 4	16
2	395	397	− 2	4
3	516	512	+ 4	16
4	434	401	+33	1089
5	476	470	+ 6	36
6	557	611	−54	2916
7	413	415	− 2	4
8	442	431	+11	121
9	650	638	+12	144
10	433	429	+ 4	16
11	417	420	− 3	9
12	656	633	+23	529
13	267	275	− 8	64
14	478	492	−14	196
15	178	165	+13	169
16	423	372	+51	2601
17	427	421	+ 6	36

Reproduceerbaarheidscoëfficiënt 43 l/min
Standaardmeetfout 15 l/min

5.5 Reproduceerbaarheid van metingen

Voor de grote Wright meter werden de metingen twee keer verricht. Deze metingen staan in de tweede en derde kolom van tabel 3. Er werd een plaatje als in figuur 2 gemaakt en hierop viel niets verrassends te zien.

Als we aannemen dat er geen systematisch verschil is tussen de eerste en de tweede meting, d.w.z. $\mu=0$, kan de variantie van de verschillen v berekend worden als het gemiddelde van de gekwadrateerde verschillen v^2:

$$SD^2_{verschillen} = \frac{\sum (v-\mu)^2}{n} = \frac{\sum (v-0)^2}{n} = \frac{\sum v^2}{n}$$

De wortel hieruit is de standaarddeviatie $SD_{verschillen}$ van de verschillen. In deze formule wordt gedeeld door het aantal vrijheidsgraden DF=n omdat geen vrijheidsgraad verloren gaat met het schatten van $\mu=0$; μ wordt immers niet vervangen door $\bar{v}$. Uit tabel 3 wordt $SD_{verschillen}$ = $\sqrt{(7966/17)}$ = 21,6 = 22 l/min berekend.

De **reproduceerbaarheidscoëfficiënt** (Engels: coefficient of repeatability) is $2SD_{verschillen}$ = 43 l/min; zie Bland en Altman (1986, paragraaf "repeatability" die bovendien voor de Mini meter $2SD_{verschillen}$ = 56 l/min berekenden). **Wanneer een patiënt meer dan deze ($2SD_{verschillen}$ =) 43 l/min verandert, is er een statistisch significante verandering opgetreden die vermoedelijk niet aan de meetfout te wijten is.**

Appendix bij paragraaf 5.5: meer dan twee herhaalde metingen

Met meer dan twee herhaalde metingen per individu wordt de analyse ingewikkelder. De gegevens in tabel 3 dienen weer als voorbeeld; de methode kan namelijk ook worden gebruikt als er precies twee herhaalde metingen per individu zijn. Eerst wordt **voor elk individu i** het gemiddelde $\bar{x}_i$ en de standaarddeviatie SD_i berekend uit de r_i herhaalde metingen (Engels: repeated measurements) aan dat individu. In een grafiek wordt SD_i op de verticale as en $\bar{x}_i$ op de horizontale as uitgezet. Als SD_i niet gecorreleerd is met $\bar{x}_i$, dan worden de varianties SD_i^2 gecombineerd volgens de formule

$$SD^2_{pooled} = \frac{\sum (r_i - 1)SD_i^2}{\sum (r_i - 1)} \quad \text{met} \quad DF = \sum (r_i - 1)$$

De wortel hieruit heet de **standaardmeetfout** (Engels: standard error of measurement) SD_{pooled} = 15,3 = 15 l/min in het onderhavige voorbeeld; zie ook Fleiss (1986, paragraaf 1.3). De standaardmeetfout$\times(2\sqrt{2})$ is gelijk aan de reproduceerbaarheidscoëfficiënt en mag als zodanig geïnterpreteerd worden. Als er voor elk individu precies $n_i = 2$ metingen zijn, dan is $SD_i^2 = v^2/2$, zodat $SD_{verschillen} = (\sqrt{2}) \times SD_{pooled}$.

Als uit de grafiek blijkt dat de standaarddeviatie SD_i binnen een individu evenredig is met het gemiddelde $\bar{x}_i$, dan is het beter om een logarithmische transformatie toe te passen. De reproduceerbaarheidscoëfficiënt van de log-getransformeerde waarden kan eenvoudig worden terug getransformeerd naar een procentuele reproduceerbaarheidscoëfficiënt; zie Bland and Altman (1996a).

5.6 De correlatie-coëfficiënt als maat voor lineaire samenhang

De correlatie tussen twee metingen x en y is gedefinieerd als

$$\text{correlatie} = \frac{\sum (x - \bar{x})(y - \bar{y})}{\sqrt{\sum (x - \bar{x})^2 \sum (y - \bar{y})^2}}$$

Voluit heet dit de Pearson product-moment correlatie coëfficiënt. De correlatie kan variëren van −1 tot +1. Een correlatie van −1 of +1 betekent een volmaakte samenhang: de ene meting is foutloos te berekenen uit de andere meting. Een correlatie 0 betekent dat er geen verband is tussen de twee metingen, of een verband dat niet lineair is. Een negatieve correlatie betekent dat een hoge waarde op de ene meting samengaat met een lage waarde op de andere meting. Een positieve correlatie betekent dat meestal beide metingen bovengemiddeld of beide ondergemiddeld zijn. De smalle puntenwolk in figuur 1, in paragraaf 5.1, heeft een hoge correlatie 0,94. De correlatie is vaak groter naarmate de waarden een grotere spreiding hebben; in een heterogene populatie valt een hogere correlatie te verwachten dan in een homogene populatie.

De correlatie coëfficiënt is niet geschikt als maat van overeenstemming. De correlatie tussen x en y verandert niet als bij x steeds hetzelfde getal wordt opgeteld of als x steeds met hetzelfde getal wordt vermenigvuldigd; de correlatie tussen x en y is gelijk aan de correlatie tussen x+20 en y en is ook gelijk aan de correlatie tussen 5x en y. De correlatie geeft wel aan hoe goed x en y uit elkaar te voorspellen zijn.

Als de metingen x en y niet normaal verdeeld zijn kan de bovenstaande formule worden toegepast op de rangnummers van x en y. Dan heet het de Spearman rang-correlatie coëfficiënt.

Hoofdstuk 6
VERSCHIL IN GEMIDDELDE TUSSEN TWEE GROEPEN
Behandelingen Vergelijken, Log Transformatie, Meerdere Uitkomstmaten, Twee-steekproeven t-toets of Wilcoxon-Mann-Whitney rangsom toets

In een therapeutisch experiment kan het gemiddelde effect, bijvoorbeeld de gemiddelde bloeddrukdaling, van twee behandelingen worden vergeleken. In dit hoofdstuk zijn er steeds twee **onafhankelijke groepen:** niemand komt in beide groepen voor. Bovendien wordt een patiënt slechts één keer tot het experiment toegelaten, zodat niemand meermalen in dezelfde groep zit.

Er wordt verondersteld dat twee aselecte steekproeven worden vergeleken. De steekproeven komen uit dezelfde populatie en verschillen alleen van elkaar in de ondergane behandeling. De ene behandeling resulteert in een gemiddeld te verwachten effect μ_1 en standaardafwijking σ_1. De andere behandeling resulteert in een gemiddeld te verwachten effect μ_2 en standaardafwijking σ_2. De steekproeven, met gemiddelden $\bar{x}_1$ en $\bar{x}_2$ en standaardafwijkingen SD_1 en SD_2, dienen om uitspraken te doen over het te verwachten verschil in effect, $\mu_1 - \mu_2$, tussen de behandelingen. De nulhypothese is dat de behandelingen precies even effectief zijn: $\mu_1 = \mu_2$. Met de twee-steekproeven t-toets wordt berekend hoe waarschijnlijk het waargenomen verschil $\bar{x}_1 - \bar{x}_2$ is, als de nulhypothese $\mu_1 - \mu_2 = 0$ waar zou zijn. De **P-waarde** is de kans op het waargenomen of een groter verschil, bij precies even effectieve behandelingen. In de **twee-steekproeven t-toets**, voor het vergelijken van twee gemiddelden, wordt verondersteld dat de individuele **waarden in elke groep ongeveer normaal verdeeld** zijn; in een rangnummertoets wordt dit niet verondersteld. Een betrouwbaarheidsinterval voor het ware verschil in effectiviteit, $\mu_1 - \mu_2$, beschrijft hoe precies dit verschil in effectiviteit is vastgesteld.

Als de standaardafwijking evenredig is met het gemiddelde, dient een logaritmische transformatie te worden toegepast. In de tijd herhaalde metingen zijn gecorreleerd en moeten daarom per individu worden samengevat. Voor- en nadelen van meerdere uitkomstmaten kunnen per patiënt worden opgeteld. Wanneer meerdere statistische toetsen worden uitgevoerd, kan het zinvol zijn om de Bonferroni of de Hochberg procedure toe te passen.

6.1 Een klinische proef bij hypertensieve patiënten

Het hierna volgende voorbeeld werd geïnspireerd door Schoenberger (1995). In een dubbelblind experiment met 100 opeenvolgende patiënten werd het bloeddruk verlagende middel Losartan vergeleken met een placebo. Er was een 'informed consent' procedure en een ethische commissie keurde het protocol goed. De patiënten werden geselecteerd op een leeftijd van 18 t/m 75 jaar en op een gemiddelde diastolische bloeddruk van 95 t/m 115 mm Hg, in zittende houding gemeten in een placebo periode van vier weken. Na de definitieve toelating tot het experiment werd de uitgangswaarde gemeten, waarna een lotingsprocedure de behandeling bepaalde. 47 Patiënten kregen Losartan en 53 patiënten de placebo. Na 3, 6, 9 en 12 weken behandeling werd de bloeddruk gemeten. De uitkomstmaat was de gemeten verandering na twaalf weken. Wanneer de laatste meting ontbrak, werd de voorlaatste meting gebruikt.

De resultaten staan in tabel 1. De standaardafwijkingen werden berekend zoals in paragraaf 4.5 werd aangegeven. Voor elke behandelingsgroep apart kan de t-toets voor gepaarde waarnemingen worden toegepast, zoals uitgelegd in het voorgaande hoofdstuk, maar die toets is hier niet zinvol: voor de Losartan groep is er een zeer significante daling van de bloeddruk (P << 0,001; t = 9,0/1,1 = 8,2 met DF=46), maar hetzelfde geldt voor de placebo groep (P < 0,001; t = 4,0/1,0 = 4,0 met DF=52). U ziet dat een goede controle-groep noodzakelijk is. De daling in de placebo groep wordt gedeeltelijk veroorzaakt door de selectie op een hoge beginwaarde: als de bloeddruk van een patiënt rond 90 mm Hg schommelt, en tijdens de selectie is de bloeddruk toevallig hoger dan 95 mm Hg, dan is bij deze patiënt een verlaging van de bloeddruk te verwachten; dit **regressie naar het gemiddelde effect** wordt uitgebreid uitgelegd in paragraaf 19.1. Het gaat er natuurlijk om te onderzoeken of Losartan de bloeddruk meer verlaagt dan een placebo.

Het waargenomen verschil in gemiddelde bloeddruk, tussen de behandelingsgroepen, is $\bar{x}_1 - \bar{x}_2 = 9{,}0 - 4{,}0 = 5{,}0$ mm Hg; de standaardfout van dit verschil is 1,5 mm Hg. Dit verschil van 5,0 mm Hg kan zijn veroorzaakt door

    a.   toeval; twee gemiddelden $\bar{x}_1$ en $\bar{x}_2$ verschillen door steekproeffluctuaties.
    b.   een systematisch verschil $\mu_1 - \mu_2$ in behandelingseffect.
    c.   één of meer vormen van systematische vertekening.

Systematische vertekening werd zoveel mogelijk vermeden door loting, blindering en het "intention to treat" principe. De eerste twee mogelijkheden blijven dan nog over. In de volgende paragrafen wordt statistisch getoetst of het waargenomen verschil op toeval kan berusten, of dat er een systematisch verschil in behandelingseffect is.

Tabel 1.
Verlaging van de diastolische bloeddruk (in mm Hg) na twaalf weken behandeling.

	Losartan	Placebo	Verschil (95% BI)
Gemiddelde	9,0	4,0	5,0 (2,0 tot 8,0)
SE	1,1	1,0	1,5
SD	7,6	7,4	
Aantal patiënten	47	53	

t = verschil/standaardfout = 5,0/1,5 = 3,33 met DF = 98 geeft P = 0,001;
95% BI: verschil $\pm\, t_{95\%} \times$ standaardfout = $5{,}0 \pm 1{,}98 \times 1{,}5 = 2{,}0$ tot $8{,}0$.

In paragraaf 6.2 wordt de twee-steekproeven t-toets gebruikt, met de vooronderstelling dat de populatie standaardafwijkingen gelijk zijn, d.w.z. $\sigma_1 = \sigma_2$ (Engels: two-sample t-test with pooled variance estimate). Deze vooronderstelling is noodzakelijk in een belangrijke generalisatie van de t-toets, waarin de voormeting optimaal wordt gebruikt als prognostische factor in een regressie-analyse. In paragraaf 6.3 wordt geen vooronderstelling betreffende de populatie standaardafwijkingen gemaakt (Engels: two-sample t-test with separate variance estimates). Moser en Stevens (1992) bevelen aan om altijd deze laatste t-toets te gebruiken, zonder op de varianties te letten.

In beide t-toetsen wordt verondersteld dat de waarnemingen ongeveer normaal verdeeld zijn, in elk van de groepen. Dit is vooral belangrijk als de groepen klein zijn. Als de t-toets niet mag worden gebruikt, omdat getwijfeld wordt aan de geldigheid van de vooronderstellingen, kan een rangnummer-toets worden gebruikt. De in paragraaf 6.4 beschreven rangnummer-toets van Wilcoxon-Mann-Whitney vereist niet dat de twee verdelingen normaal zijn en is een uitstekend alternatief voor de t-toets. In een t-toets en in een rangtoets wordt verondersteld dat alle waarnemingen statistisch onafhankelijk zijn. Als elke groep minstens dertig individuen bevat, en de verdeling wijkt niet zeer extreem af van de normale verdeling, kan gerust een t-toets worden toegepast. Als er een groep is met minder dan dertig individuen, dan adviseer ik het volgende het volgende.

Gebruik een rangnummertoets als
- er een groep is met minder dan tien individuen, zodat normaliteit lastig te beoordelen is. Goed onderzoek vereist meestal grotere groepen.
- een groep een uitzonderlijk grote (of kleine) waarde bevat, zodat het gemiddelde substantieel verandert door de grootste (of kleinste) waarde weg te laten. Alle waarden horen in de statistische analyse te worden gebruikt.
- ernstige scheefheid blijkt omdat voor minstens één groep
  – een histogram (of tak-blad grafiek) dit laat zien, of
  – er een belangrijk verschil is tussen het gemiddelde en de mediaan, of
  – alle waarden ≥ 0 zijn en de standaardafwijking groter is dan het gemiddelde.

Wanneer deze vuistregel u onvoldoende helpt, raadpleeg dan een ervaren statisticus.

6.2 De t-toets met gecombineerde variantie schatting

In deze paragraaf wordt steeds verondersteld dat beide behandelingspopulaties dezelfde standaardafwijking $\sigma = \sigma_1 = \sigma_2$ hebben. De steekproef varianties SD_1^2 en SD_2^2, die worden berekend uit de afzonderlijke steekproeven, zijn twee schattingen van dezelfde populatie variantie σ^2. De gecombineerde schatting (Engels: pooled estimate) van σ^2 is

$$SD_p^2 = \frac{(n_1-1)SD_1^2 + (n_2-1)SD_2^2}{(n_1-1) + (n_2-1)}$$

In deze formule worden de vrijheidsgraden, $DF_1 = n_1-1$ en $DF_2 = n_2-1$, gebruikt als weegfactoren. In het voorbeeld berekenen we

$$SD_p^2 = \frac{46 \times 7,6^2 + 52 \times 7,4^2}{46 + 52} = 56,17 \text{ (mm Hg)}^2$$

De wortel uit deze variantie is de standaardafwijking $SD_p = 7,5$ mm Hg. Bij deze gecombineerde standaardafwijking horen

$$DF = DF_1 + DF_2 = (n_1-1) + (n_2-1) \text{ vrijheidsgraden.}$$

In het voorbeeld zijn er DF = 46 + 52 = 98 vrijheidsgraden. De steekproefgemiddelden $\bar{x}_1$ en $\bar{x}_2$ zijn statistisch onafhankelijk. Daarom is de variantie SE^2 van het verschil $\bar{x}_1-\bar{x}_2$ gelijk aan de som van de varianties SD_p^2/n_1 van $\bar{x}_1$ en SD_p^2/n_2 van $\bar{x}_2$. Het verschil $\bar{x}_1-\bar{x}_2$ heeft een

$$\text{variantie } SE^2 = \frac{SD_p^2}{n_1} + \frac{SD_p^2}{n_2} \quad \text{en} \quad \text{standaardfout } SE = SD_p\sqrt{\frac{1}{n_1} + \frac{1}{n_2}}$$

In het voorbeeld wordt SE = 1,5 mm Hg berekend uit $SD_p = 7,5$ mm Hg, $n_1 = 47$ en $n_2 = 53$. Deze standaardfout SE = 1,5 mm Hg van het verschil $\bar{x}_1-\bar{x}_2 = 5,0$ mm Hg wordt gebruikt bij de berekening van een betrouwbaarheidsinterval voor het ware verschil $\mu_1-\mu_2$ in effectiviteit, en voor het uitvoeren van de t-toets voor de nulhypothese $\mu_1=\mu_2$.

Het 95% **betrouwbaarheidsinterval voor het ware verschil** $\mu_1-\mu_2$ is

$$\bar{x}_1-\bar{x}_2 - t_{95\%}SE \leq \mu_1-\mu_2 \leq \bar{x}_1-\bar{x}_2 + t_{95\%}SE$$

waarin $t_{95\%}$ de grenswaarde van de Student t-verdeling is die correspondeert met een tweezijdige overschrijdingskans 0,05 en DF = $(n_1-1) + (n_2-1)$ vrijheidsgraden. In het voorbeeld, met DF = 98 vrijheidsgraden, vindt u $t_{95\%}=1,98$ in de vet gedrukte kolom in tabel C (achterin dit boek) en wordt het interval

$$5,0 - 1,98\times1,5 \leq \mu_1-\mu_2 \leq 5,0 + 1,98\times1,5$$
$$2,0 \text{ mm Hg} \leq \mu_1-\mu_2 \leq 8,0 \text{ mm Hg}$$

berekend voor het ware verschil in effectiviteit tussen Losartan en placebo. **In 95 van de 100 experimenten valt het interval rondom het ware verschil in effectiviteit** $\mu_1-\mu_2$, In 5 van de 100 gevallen valt het interval zodanig dat $\mu_1-\mu_2$ er buiten ligt. Het is vrij zeker dat het ware verschil in effectiviteit tussen Losartan en placebo 2,0 tot 8,0 mm Hg bedraagt. Het betrouwbaarheidsinterval is smaller naarmate de groepen groter zijn.
De **nulhypothese is dat beide therapieën even effectief zijn**;

$$\text{nulhypothese } H_0: \mu_1 = \mu_2, \text{ d.w.z. } \mu_1-\mu_2 = 0.$$

Deze nulhypothese wordt met de **twee-steekproeven t-toets** getoetst. De toetsingsgrootheid is de Student t-waarde

$$t = \frac{(\bar{x}_1-\bar{x}_2) - (\mu_1-\mu_2)}{SE} = \frac{\bar{x}_1-\bar{x}_2}{SE} \quad \text{met DF} = n_1-1 + n_2-1 \text{ vrijheidsgraden}$$

Er werd een verschil $\bar{x}_1-\bar{x}_2 = 5,0$ mm Hg waargenomen, met standaardfout SE = 1,5 mm Hg. Daaruit werd t = verschil/standaardfout = 5,0/1,5 = 3,33 berekend. In tabel C vinden we bij deze Student t-waarde, t = 3,33 met DF = 98 vrijheidsgraden, de tweezijdige overschrijdingskans P = 0,001. Bij dit grote aantal vrijheidsgraden is de t-verdeling vrijwel gelijk aan de standaardnormale verdeling. Wat is de juiste **interpretatie van de P-waarde**? Als Losartan en placebo precies even effectief zijn, dan is er een kans P = 0,001 dat een verschil van minstens 5,0 mm Hg tussen de behandelingsgroepen wordt gevonden. Omdat P < 0,05 is het gevonden verschil statistisch significant; de significantie-grens α = 0,05 is zo gebruikelijk dat het wel een internationale afspraak lijkt. De conclusie is dat Losartan beter is dan de placebo. In een tijdschriftartikel wordt geschreven dat Losartan **significant** (P = 0,001) beter is dan de placebo.
Betrouwbaarheidsinterval en t-toets leiden altijd tot dezelfde conclusie: als het waargenomen verschil $\bar{x}_1-\bar{x}_2$ statistisch significant is (P ≤ 0,05), dan valt het ware verschil in effectiviteit $\mu_1-\mu_2 = 0$ buiten het 95% betrouwbaarheidsinterval, en het omgekeerde geldt ook.
Statistische significantie betreft de (on)waarschijnlijkheid van het gevonden verschil $\bar{x}_1-\bar{x}_2$ bij gelijke effectiviteit $\mu_1=\mu_2$. Een significant verschil hoeft niet van medisch belang te zijn. Omgekeerd geldt ook dat een medisch belangrijk verschil niet altijd statistisch significant is, met name bij (te) kleine groepen.

De significantiegrens $\alpha = 0,05$ impliceert een **onbetrouwbaarheid** $\alpha = 0,05$. Bij precies even effectieve middelen is er een kans 0,05 op een **fout-significant** verschil; dan wordt ten onrechte een verschil in effectiviteit bewezen geacht.

Als er een verschil in effectiviteit bestaat tussen twee therapieën, bijvoorbeeld van $\mu_1-\mu_2 = 4$ mm Hg, dan is er een veel grotere kans op een statistisch significant verschil. De **gevoeligheid** van een statistische toets is de kans dat een **terecht-significant** verschil wordt gevonden als de ene therapie ook werkelijk effectiever is dan de andere therapie. De gevoeligheid is groter bij een
- groter verschil in effectiviteit tussen beide therapieën.
- groter aantal patiënten in het experiment.
- optimaal gebruik van de beschikbare gegevens.

Vraagstuk 1
In een "pilot study", voorafgaand aan een klinische proef, werden 8 hypertensieve patiënten behandeld. Vier patiënten kregen een nieuw middel A tegen hoge bloeddruk en vier andere patiënten kregen een "oud" standaard middel B. Aan het begin en einde van een behandelingsperiode van twaalf weken werd de diastolische bloeddruk gemeten. De veranderingen in de acht patiënten zijn als volgt.
Middel A: 1, 4, 19 en 15 mm Hg.
Middel B: −4, −8, 10 en 17 mm Hg.
Controleer dat in groep A de gemiddelde verandering 9,75 mm Hg is, met standaarddeviatie 8,62 mm Hg en in groep B $\bar{x} = 3,75$ met SD = 11,73 mm Hg. Bereken het 95% betrouwbaarheidsinterval voor $\mu_1-\mu_2$ en toets de nulhypothese $\mu_1=\mu_2$. Stemmen toets en interval overeen?

Vraagstuk 2
In een medisch wetenschappelijk artikel werd een "two-sample t-test: t = 3.07 with DF = 46" uitgevoerd op in totaal 48 metingen bij 2×6 = 12 ratten. Bespreek de ernst van deze misleidende blunder (die helaas soms in een tijdschrift voorkomt).

6.3 De t-toets met afzonderlijke variantie schattingen

In deze paragraaf wordt niet verondersteld dat de populatie standaardafwijkingen σ_1 en σ_2 gelijk zijn, maar er wordt evenmin verondersteld dat ze verschillend zijn. De steekproef standaarddeviaties SD_1 en SD_2 zijn schattingen van respectievelijk σ_1 en σ_2. Het steekproefgemiddelde $\bar{x}_1 = 9,0$ heeft een standaardfout $SE_1 = SD_1 / \sqrt{(n_1)} = 1,1$ en het steekproefgemiddelde $\bar{x}_2 = 4,0$ heeft een standaardfout $SE_2 = SD_2 / \sqrt{(n_2)} = 1,0$. De twee steekproefgemiddelden $\bar{x}_1$ en $\bar{x}_2$ zijn statistisch onafhankelijk van elkaar. Daarom is de variantie SE^2 van het verschil $\bar{x}_1-\bar{x}_2$ gelijk aan de som van de afzonderlijke varianties $SE_1^2 = SD_1^2/n_1$ van $\bar{x}_1$ en $SE_2^2 = SD_2^2/n_2$ van $\bar{x}_2$. Het verschil $\bar{x}_1-\bar{x}_2$ heeft een

$$\text{variantie } SE^2 = SE_1^2 + SE_2^2 \quad \text{en} \quad \text{standaardfout } SE = \sqrt{SE_1^2 + SE_2^2}$$

In het voorbeeld berekenen we $SE = \sqrt{(1,1^2 + 1,0^2)} = 1,5$ mm Hg.

De standaardfout SE = 1,5 mm Hg van het verschil $\bar{x}_1-\bar{x}_2$ = 5,0 mm Hg is nodig bij de berekening van het betrouwbaarheidsinterval voor het ware verschil $\mu_1-\mu_2$ in effectiviteit, en voor het uitvoeren van een statistische toets voor de nulhypothese $\mu_1 = \mu_2$.

Het aantal vrijheidsgraden moet met een vervelende formule worden berekend:

$$DF = \frac{\left(SE_1^2 + SE_2^2\right)^2}{\dfrac{SE_1^4}{n_1-1} + \dfrac{SE_2^4}{n_2-1}} \quad \text{vrijheidsgraden.}$$

Gelukkig zit deze formule in statistische computer programmatuur. Invullen van de getallen die in tabel 1 staan levert in dit geval weer DF = 98 vrijheidsgraden op en dus dezelfde waarde voor $t_{95\%}$ als in de vorige paragraaf; het aantal vrijheidsgraden valt lager uit naarmate de standaardafwijkingen meer van elkaar verschillen.

De standaardfout SE en ook DF kunnen anders uitvallen dan in de vorige paragraaf, maar de verdere berekeningen gaan net zo. Het 95% betrouwbaarheidsinterval voor het ware verschil $\mu_1-\mu_2$ loopt weer van 2,0 tot 8,0 mm Hg en de t-toets levert weer de waarde t = 3,33 en P = 0,001. In de vorige paragraaf kunt u de interpretatie lezen.

6.4 De rangsom toets van Wilcoxon-Mann-Whitney

Het is niet altijd redelijk om aan te nemen dat in elke groep de waarnemingen ongeveer normaal verdeeld zijn. Aan het einde van paragraaf 6.1 werd uitgelegd hoe de keuze tussen een t-toets en een rang(nummer)toets kan worden gemaakt. De toets van Wilcoxon-Mann-Whitney wordt in sommige boeken de twee-steekproeven toets van Wilcoxon genoemd (niet te verwarren met de rang-teken toets van Wilcoxon voor gepaarde waarnemingen) en wordt in veel computer programmatuur de U-toets van Mann-Whitney genoemd.

Ter illustratie gebruik ik de verandering in bloeddruk in de 'pilot study' in vraagstuk 1. Hieronder staan deze waarden, geordend van klein naar groot.

Middel A		Middel B	
Verandering	Rangnummer	Verandering	Rangnummer
1	3	−8	1
4	4	−4	2
15	6	10	5
19	8	17	7
Rangsom:	21	Rangsom:	15

De waarden van beide groepen samen werden gerangnummerd van 1 voor de laagste waarde t/m n_1+n_2 = 8 voor de hoogste waarde. Vervolgens werden de rangnummers van elke groep afzonderlijk bij elkaar opgeteld. De rangsom (= som van rangnummers) van de kleinste groep moet worden vergeleken met de significantie-grenzen in tabel 2. In dit geval zijn beide groepen even groot, $n_1 = n_2$, en doet het er niet toe welke rangsom uitgekozen wordt. Het verschil tussen de groepen is niet significant omdat de rangsom, 21 of 15, tussen 10 en 26 in ligt. Pas bij een rangsom ≤ 10 of ≥ 26 zou het verschil tussen de groepen statistisch significant zijn. Een significant kleine of grote rangsom impliceert natuurlijk een significant verschil in gemiddeld rangnummer.

Tabel 2.
Tweezijdige significantiegrenzen voor de rangsom in de kleinste groep; significantiegrens $\alpha = 0{,}05$ voor de P-waarde uit de rangsom toets van Wilcoxon-Mann-Whitney.

n_1	$n_2 = 4$	$n_2 = 5$	$n_2 = 6$	$n_2 = 7$	$n_2 = 8$	$n_2 = 9$	$n_2 = 10$
2					3	3	3
					19	21	23
3		6	7	7	8	8	9
		21	23	26	28	31	33
4	10	11	12	13	14	14	15
	26	29	32	35	38	42	45
5		17	18	20	21	22	23
		38	42	45	49	53	57
6			26	27	29	31	32
			52	57	61	65	70
7				36	38	40	42
				69	74	79	84
8					49	51	53
					87	93	99
9						62	65
						109	115
10							78
							132

Wanneer sommige individuen dezelfde waarde hebben, wordt het gemiddelde rangnummer gegeven; bijvoorbeeld het rangnummer 7,5 voor twee individuen die de rangnummers 7 en 8 moeten delen, en daarna komt rangnummer 9. Omdat bij wat grotere groepen gemakkelijk een vergissing kan worden gemaakt, is het verstandig te controleren of beide rangsommen samen optellen tot $(n_1+n_2)(n_1+n_2+1)/2$. In het voorbeeld is dit $8\times 9/2 = 36$, hetgeen inderdaad gelijk is aan 21+15.

Vraagstuk 3
In twee behandelingsgroepen wordt de peak expiratory flow rate (PEFR in l/min) gemeten. Groep A bevat 9 mensen met de waarden 494, 395, 516, 434, 476, 557, 413, 442 en 650. Groep B bevat 8 mensen met de waarden 433, 417, 656, 267, 478, 178, 423 en 427. Pas de toets van Wilcoxon-Mann-Whitney toe om beide groepen te vergelijken.

In standaard computer programmatuur worden de exacte P-waarden berekend als de groepen klein zijn. Voor grote groepen wordt de rangsom omgerekend tot een standaard-normale waarde z, eventueel met correctie voor gelijke waarden (Engels: correction for ties); de z-waarde wordt vervolgens omgerekend naar een P-waarde.

6.5 De log transformatie

In het boek van Diggle (1990) werd een experiment beschreven met 20 jonge ratten die in aparte kooitjes werden gehouden; de hier beschreven analyse is eenvoudiger dan in het genoemde boek. Met een lotingsprocedure werden de ratten in twee groepen van 10 verdeeld; met een aselecte permutatie werd gezorgd voor even grote groepen. In de ene groep werd thiouracil aan het drinkwater toegevoegd. De andere groep is de controle groep waarin niets aan het drinkwater werd toegevoegd. Het lichaamsgewicht van elke rat werd gemeten aan het begin van het experiment en vervolgens na 1, 2, 3 en 4 weken.

Tabel 3 toont het gemiddelde en de standaardafwijking van de gewichten, per week en per groep. **De standaardafwijking is ongeveer evenredig met het gemiddelde.** Dit wijst op een lognormale verdeling en het verdient aanbeveling om een logaritmische transformatie toe te passen; het grondtal van de logaritme is onbelangrijk.

In paragraaf 6.7 wordt ditzelfde voorbeeld opnieuw geanalyseerd, met een betere procedure. Die betere procedure heeft een grotere gevoeligheid, d.w.z. geeft een grotere kans op een terecht significant verschil, maar veronderstelt gelijke varianties. Een logaritmische transformatie is nodig om die gevoeliger procedure te mogen toepassen.

Tabel 3.
Gemiddelde (en standaarddeviatie) van de gewichten (in grammen).

Week	Thiouracil	Controle
0	54,7 (4,7)	54.0 (5,4)
1	76,3 (7,9)	78,5 (9,6)
2	95,8 (8,5)	106,0 (9,9)
3	108,4 (9,9)	130,1 (12,6)
4	124,2 (11,5)	160,6 (15,2)

Figuur 1 laat de groei van elke rat zien. Het gewicht staat op de verticale as. In de bovenste grafieken ziet u dat de verschillen tussen de ratten groter worden naarmate het gemiddelde groter wordt. In de onderste grafieken is het gewicht op een logaritmische schaal weergegeven en nu blijkt de variatie tussen de ratten tamelijk constant te zijn.

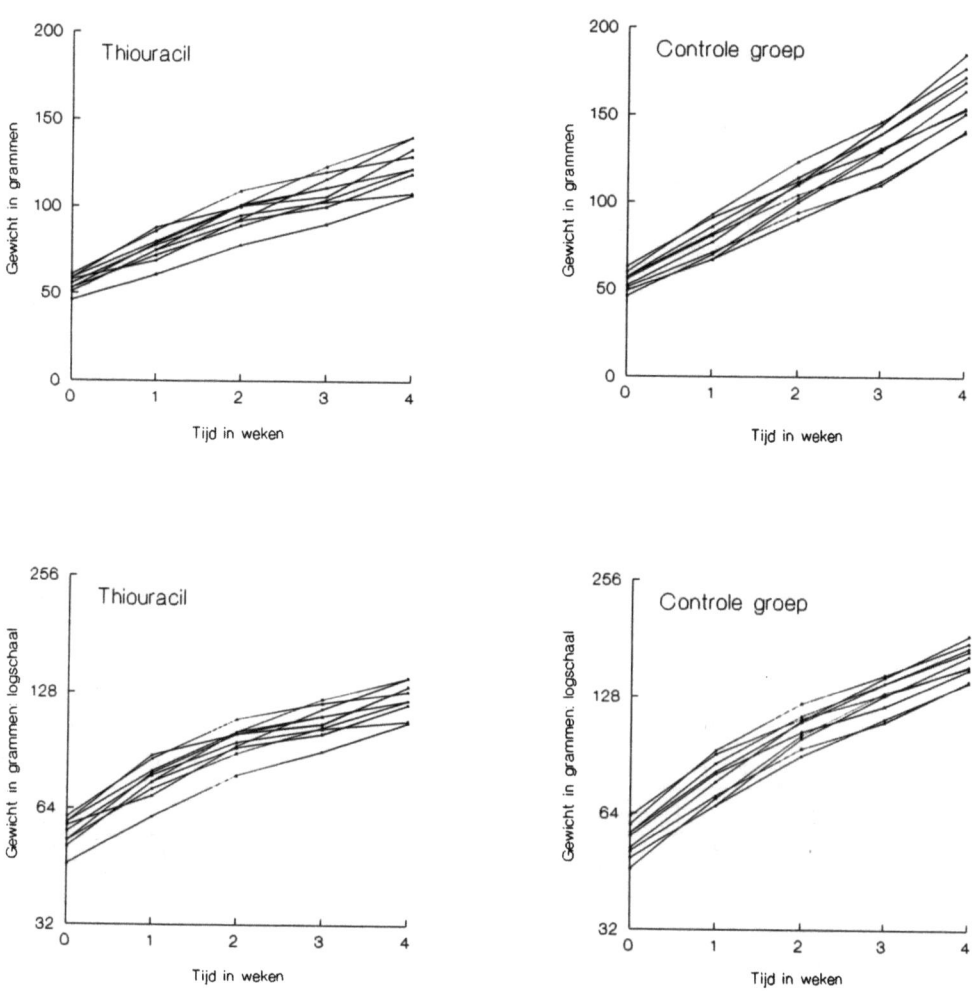

Figuur 1.
Lichaamsgewicht in twee groepen van tien ratten; boven gewoon en onder op log schaal.

Het grootste verschil tussen de groepen is te verwachten na vier weken behandeling. Daarom wordt de verdere statistische analyse beperkt tot de laatste meting. De tak-blad grafieken in figuur 2 hebben de vorm van een histogram, maar laten alle metingen zien. Van elke meting staan de eerste twee cijfers links van de verticale lijn en het laatste cijfer rechts van de verticale lijn. In de thiouracil groep werden de eindgewichten 140, 140, 133, 122, 122, 122, 129, 119 en 107 gram gemeten. In de controle groep werden de eindgewichten 185, 172, 177, 164, 169, 151, 153, 154, 140 en 141 gram gemeten.

Van elk eindgewicht werd de ^{10}logaritme genomen: $y = {}^{10}\log(\text{eindgewicht})$. Terug transformeren gebeurt door de macht van 10 te nemen: eindgewicht = 10^y.

```
         18  |              18 | 5
         17  |              17 | 2 7
         16  |              16 | 4 9
         15  |              15 | 1 3 4
         14  | 0 0          14 | 0 1
         13  | 3            13 |
         12  | 2 2 2 9      12 |
         11  | 9            11 |
         10  | 7 8          10 |
          9  |               9 |
      Thiouracil              Controle
```

Figuur 2.
Tak-blad grafiek van het lichaamsgewicht (g) na vier weken behandeling.

In tabel 4 staan het gemiddelde en de standaardafwijking van de log-gewichten. In de thiouracil groep is het gemiddelde van de tien log-gewichten $\bar{y}_T = 2{,}092$. Dit wordt terug getransformeerd naar het geometrisch gemiddelde $GM_T = 10^{2,092} = 123{,}6$. In de controle groep is het geometrisch gemiddelde $GM_C = 10^{2,204} = 160{,}0$. Deze geometrische gemiddelden zijn iets kleiner dan de gemiddelden in de laatste rij van tabel 3.

Tabel 4.
Lichaamsgewicht (g) na 4 weken behandeling; P < 0,001 uit Student t = 6,1 (DF=18).

	Thiouracil	Controle	T versus C (95% BI)
Gemiddeld ^{10}log-gewicht	2,092	2,204	Verschil –0,112 (–0,150 tot –0,073)
Standaarddeviatie	0,041	0,041	
Geometrisch gemiddelde	123,6	160,0	Verhouding 0,77 (0,71 tot 0,85)

Het verschil in gemiddeld log-gewicht is $\bar{y}_T - \bar{y}_C = 2{,}092 - 2{,}204 = -0{,}112$. Dit wordt terug getransformeerd naar het quotiënt van de geometrische gemiddelden:

$$\frac{GM_T}{GM_C} = \frac{10^{\bar{y}_T}}{10^{\bar{y}_C}} = 10^{\bar{y}_T - \bar{y}_C} = 10^{-0,112} = 0{,}77$$

Het 95% betrouwbaarheidsinterval rondom het verschil –0,112 in gemiddeld log-gewicht is –0,150 tot –0,073. Dit 95% betrouwbaarheidsinterval wordt op dezelfde wijze terug getransformeerd: $10^{-0,150} = 0{,}71$ en $10^{-0,073} = 0{,}85$ rondom $GM_T/GM_C = 0{,}77$. Wegens $1{,}00 - 0{,}77 = 0{,}23$ is de interpretatie dat thiouracil leidt tot een 23% lager eindgewicht, met een 95% betrouwbaarheidsinterval van 15% tot 29%.

De twee-steekproeven t-toets, toegepast op de log-gewichten, leidt tot P < 0,001 uit Student t = 6,1 (DF=18). Het verschil tussen de groepen is zeer significant.

6.6 In de tijd herhaalde metingen

Fleiss (1986, p. 222 en 223) geeft het volgende voorbeeld van herhaalde metingen (Engels: repeated measurements). Er zijn twee groepen van tien personen en elke persoon werd vier keer gemeten, telkens met een half uur tussentijd. Als van elk individu het gemiddelde over de vier tijdstippen wordt gebruikt in een twee-steekproeven t-toets, dan is het verschil tussen de groepen niet significant: **P > 0,10** uit t = 1,16 (DF=18); dit stemt overeen met de door Fleiss berekende waarde $F = t^2 = 1,34$. **Het is fout** om de 10×4 = 40 afzonderlijke waarden in elke groep in een statistische toets te gebruiken, omdat deze waarden niet onafhankelijk zijn en dus geen aselecte steekproef vormen. Met de foute analyse wordt het verschil tussen de groepen wel significant: **P < 0,05** uit t = 2,07 (DF=78). U ziet dat de foute analyse resulteert in grove misleiding. De misleiding is ernstiger naarmate er meer waarden per individu zijn.

Bijna altijd is het verstandig om voor elk individu afzonderlijk de gegevens samen te vatten. **Bereken, bijvoorbeeld, voor elk individu het gemiddelde y van de waarden op dié tijdstippen waarop (volgens het onderzoeksprotocol) het maximale verschil tussen de groepen is te verwachten.** De individuele waarden y worden dan gebruikt in een twee-steekproeven toets. Het gebruik van een gemiddelde voormeting x als prognostische factor in een regressie-analyse vergroot de gevoeligheid (= kans op een terecht significant verschil); zie de volgende paragraaf.

In de vorige paragraaf is de waarde y de laatste meting. Het heeft mijn voorkeur om alleen deze laatste meting in een statistische toets te gebruiken en verder niet te toetsen. Echter, veel onderzoekers willen beslist weten vanaf welk tijdstip het verschil tussen de groepen significant is. In tabel 5 ziet u een significant verschil vanaf week 2 (P=0,026). Omdat er op elk tijdstip een kans 0,05 op een fout-significant verschil is, is de kans dat op enig tijdstip een fout-significant verschil optreedt veel groter dan 0,05.

Tabel 5.
Geometrisch gemiddelde van het lichaamsgewicht gedurende 4 weken behandeling.

Week	Thiouracil	Controle	Verhouding	(95% BI)	P-waarde
0	54,5	53,8	1,01	(0,93 tot 1,11)	0,74
1	75,9	78,0	0,97	(0,87 tot 1,08)	0,61
2	95,5	105,6	0,90	(0,83 tot 0,99)	0,026
3	108,0	129,5	0,83	(0,76 tot 0,91)	<0,001
4	123,7	160,0	0,77	(0,71 tot 0,85)	<0,001

Veelvuldig toetsen (Engels: multiple testing) leidt tot een veel te grote kans op een fout-significant verschil. Voor een **tijd-effect (of dosis-effect) relatie** is er een eenvoudige oplossing, mits de onderzoeker uitsluit dat het ware effect (verschil tussen de groepen) kan afnemen in de tijd (of bij toenemende dosering). De voorgaande veronderstelling laat de volgende **gesloten toetsingsprocedure** toe. Vanaf het laatste tijdstip (of de hoogste dosering) teruggaand naar het eerste tijdstip (of de laagste dosering) mag de P-waarde slechts toenemen en nooit afnemen; indien nodig moet een P-waarde worden verhoogd. In tabel 5 is geen correctie nodig. Echter, als in week 1 de P-waarde P = 0,01 zou zijn gevonden, dan zou dit moeten worden vervangen door P = 0,026, waarna de P-waarden weer oplopen van onder naar boven in tabel 5. Deze procedure garandeert dat de kans op een fout-significant verschil 0,05 blijft; zie ook Bauer (1991, onderaan p. 877 en bovenaan p. 878), Wright (1992) en Marcus, Peritz and Gabriel (1976).

Nuttige opmerkingen over in de tijd herhaalde metingen kunt u nog vinden in Campbell and Machin (1993, paragraaf 10.5). In een van hun voorbeelden berekenen Matthews et al. (1990) voor elk individu de helling h = $\{\sum_x (x-\bar{x})y_x\}/\{\sum_x (x-\bar{x})^2\}$; gesommeerd wordt over alle tijdstippen x waarop dit individu is gemeten; y_x is de meting op tijdstip x en $\bar{x}$ is het gemiddelde van de tijdstippen waarop dit individu is gemeten. Vervolgens gebruiken zij de **individuele hellingen als samenvattingsmaat in de twee-steekproeven t-toets**, ook als het ene individu vaker is gemeten dan het andere individu.

6.7 Prognostische factoren

Pocock (1983) beschreef een experiment bij 487 zwangere vrouwen. Het doel was om na te gaan of hypocalcaemie bij de pasgeborene kan worden voorkomen door vitamine D suppletie tijdens de zwangerschap. Middels loting werd bepaald of vitamine D dan wel een placebo werd geslikt. Zes dagen na de geboorte werd bij de pasgeborene de plasma calcium concentratie (mg per 100 ml) gemeten: gemiddeld 9,36 (SD 1,15) in de vitamine D groep en 9,01 (SD 1,33) in de placebo groep. Het verschil 0,35 (95% BI 0,13 tot 0,57) is zeer significant; P = 0,001 uit Student t = 3,2. De resultaten kunnen ook worden beschreven in een regressie vergelijking:

Gemiddeld plasma calcium = 9,01
+ 0,35 (SE 0,11) als vitamine D suppletie.

Deze regressie analyse is equivalent met de twee-steekproeven t-toets waarin de gecombineerde standaardafwijking SD_p wordt gebruikt: t = 0,35/0,11 = 3,2.

De onderzoeker hield vervolgens rekening met het geslacht van het kindje en of de voeding uit de borst dan wel de fles komt. Dit resulteerde in de regressie vergelijking

Gemiddeld plasma calcium = 8,69
+ 0,34 (SE 0,10) als vitamine D suppletie
+ 0,25 als het een meisje is
+ 0,77 als borstvoeding wordt gegeven.

Het voor geslacht en borstvoeding gecorrigeerde effect van de vitamine D suppletie is 0,34 (95% BI 0,14 tot 0,53). Er is gecorrigeerd voor toevallige verschillen tussen de behandelingsgroepen, betreffende geslacht en borstvoeding. In wezen wordt gecorrigeerd voor verschillen tussen individuen en dit geeft een smaller betrouwbaarheidsinterval. De gevoeligheid van de statistische toets (= de kans op een terecht significant verschil, Engels: power) is nu net zo groot als wanneer alle kindjes hetzelfde geslacht en dezelfde voedingswijze zouden hebben.

De gevoeligheid van de statistische toets kan met regressie analyse worden vergroot door rekening te houden met één of meer factoren die van groot prognostisch belang zijn voor het behandelingsresultaat; echter: **gebruik alleen factoren die al voor de loting bekend zijn**; zie paragraaf 20.1 (k). De **beginwaarde** bij toelating tot het experiment, ook wel **voormeting** genoemd, is vaak de enige factor van substantieel prognostisch belang. De beginwaarde als prognostische factor in een regressie-analyse leidt tot een grotere gevoeligheid dan de waargenomen verandering (eindwaarde min beginwaarde) in een t-toets; zie ook de paragrafen 15.10 en 17.1. Het in paragraaf 6.5 beschreven experiment met ratten heeft een begin- en eindmeting. Het resultaat kan worden beschreven met de regressie vergelijking

Gemiddeld ^{10}log(eindgewicht) = 1,633
− 0,114 (SE 0,018) als thiouracil in drinkwater
+ 0,330 × ^{10}log(begingewicht).

Tussen de groepen is er een verschil −0,114 in gemiddeld log(eindgewicht); 95% betrouwbaarheidsinterval van −0,151 tot −0,076. Terug transformeren geeft een verhouding $10^{-0,114}$ = 0,77 tussen de groepen; 95% betrouwbaarheidsinterval van 0,71 tot 0,84. Thiouracil leidt tot een 23% lager eindgewicht; 95% betrouwbaarheidsinterval van 16% tot 29%. Omdat het log(begingewicht) en het log(eindgewicht) nauwelijks gecorreleerd zijn, zijn de resultaten vrijwel hetzelfde als in paragraaf 6.5; de lage correlatie impliceert ook dat de t-toets op de verandering in log(gewicht) minder gevoelig is dan de t-toets op log(eindgewicht).

De regressie vergelijking wordt in figuur 2 vertegenwoordigd door twee regressie-lijnen. Het hoogte-verschil tussen de lijnen is het verschil 0,114 in log(eindgewicht) tussen de groepen. Er wordt verondersteld dat de spreiding (in verticale richting) rondom de lijn voor elke waarde van log(begingewicht) hetzelfde is en in elke groep hetzelfde is.

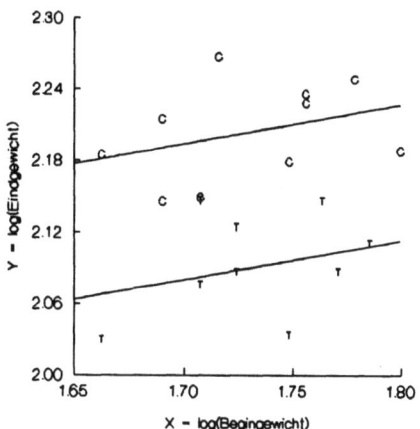

Fig. 2: Log(gewicht) van 2×10 ratten.

In een **therapeutisch experiment** is het verstandig om met prognostische factoren rekening te houden, maar een lotingsprocedure is uw belangrijkste onderzoeksinstrument.

In **niet-experimenteel onderzoek**, waarin de te vergelijken groepen niet middels loting tot stand kwamen, is systematische vertekening nauwelijks te vermijden. Het corrigeren voor een verschillende verdeling van prognostische factoren in de behandelingsgroepen, met regressie-analyse, gaat uit van de volgende vooronderstellingen:
- De factoren worden (vrijwel) foutloos beoordeeld of gemeten.
- Alle belangrijke prognostische factoren zitten in het model; zie echter paragrafen 19.5 en 20.1 (k) waarin wordt aangegeven dat u bepaalde prognostische factoren juist niet in het model mag opnemen. De keuze van de factoren kan buitengewoon lastig zijn.
- Model veronderstellingen bij multipele regressie; zie de hoofdstukken 15 en 16.

Zie ook Anderson et al. (1980, hoofdstuk 8, vooral paragraaf 8.4). Dat de factoren vrijwel foutloos moeten worden gemeten betekent ook dat er geen noemenswaardige variatie in korte tijd mag zijn, hetgeen voor een beginmeting zelden geldt. In niet-experimenteel onderzoek kan het corrigeren op de beginmeting slecht werken als niet alle belangrijke prognostische factoren in het model zitten; zie de appendix bij paragraaf 19.1. In niet-experimenteel onderzoek (zonder lotingsprocedure) kan het gebruik van de verandering als uitkomstmaat beter zijn dan corrigeren voor de beginmeting.

6.8 De gecombineerde overtuigingskracht van meerdere uitkomstmaten

Het hierna beschreven voorbeeld werd ontleend aan Lehmacher, Wassmer en Reitmeir (1991); om het didactische verhaal spannender te maken, werden de verschillen tussen de groepen met 2/3 vermenigvuldigd. In een dubbelblind experiment werden 72 patiënten met acute laterale distorsies van de enkel (verzwikte enkel) behandeld met een zalf. Er werden $n_1=36$ patiënten behandeld met een zalf met een actief bestanddeel, terwijl eveneens $n_2=36$ patiënten werden behandeld met een placebo. Met een lotingsprocedure werden telkens acht patiënten verdeeld in twee groepjes van vier. Drie dagen na het begin van de behandeling werd de voortgang van het genezingsproces vastgesteld. De belangrijkste criteria zijn: de Toename van het Moment (TM), arm×kracht/tijd (in mkg/s) tijdens wandelen, dit representeert de functionele capaciteit; Pijn bij Beweging (PB); en Pijn in Rust (PR), gemeten met een visuele analoge schaal (VAS) van 0 tot 100. In tabel 6 ziet u geen significante verschillen, maar bij alle drie de criteria is het actieve middel (Verum) beter dan de placebo. Voor de keuze van de beste behandeling voor toekomstige patiënten, kunnen de afzonderlijke uitkomstmaten worden samengevat in een totaalscore S, waarin voor elke patiënt de voor- en nadelen worden opgeteld. **De klinisch meest relevante uitkomstmaten, die in de samenvattingsmaat S worden opgenomen, moeten bij voorbaat worden geselecteerd en in het onderzoeksprotocol worden genoemd.** De uitkomstmaten mogen natuurlijk niet worden geselecteerd op statistische significantie.

Tabel 6.
Actieve behandeling (Verum) en Placebo, betreffende de uitkomstmaten TM, PB en PR.

	TM	PB	PR
Verum, gemiddelde (SD)	69,6 (25,8)	47,4 (10,6)	19,4 (10,3)
Placebo, gemiddelde (SD)	58,1 (32,0)	51,4 (11,2)	24,3 (13,8)
Verum – Placebo	+11,5	–4,0	–4,9
95% Betrouwbaarheidsinterval	–2 tot 25	–9 tot +1	–11 tot +1
Student t-waarde (DF=70)	1,68	–1,57	–1,69
P-waarde	**0,10**	**0,12**	**0,10**

Correlatie 0,6 tussen PB en PR.

Metingen met ongeveer dezelfde betekenis, die daarom gecorreleerd zijn, kunnen beter worden vervangen door hun gemiddelde. De pijnmetingen PB en PR zijn met elkaar gecorreleerd, maar zijn vrijwel niet gecorreleerd met het moment TM. De pijnmetingen hebben ongeveer dezelfde standaardafwijking en betekenen vrijwel hetzelfde. De gemiddelde pijnmeting, Pijn = (PB+PR)/2 voor elk individu, kan de afzonderlijke pijnmetingen vervangen; zie tabel 7. Zo wordt het aantal uitkomstmaten op zinvolle wijze gereduceerd. Bovendien zal een gemiddelde meting vaak betrouwbaarder zijn.

Vervolgens wordt gestandaardiseerd in de gunstige richting. Dit is vooral belangrijk als uitkomstmaten een zeer verschillende standaardafwijking hebben. Dit standaardiseren gebeurt door van elke meting het overall gemiddelde af te trekken, vervolgens te delen door de overall standaarddeviatie, en tenslotte het juiste plus- of minteken te geven. Voor TM werd het overall gemiddelde 63,9 berekend over alle $n_1 + n_2 = 72$ patiënten in het onderzoek en ook de overall standaarddeviatie 30,1 werd berekend door alle patiënten in het onderzoek als één steekproef te behandelen. De uitkomstmaten TM en Pijn worden vervangen door de gestandaardiseerde metingen z_{TM} en z_{Pijn}:

$$z_{TM} = + \frac{TM - 63,9}{30,1} \qquad z_{Pijn} = - \frac{Pijn - 35,7}{10,7} \qquad S_{TM,\ Pijn} = \frac{z_{TM} + z_{Pijn}}{2}$$

Het min-teken in z_{Pijn} is nodig omdat een *lagere Pijn-waarde gunstig* is, terwijl het plusteken in z_{TM} aangeeft dat een *hogere TM-waarde gunstig* is. Een positieve waarde voor z_{TM} of z_{Pijn} is beter dan gemiddeld en een negatieve waarde is slechter dan gemiddeld. Vervolgens wordt voor elke patiënt de score $S_{TM,\ Pijn} = (z_{TM} + z_{Pijn})/2$ berekend als **samenvattingsmaat** (Engels: summary measure). Een positieve $S_{TM,\ Pijn}$ score is beter dan gemiddeld en een negatieve $S_{TM,\ Pijn}$ score is slechter dan gemiddeld. Op deze wijze worden voor elke patiënt de voor- en nadelen op de belangrijkste uitkomstmaten bij elkaar opgeteld. De samenvattingsmaat $S_{TM,\ Pijn}$ wordt gebruikt **in de twee-steekproeven t-toets**. In tabel 7 ziet u een significant behandelingseffect.

Tabel 7.
Actieve behandeling (Verum) en Placebo, betreffende de uitkomstmaten TM en Pijn.

	TM	Pijn	$S_{TM,\ Pijn}$
Verum, gemiddelde (SD)	69,6 (25,8)	33,4 (9,3)	+0,2 (0,6)
Placebo, gemiddelde (SD)	58,1 (32,0)	37,9 (11,2)	–0,2 (0,7)
Verum – Placebo	+11,5	–4,5	+0,4
95% Betrouwbaarheidsinterval	–2 tot 25	–9 tot 0	0,1 tot 0,7
Student t-waarde (DF=70)	1,68	–1,83	2,53
P-waarde	**0,10**	**0,07**	**0,015**
Overall gemiddelde	63,9	35,7	0
$SD_{overall}$	30,1	10,7	
SD_{pooled}	29,1	10,3	

Wat betekent het verschil +0,4 in de laatste kolom van tabel 7? Er is een waargenomen behandelingseffect van 0,4 standaarddeviaties, met 95% betrouwbaarheidsinterval van 0,1 tot 0,7. Deze 0,4 standaarddeviaties betekenen dat 65% van de patiënten met de actieve behandeling boven het gemiddelde van de placebo patiënten zit. De 0,4 standaarddeviaties hebben betrekking op de oorspronkelijke uitkomstmaten; voor Pijn is het effect 4,5 punt op de VAS en voor TM 11,5 mkg/s. Het totale effect, op de klinisch meest relevante uitkomstmaten, is gunstig en is substantieel.

Läuter (1996) bewees dat de hier beschreven t-toets de kans op een fout-significant verschil op 0,05 houdt. O'Brien (1984) gebruikte de gecombineerde standaarddeviaties SD_{pooled}, maar dan is de kans op een fout-significant resultaat groter dan 0,05. De boven beschreven **O'Brien-Läuter toets is vooral gevoelig als voor elke uitkomstmaat ongeveer dezelfde t-waarde is te verwachten. De O'Brien-Läuter toets heeft een slechte gevoeligheid als de ene uitkomstmaat veel significanter kan zijn dan de andere.**

6.9 Bonferroni en Hochberg bij veelvuldig toetsen

Als er $k \geq 2$ uitkomstmaten zijn, en de onderzoeker wil een uitspraak doen over elke uitkomstmaat afzonderlijk, dan doemt het probleem op van de veelvuldige vergelijkingen (Engels: multiple comparisons). Bij elke statistische toets is er een kans 0,05 op een fout-significant resultaat, als de nulhypothese waar is. In totaal is er dan een grote kans (van bijna $k \times 0,05$) dat bij één of meer uitkomstmaten een fout-significant verschil wordt gevonden, zodat statistische significantie geen bewijskracht meer heeft. Zie ook paragraaf 14.2.

Als voorbeeld beschouw ik een uitbreiding van het in de vorige paragraaf beschreven experiment. Het **aantal patiënten is veel groter geworden**, omdat de onderzoeker een uitspraak wil doen over elk van de $k = 3$ uitkomstmaten TM, PB en PR. In de eerste regel van tabel 8 staan de ongecorrigeerde P-waarden, verkregen uit de t-toets. Hoe kunnen we ervoor corrigeren dat **$k \geq 2$ statistische toetsen** worden uitgevoerd?

Tabel 8.
Ruwe en gecorrigeerde P-waarden voor het vergelijken van twee zalfjes.

	Drie uitkomstmaten			Twee uitkomstmaten	
	TM	PB	PR	TM	Pijn
P_{ruw}	0,014	0,021	0,013	0,014	0,007
$P_{Bonferroni}$	0,042	0,063	0,039	0,028	0,014
$P_{Hochberg}$	0,021	0,021	0,021	0,014	0,014

Wright (1992) geeft de theorie voor het berekenen van gecorrigeerde P-waarden. Volgens de **Bonferroni** procedure wordt elke P-waarde met k vermenigvuldigd, in het voorbeeld met 3. In tabel 8 ziet u de Bonferroni gecorrigeerde P-waarden $3 \times 0,014 = 0,042$ en 0,063 en 0,039 staan die met de significantie-grens 0,05 worden vergeleken. Omdat $kP \leq 0,05$ en $P \leq 0,05/k$ hetzelfde betekenen, is een gelijkwaardige procedure om de ruwe P-waarden met de grens $0,05/k$ te vergelijken. U moet òf de P-waarde corrigeren (met k vermenigvuldigen) òf de significantie-grens corrigeren (door k delen), maar niet allebei.

Hochberg (1988) verbeterde de Bonferroni procedure. Als er k P-waarden zijn, vermenigvuldig dan de grootste P-waarde met 1, de op één na grootste P-waarde met 2, de op twee na grootste P-waarde met 3 enz. enz. De kleinste P-waarde wordt met k vermenigvuldigd. Maar de gecorrigeerde P-waarden moeten dezelfde volgorde houden als de ongecorrigeerde P-waarden: indien nodig moet een gecorrigeerde P-waarde worden verkleind (tot de voorgaande gecorrigeerde P-waarde). In het voorbeeld berekenen we de volgende Hochberg gecorrigeerde P-waarden: voor PB $1 \times 0,021 = 0,021$; voor TM $2 \times 0,014 = 0,028$ wordt verkleind tot 0,021 (om dezelfde volgorde van de P-waarden te behouden); voor PR $3 \times 0,013 = 0,039$ moet ook worden verkleind tot 0,021. Voor de $k = 2$ uitkomstmaten TM en Pijn zijn de P-waarden lager en het loont de moeite om het totale aantal uitkomstmaten te beperken. Als de Hochberg gecorrigeerde P-waarden met 0,05 worden vergeleken, dan is er een kans $\leq 0,05$ op één of meer fout-significante verschillen; dit werd pas overtuigend bewezen door Hochberg en Rom (1995); de procedure van Hochberg is gevoeliger en eenvoudiger dan de procedure van Holm (1979).

Hoofdstuk 7
GEMIDDELD VERSCHIL TUSSEN GEPAARDE WAARNEMINGEN IN EEN KRUISPROEF, GECORRIGEERD VOOR PERIODE-EFFECT

In een kruisproef (Engels: cross-over trial) krijgt iedere patiënt beide te vergelijken behandelingen, in een door loting bepaalde volgorde. Omdat per patiënt beide behandelingsresultaten kunnen worden vergeleken, is de statistische toets veel gevoeliger dan als er twee aparte groepen zijn en elke patiënt één behandeling krijgt. Dit heeft tot gevolg dat, ruwweg, slechts een kwart van het aantal patiënten nodig is. Er zijn echter methodologische problemen en daarom mag u niet lichtvaardig tot een kruisproef besluiten.

In dit hoofdstuk wordt gestreefd naar een inzichtelijke analyse, met realistische vooronderstellingen. Er wordt rekening gehouden met mogelijke periode-effecten: los van de behandeling mag er een systematisch verschil zijn tussen de eerste en de tweede periode. Een cruciale veronderstelling is dat een behandeling niet meer werkzaam is in de volgende behandelingsperiode.

Als meer dan twee behandelingen moeten worden vergeleken, dient de lotingsprocedure zorgvuldig te worden gekozen, omdat dit bepaalt welke analyse achteraf mogelijk is. Medisch statistici hebben uiteenlopende meningen over de methodologische problemen, de lotingsprocedure en de statistische analyse van kruisproeven met meer dan twee behandelingen.

7.1 Inleiding

Een kruisproef is alleen zinvol als de conditie van de patiënt stabiel is. Na de eerste behandeling moet de patiënt terugkeren naar de oorspronkelijke conditie, zodat de uitgangssituatie voor de tweede behandeling in principe hetzelfde is als voor de eerste behandeling. Echter, in de statistische analyse wordt rekening gehouden met een systematisch verschil tussen de eerste en de tweede behandelingsperiode, een zuiver tijdseffect dat los staat van de behandelingen. Systematische vertekening door zo'n periode-effect wordt in de statistische analyse teniet gedaan door te **corrigeren voor periode-effecten.** Bovendien wordt daarmee de meest gevoelige statistische toets verkregen. Een noodzakelijke voorwaarde is dat de behandelingen in aselecte volgorde worden toegediend.

Een kruisproef is alleen zinvol als een behandeling niet werkzaam kan zijn in de volgende behandelingsperiode: er mag geen overdracht (Engels: carry-over) zijn van een behandeling in een latere behandelingsperiode. Aan het begin van een behandelingsperiode mag de **voorgaande medicatie niet aantoonbaar aanwezig** zijn in een patiënt. Dit moet worden gegarandeerd door een voldoende lange uitwas-periode (Engels: wash-out period) tussen twee behandelingsperioden in. Het is niet zinvol om in de analyse te corrigeren voor verschillende overdrachtseffecten (Engels: differential carry-over effects) die zouden kunnen optreden doordat de ene behandeling sterker of langer nawerkt dan de andere behandeling.

Ook in gewone therapeutische experimenten spelen 'carry-over' effecten een rol, tenzij alleen patiënten worden toegelaten die nog niet eerder werden behandeld. Bovendien worden vaak **patiënten toegelaten die weinig baat hadden bij eerdere behandelingen**, hetgeen systematische vertekening (selectie-vertekening) in het nadeel van eerdere behandelingen veroorzaakt. Dit beperkt de generaliseerbaarheid van de conclusies, hetgeen niet wordt verholpen met een voldoende lange inloop-periode (Engels: run-in period) voor de lotingsprocedure.

7.2 Een kruisproef bij hypertensieve patiënten

Voor een therapeutisch experiment werden patiënten geselecteerd die een gemiddelde diastolische bloeddruk van 95 t/m 115 mm Hg hadden gedurende een placebo inloop-periode van vier weken. Behandeling A is de combinatie van Losartan (50 mg) en Hydrochlorothiazide (12,5 mg) en behandeling B is de monotherapie met Losartan (50 mg). Het onderstaande schema laat de proefopzet zien.

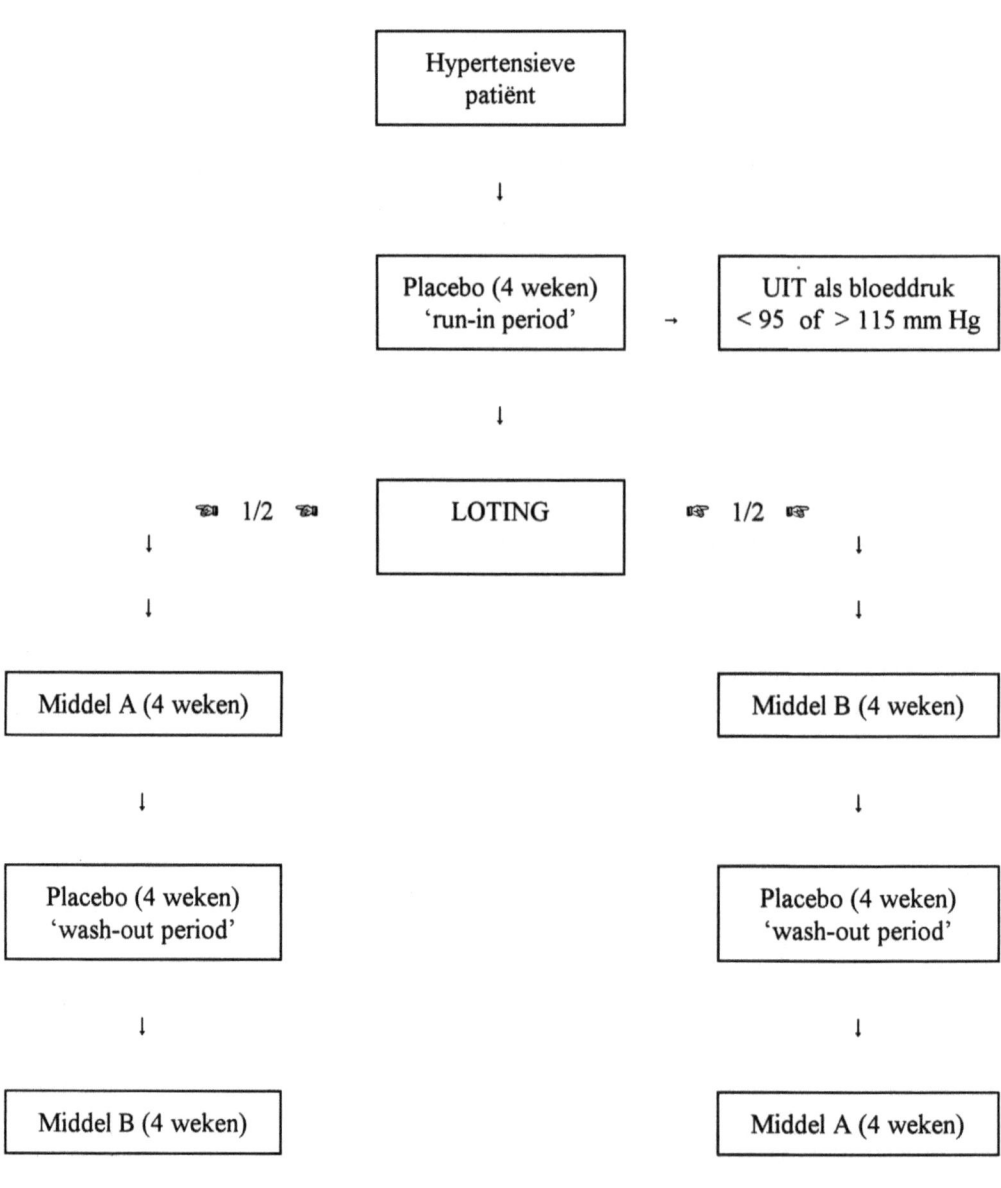

Elke patiënt kreeg eerst vier weken een placebo, zonder dit zelf te weten (enkelblind); zie ook de laatste alinea in paragraaf 1.6. In deze inloop-periode ('run-in period') werd gekeken of de bloeddruk spontaan lager werd, bijvoorbeeld door regressie naar het gemiddelde. Tevens werd het effect teniet gedaan van de eventuele behandeling die de patiënt tot dan toe had gekregen. In de inloop-periode werd de bloeddruk wekelijks gemeten. De patiënt werd toegelaten tot het experiment bij een gemiddelde diastolische druk van 95 t/m 115 mm Hg en deed anders niet langer mee. Voor de 100 overgebleven patiënten bepaalde een lotingsprocedure in welke volgorde de behandelingen werden gebruikt. Bij 47 patiënten was de volgorde AB en bij 53 patiënten was de volgorde BA. Om te vermijden dat de eerste behandeling nog effect zou kunnen hebben in de tweede behandelingsperiode ('carry-over effect'), kregen de patiënten een placebo tussen de behandelingsperioden in ('wash-out period'). Bij iedere patiënt werd aan het einde van elke behandelingsperiode de bloeddruk gemeten. De resulterende 200 bloeddrukken werden samengevat in tabel 1; bekijk vooral de vet gedrukte gemiddelden.

In groep AB ziet u een behandelingseffect A–B = 98,7–94,7 = 4,0 mm Hg en in groep BA ziet u een effect A–B = 98,9–92,9 = 6,0 mm Hg. Gemiddeld over beide groepen is het waargenomen **behandelingseffect A–B = (4,0+6,0)/2 = 5,0 mm Hg**.

Gemiddeld over beide volgorde-groepen, ziet u in de eerste behandelingsperiode een diastolische bloeddruk P1 = (98,7 + 92,9) / 2 = 95,8 mm Hg en in de tweede behandelingsperiode P2 = (94,7 + 98,9) / 2 = 96,8 mm Hg. Gemiddeld over beide volgorde-groepen wordt het **periode-effect P1–P2 = 95,8 – 96,8 = –1,0 mm Hg** waargenomen. Het is verstandig om hiermee rekening te houden in de statistische analyse.

Behandelingseffect en periode-effect kunnen bij elkaar worden opgeteld. In groep AB zijn behandelingseffect A–B = 5,0 plus periode-effect P1–P2 = –1,0 samen 4,0 mm Hg en in groep BA zijn behandelingseffect A–B = 5,0 plus omgekeerd periode-effect P2–P1 = +1,0 samen 6,0 mm Hg.

Tabel 1.
Diastolische bloeddruk (mm Hg) na behandeling A of B in periode 1 of 2.
Halve verschil v = [(waarde in periode 1) – (waarde in periode 2)] / 2.

	Periode 1	Periode 2		v
groep AB (n = 47)	A	B	A–B	v = (A–B)/2
Gemiddelde	**98,7**	**94,7**	4,0	2,0
SD	8,1	9,7		3,8
groep BA (n = 53)	B	A	A–B	v = (B–A)/2
Gemiddelde	**92,9**	**98,9**	6,0	–3,0
SD	10,7	9,2		4,1
	P1 = 95,8	P2 = 96,8		
SD_p				3,9
SE				0,8
t-waarde				6,25
P-waarde				<<0,001

SD_p = gecombineerde standaardafwijking en SE = $SD_p\sqrt{(1/47 + 1/53)}$

7.3 Statistische analyse

De laatste kolom in tabel 1 toont de handigste statistische analyse: bereken voor elk individu het halve verschil v = [(waarde in periode 1) minus (waarde in periode 2)]/2, en gebruik deze waarden v in de twee-steekproeven t-toets. Voor de groep AB is het gemiddelde halve verschil $\bar{v}_1$ = (98,7–94,7)/2 = 4,0/2 = 2,0 mm Hg; dit is gelijk aan de som van het halve behandelingseffect (A–B)/2 = 2,5 mm Hg en het halve periode-effect (P1–P2)/2 = –0,5 mm Hg. Voor de groep BA is het gemiddelde halve verschil $\bar{v}_2$ = (92,9–98,9)/2 = –3,0 mm Hg en hierin zit het omgekeerde halve verschil in behandelingseffect (B–A)/2 = –2,5 mm Hg, maar hetzelfde halve verschil in periode-effect (P1–P2)/2 = –0,5. Samengevat betekent het voorgaande:

$$AB: \quad \bar{v}_1 = +2,0 = (A - B)/2 + (P1 - P2)/2$$
$$BA: \quad \bar{v}_2 = -3,0 = (B - A)/2 + (P1 - P2)/2$$

$$\bar{v}_1 - \bar{v}_2 = +5,0 = A - B$$

De conclusie is dat $\bar{v}_1 - \bar{v}_2$ = 2,0 – –3,0 = 2,0 + 3,0 = 5,0 mm Hg het hele verschil in behandelingseffect is, A–B=5,0 mm Hg, omdat het halve periode-effect tegen elkaar is weggevallen. Met de twee-steekproeven t-toets op de halve verschillen v berekent u precies het hele verschil A–B = 2,0 – –3,0 = 5,0 mm Hg, gecorrigeerd voor het periode-effect. Vanwege de standaardfout SE = 0,8 van het verschil $\bar{v}_1 - \bar{v}_2$ = 5,0 is de Student t-waarde gelijk aan t = 5,0/0,8 = 6,25 met DF=98; P << 0,001. Het 95% betrouwbaarheidsinterval voor het ware verschil in effectiviteit tussen A en B is 5,0 ± 1,98×0,8 = 5,0 ± 1,6 = 3,4 tot 6,6 mm Hg.

Als het verschil in behandelingseffect (A–B) zou worden gemiddeld over alle 100 patiënten, dan zou het periode-effect niet precies wegvallen en bovendien zou een grotere standaardafwijking worden verkregen. De gepaarde t-toets is daarom minder gevoelig; deze laatste bewering geldt ook bij een gelijk aantal patiënten in de AB en BA groep.

De voorgaande argumentatie gebruikt de **vooronderstelling** dat het periode-effect precies even groot is in de AB en BA groep. Dit geldt niet als de ene behandeling langer werkt dan de andere ('differential carry-over'). Freeman (1989) en Senn (1992, 1993 hoofdstuk 10, 1994) laten zien dat het **zinloos is om deze vooronderstelling statistisch te toetsen**: er ontstaat ernstige vertekening als een significant 'differential carry-over effect' er toe leidt dat de conclusies volledig worden gebaseerd op de eerste behandelingsperiode; de oorzaak is dat het behandelingseffect in de eerste periode sterk gecorreleerd is met het 'differential carry-over effect'. U moet zorgen dat een medicatie niet meer aantoonbaar is aan het begin van een volgende behandelingsperiode.

Voor elke volgorde-groep blijkt uit een histogram of tak-blad grafiek of de (halve) verschillen normaal verdeeld zijn. Zonodig dient de **rangnummer-toets** van Wilcoxon-Mann-Whitney te worden toegepast. Dit kan worden gegeneraliseerd naar meer dan twee behandelingen, mits de lotingsprocedure daarop wordt afgestemd.

Een meting vlak voor het begin van **elke** behandelingsperiode kan in de statistische analyse worden gebruikt. Fleiss (1986, subparagraaf 10.1.3) noemt als ernstig bezwaar hiertegen dat vertekening ontstaat als een verschillend 'carry-over' effect optreedt aan het begin van een behandelingsperiode, maar niet aan het eind van een behandelingsperiode. Senn (1993, p. 70) doet de volgende aanbeveling. 'If the *wash-out* period is long compared to the treatment period (at least equal to it), there may be considerable value in using *baseline* values. This should be done using analysis of covariance. Under other circumstances baseline values should not be used.' Zie ook Senn (1994).

Meerdere metingen tijdens elke behandelingsperiode zijn zinvol, mits alle metingen worden uitgevoerd vanaf het tijdstip dat een maximaal verschil in behandelingsresultaat is te verwachten. Uit de appendix bij paragraaf 17.2 blijkt dat het doen van meer metingen per periode kan leiden tot een veel grotere gevoeligheid van de statistische toets en dus tot een flinke besparing van het vereiste aantal patiënten.

7.4 Meer dan twee behandelingen

Er kunnen g > 2 behandelingen met elkaar worden vergeleken in g opeenvolgende behandelingsperioden, met steeds een voldoende lange 'wash-out period' tussen twee behandelingsperioden. Senn (1993, hoofdstuk 10) toont aan dat de modellen voor het corrigeren van een verschillend 'carry-over' effect niet realistisch zijn. In de statistische analyse kan alleen worden gecorrigeerd voor periode-effecten, mits de proefopzet dat toelaat.

De lotingsprocedure bepaalt welke statistische analyse mogelijk is. Senn (1993, paragraaf 5.2) beschrijft hoe u met Latijnse vierkanten kan zorgen dat elke behandeling even vaak in elke periode voor komt, maar hij legt ook uit dat u daarmee niet tevreden moet zijn. Ik ondersteun zijn aanbeveling om de lotingsprocedure zo te kiezen dat ook voor periode-effecten kan worden gecorrigeerd als een rangtoets wordt gebruikt. Bekijk bijvoorbeeld het volgende Latijnse vierkant voor vier behandelingen:

volgorde 1: A B C D
volgorde 2: B A D C
volgorde 3: C D A B
volgorde 4: D C B A

Eerst wordt middels loting bepaald welke de behandelingen A, B, C en D zijn. Daarna wordt voor elk viertal patiënten, middels een toevallige permutatie, bepaald welke van de vier behandelingsvolgorden ieder individu krijgt. Elke volgorde-groep zal dus even groot zijn, afgezien van uitvallers, en er zijn in totaal 4 volgorde-groepen. Voor het vergelijken van behandelingen B en C kunnen de methoden in de vorige paragraaf worden toegepast. Bij het vergelijken van volgorde-groep 1 met volgorde-groep 4 vallen de periode-effecten precies tegen elkaar weg, en hetzelfde geldt voor het vergelijken van volgorde-groep 2 met volgorde-groep 3. Het is van belang dat u inziet waarom dat zo is, door de vier volgorden zorgvuldig te bekijken. Het Latijnse vierkant is zo gekozen dat een analoge redenering kan worden toegepast op elk tweetal behandelingen. De eerste appendix bij deze paragraaf bevat de analyse voor het geval de verschillen normaal verdeeld zijn binnen elke volgorde-groep; zie ook Senn en Hildebrand (1991).

Zonder normaliteit te veronderstellen, kan de toets van Wilcoxon-Mann-Whitney worden gebruikt voor het vergelijken van volgorde-groepen 1 met 4 en 2 met 3. Daarna kan de bewijskracht van beide toetsingsresultaten worden gecombineerd volgens de methode van Van Elteren (1960). Dit werd beschreven door Senn (1993, paragraaf 6.3), maar in de tweede hierna volgende appendix geef ik een eenvoudiger berekeningswijze.

Eerste Appendix bij paragraaf 7.4:
Het gemiddelde verschil over alle volgorde groepen

Senn (1993, paragraf 5.3 en 5.4) beschrijft een dubbelblinde kruisproef bij patiënten met inspannings-geïnduceerde asthma. Het 'forced expiratory volume in one second' (FEV1) wordt gemeten na een inspanningsproef. Het beschermende effect wordt vergeleken van 12 µg formoterol solutie aerosol (F), 100µg salbutamol suspensie aerosol (S) en een placebo (P). Hij geeft de volgende samenvatting van de vergelijking tussen F en S.

Het verschil F–S (ml)

Volgorde	n_i	Gemiddelde	Variantie
FSP	5	520	117 000
SPF	3	466,7	253 333,3
PFS	6	123,3	48 866,7
FPS	6	633,3	318 666,7
SFP	5	400	260 000
PSF	5	440	523 000

De zes gemiddelde verschillen F–S worden gemiddeld over alle volgorde-groepen, hetgeen F–S = 430,6 ml oplevert als het geschatte verschil in beschermende werking tussen formoterol en salbutamol. Ziet u dat mogelijke periode-effecten tegen elkaar wegvallen? De standaardfout van deze schatting is

$$SE = \frac{\sqrt{SD^2_{pooled} \sum \frac{1}{n_i}}}{\text{aantal volgorde-groepen}}$$

De berekening van de gecombineerde variantie SD^2_{pooled} werd uitgelegd in de appendix bij paragraaf 5.5. In het voorbeeld is SE = 93,4 ml. Het bijbehorende aantal vrijheidsgraden is DF = 24 en hierbij vinden we in tabel C de Student t-waarde $t_{95\%}$ = 2,064. Bij het waargenomen verschil F–S = 430,6 berekenen we het 95% betrouwbaarheidsinterval van 238 tot 623 ml. Bij de Student t-waarde t = 430,6/93,4 = 4,61 hoort een overschrijdingskans P < 0,001. Een ervaren statisticus kan u uitleggen hoe u het rekenwerk grotendeels kunt doen met een standaardprogramma voor een één-weg variantie-analyse.

Als we volgens Bonferroni willen corrigeren, omdat het vergelijken met de placebo ook interessant is, vinden we het 95% betrouwbaarheidsinterval 430,6 ± 2,6×93,4 = 188 tot 673 ml en nog steeds P < 0,001.

Tweede Appendix bij paragraaf 7.4:
Het combineren van onafhankelijke Wilcoxon-Mann-Whitney toetsen

Senn (1993, paragraaf 6.3) beschrijft een kruisproef waarin drie behandelingen worden vergeleken: een placebo (D0), 50 mg van een NSAID (D1) en 100 mg van dezelfde NSAID (D2). Deze dubbelblinde kruisproef betrof patiënten die last hadden van migraine aanvallen. Een patiënt diende eerst een week behandelingsvrij en aanvalsvrij te zijn. Daarna moesten de drie middelen worden gebruikt bij de eerst komende drie migraine aanvallen, in de voorgeschreven volgorde: eerst middel 1, dan middel 2 en als laatste middel 3. Twee uur na de behandeling werd de pijn gemeten op een visuele analoge schaal (VAS van 0 t/m 100). De mediane pijnscores waren 33 bij placebo (D0), 17 bij de lage dosering (D1) en 11 bij de hoge dosering (D2).

Berekening van de Van Elteren toets voor het vergelijken van D1 met D0.

Volgorde paar		n_1	n_2	w^2	z	$z \times \sqrt{(w^2)}$
D1 D2 D0 en	D0 D2 D1	4	6	24/11	−0,8554	−1,2635
D2 D1 D0 en	D2 D0 D1	6	6	36/13	−1,2810	−2,1317
D1 D0 D2 en	D0 D1 D2	6	3	18/10	−2,0656	−2,7713
				6,75105		−6,1665

Ik beschrijf nu de vergelijking van de behandelingen D1 en D0. Bij het vergelijken van het verschil D1−D0 in volgorde-groep D1 D2 D0 met het verschil D0−D1 in volgorde-groep D0 D2 D1 valt het periode-effect weg. Precies hetzelfde geldt voor het volgorde-paar D2 D1 D0 met D2 D0 D1, en ook voor het volgorde-paar D1 D0 D2 met D0 D1 D2. Voor elk van de drie volgorde-paren wordt de toets van Wilcoxon-Mann-Whitney toegepast, waarbij de rangsom (door de computer) wordt omgezet in een standaardnormale waarde z; deze waarden z staan in de voorlaatste kolom van de boven staande tabel. De drie z-waarden worden gecombineerd tot één enkele standaardnormale waarde $z_{\text{van Elteren}}$:

$$z_{\text{van Elteren}} = \frac{\sum w \times z}{\sqrt{\sum w^2}} \quad \text{met} \quad w^2 = \frac{n_1 \times n_2}{n_1 + n_2 + 1} \quad \text{en} \quad w = \sqrt{w^2}$$

In dit voorbeeld leiden de tussen-resultaten $\sum w \times z = -6,1665$ en $\sum w^2 = 6,75105$ tot de waarde $z_{\text{van Elteren}} = -6,1665/\sqrt{(6,75105)} = -2,37$; P = 0,018 < 0,02. Het middel D1 leidt tot een significant lagere pijnscore dan de placebo D0. In de hiervoor gegeven statistische analyse is **rekening gehouden met mogelijke periode-effecten**. De van Elteren toets is de beste manier van combineren, d.w.z. geeft de grootste kans op een terecht significant verschil.

De statistische programmatuur van SPSS heeft (of misschien had) een hinderlijke eigenaardigheid: de z-waarde wordt altijd van een min-teken voorzien. U moet zelf zorgen dat de z-waarde het juiste plus-teken of min-teken heeft, bijvoorbeeld door naar het gemiddelde rangnummer te kijken.

Als alle volgorde-groepen precies even groot zijn, dan geldt de zeer eenvoudige formule $z_{\text{van Elteren}}$ = (som van z-waarden)/$\sqrt{}$(aantal z-waarden). Toepassing van deze eenvoudige formule geeft hier z = $-2{,}43$. Dit kan worden gebruikt om te controleren dat geen ernstige rekenfouten werden gemaakt (zoals vergeten de wortel te nemen). U weet natuurlijk best dat u niet achteraf het meest significante toetsingsresultaat mag kiezen; daarom hoort de wijze van toetsen in het onderzoeksprotocol te staan.

In figuur 1 is het verschil in pijnscore de verticale afstand (= horizontale afstand) tot de gelijkheidslijn. De zes volgorde-groepen zijn met zes verschillende symbolen weergegeven.

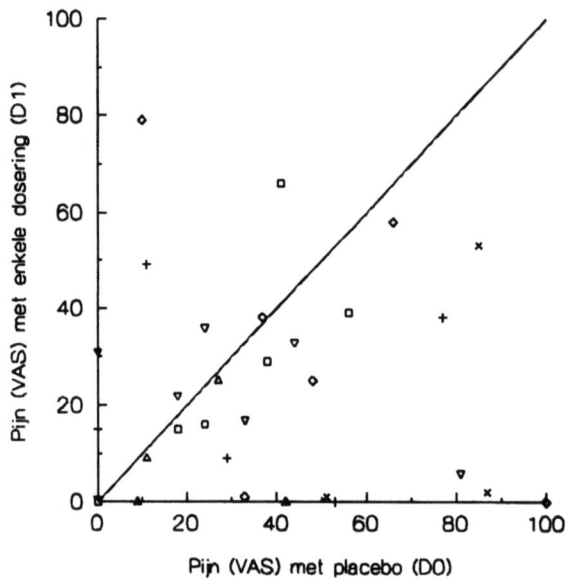

Figuur 1. Pijn (VAS) bij lage dosering (D1) en bij placebo (D0); met gelijkheidslijn.

In de voorgaande alinea zagen we dat D1 een significant lagere pijnscore geeft dan D0: z = $-2{,}37$ en P = $0{,}018$. Zonder de berekening hier weer te geven, vermeld ik dat ook D2 een significant lagere pijnscore geeft dan D0: z = $-2{,}45$ en P = $0{,}014$. Het verschil tussen D2 en D1 is niet significant: z = $-0{,}15$ en P = $0{,}88$; in dit geval hebben de drie z-waarden niet allemaal een min-teken, zodat u met dit voorbeeld kunt nagaan of u programmatuur het juiste teken aan de z-waarde geeft.

Omdat er drie vergelijkingen zijn gemaakt, pas ik de Bonferroni-Hochberg methode toe om hiervoor te corrigeren; zie paragraaf 6.9. Voor D2 versus D1 is de Bonferroni-Hochberg gecorrigeerde P-waarde P = $0{,}88$ (= $1{\times}0{,}88$). Voor D1 versus D0 is de Bonferroni-Hochberg gecorrigeerde P-waarde P = $0{,}036$ (= $2{\times}0{,}018$). Voor D2 versus D0 is de Bonferroni-Hochberg gecorrigeerde P-waarde ook P = $0{,}036$ (= $3{\times}0{,}014 = 0{,}042$ mag worden verlaagd naar $0{,}036$ om dezelfde significantie-volgorde te handhaven).

Hoofdstuk 8
FRACTIE SUCCES IN ÉÉN GROEP EN VERSCHIL IN FRACTIE SUCCES BIJ GEPAARDE WAARNEMINGEN
Dichotome Waarnemingen in één Groep

Het succes van een behandeling kan bestaan uit genezing, substantiële verbetering of het stoppen van verdere achteruitgang bij een patiënt. Voor elk individu, patiënt of proefdier zijn er **twee mogelijkheden (dichotomie of binaire variabele):** succes of mislukking, wel of niet overleven, enz. Een betrouwbaarheidsinterval voor de kans π op succes geeft aan hoe precies deze kans kan worden geschat uit de waargenomen fractie p succesvol behandelde patiënten in een onderzoek. Natuurlijk zijn de beschreven statistische methoden ook van toepassing op de kans op mislukking.

In een therapeutisch experiment is het verschil in succeskans interessanter dan de afzonderlijke succeskansen. Met name huidziekten zijn vaak tweezijdig te zien, zodat de patiënt links en rechts verschillend kan worden behandeld. Dan zijn er gepaarde waarnemingen en met de toets van McNemar kan worden nagegaan of het verschil in fractie succes statistisch significant is. Deze toets kan worden aangevuld met een betrouwbaarheidsinterval voor het verschil in succeskans tussen twee behandelingen.

De meeste methoden in dit hoofdstuk leveren geen exacte resultaten op, maar benaderingen. De benaderingen zijn goed bij grote steekproeven, maar kunnen heel ruw zijn bij kleine steekproeven.

8.1 Betrouwbaarheidsinterval voor een kans

Bij patiënten met ernstig hersenletsel, zodanig dat ze minstens zes uur in coma blijven, wordt de overleving na een half jaar bekeken. De behandeling wordt een **succes** genoemd bij overleven na een half jaar en een **mislukking** (Engels: failure) bij overlijden binnen een half jaar. De behandeling blijkt een succes te zijn bij x = 30 van de n = 50 patiënten. De waargenomen fractie p = x/n = 30/50 = 0,60 is een schatting van de kans op succes. Maar hoe betrouwbaar is deze schatting, rekening houdend met toevallige steekproeffluctuaties? De statistische theorie over de binomiale verdeling biedt de volgende benaderende methode voor grote steekproeven. Voor de geschatte standaardfout SE van de fractie p geldt

$$SE^2 = \frac{p(1-p)}{n} \quad \text{en} \quad SE = \sqrt{\frac{p(1-p)}{n}} \quad \text{met} \quad p = \frac{x}{n} = \frac{\text{aantal successen}}{\text{aantal patiënten}}$$

In het voorbeeld is de standaardfout SE = $\sqrt{(0{,}60 \times 0{,}40/50)}$ = 0,0693 = 0,07. Voor de ware kans π op succes geldt bij benadering het 95% betrouwbaarheidsinterval

$$p - 1{,}96 \times SE \leq \pi \leq p + 1{,}96 \times SE$$

Hierin is 1,96 (ongeveer 2) de standaardnormale waarde met tweezijdige staartkans 0,05; een Student t-waarde werkt hier minder goed. Aan de formules is te zien dat het betrouwbaarheidsinterval smaller wordt als de steekproef groter wordt. In het voorbeeld wordt het 95% betrouwbaarheidsinterval van 0,60–0,14 = 0,46 tot 0,60+0,14 = 0,74 berekend voor de ware kans op succes van de behandeling. In 95% van de onderzoeken vallen de grenzen van zo'n interval rondom de ware kans op succes, mits er geen systematische vertekening optreedt. Eén op de twintig van dergelijke intervallen valt niet rondom de ware succeskans π en is dus fout.

De hiervoor beschreven methode is niet exact, maar benaderend. Deze normale **benadering is voldoende nauwkeurig als $x \geq 5$ en $(n-x) \geq 5$ beide gelden**; Fleiss (1981, paragraaf 1.4) geeft een nauwkeuriger benadering die echter ook ingewikkelder is. Tabel 1 bevat exact berekende 95% betrouwbaarheidsintervallen voor zeer kleine steekproeven; in de Geigy Scientific Tables (1982) staan exacte betrouwbaarheidsintervallen voor steekproeven t/m n = 100. Als een therapie succesvol was bij x = 2 van de n = 9 patiënten, dan weten we met 95% betrouwbaarheid dat de ware succeskans 0,03 tot 0,60 is, zoals u in tabel 1 ziet.

Als een therapie succesvol was bij 7 van de 9 patiënten, dan moet u in tabel 1 zoeken bij n = 9 en x = 9–7 = 2 en het gevonden interval 0,03 tot 0,60 als volgt omkeren: het gezochte interval voor de ware kans π is 1,00–0,60 = 0,40 tot 1,00–0,03 = 0,97 rondom de waargenomen fractie p = 7/9. Het is duidelijk dat het toeval hier een grote rol speelt.

Tabel 1.
Exacte 95% betrouwbaarheidsintervallen voor de kans π op succes als bij x van de n individuen een succes werd waargenomen.

n	x = 0	x = 1	x = 2	x = 3	x = 4	x = 5
2	0,00-0,84	0,01-0,99	0,16-1,00			
3	0,00-0,71	0,01-0,91	0,09-0,99	0,29-1,00		
4	0,00-0,60	0,01-0,81	0,07-0,93	0,19-0,99	0,40-1,00	
5	0,00-0,52	0,01-0,72	0,05-0,85	0,15-0,95	0,28-0,99	0,48-1,00
6	0,00-0,46	0,00-0,64	0,04-0,78	0,12-0,88	0,22-0,96	0,36-1,00
7	0,00-0,41	0,00-0,58	0,04-0,71	0,10-0,82	0,18-0,90	0,29-0,96
8	0,00-0,37	0,00-0,53	0,03-0,65	0,09-0,76	0,16-0,84	0,24-0,91
9	0,00-0,34	0,00-0,48	0,03-0,60	0,07-0,70	0,14-0,79	0,21-0,86
10	0,00-0,31	0,00-0,45	0,03-0,56	0,07-0,65	0,12-0,74	0,19-0,81

In het voorgaande werd verondersteld dat systematische vertekening niet kan optreden. Het betrouwbaarheidsinterval geldt alleen als de onderzoeker beschikte over een aselecte steekproef uit een welomschreven populatie. In de praktijk kan dat hoogstens bij benadering waar zijn. Een belangrijk voorbeeld van systematische vertekening is publicatievertekening die kan optreden als een toevallig hoog uitgevallen percentage genezing, of sensitiviteit en specificiteit van een diagnostische test, gemakkelijker wordt gepubliceerd dan een toevallig laag uitgevallen waarde.

Vraagstuk 1
Bij 42 van de 50 patiënten met tuberculose valt de röntgen-diagnose positief uit. Bereken het 95% betrouwbaarheidsinterval voor de sensitiviteit. Welke patiënten met tuberculose komen niet in een dergelijke steekproef voor?

Vraagstuk 2
Een diagnostische test werd toegepast bij 10 gezonde mensen. Bij één persoon viel de test

positief uit. Bereken het 95% betrouwbaarheidsinterval voor de specificiteit, zowel uit tabel 1 als met de benaderingsmethode.

Hoe groot moet de groep zijn?
Omdat het 95% betrouwbaarheidsinterval ruwweg wordt berekend als p ± 2SE, is de kans π tot op 2SE precies bepaald. U kunt bijvoorbeeld een **precisie 2SE** = 0,05 eisen om te zorgen dat de waargenomen fractie p niet meer dan 0,05 van de kans π zal afwijken. Om deze precisie te bereiken moet u **n ≥ 4p(1–p)/(precisie)^2** personen in uw onderzoek betrekken. Als u bijvoorbeeld vermoed dat in uw onderzoek de fractie ongeveer p = 0,20 zal worden, en u eist een precisie = 0,05, dan moet n ≥ 4×0,20×0,80/0,05^2 = 256 worden.

Als u er geen flauw idee van heeft hoe groot de fractie p zal worden, of als u veel fracties p gaat berekenen, dan kunt u de formule **n ≥ 1/(precisie)^2** gebruiken; voor p = 0,5 resulteren beide formules in hetzelfde aantal, maar in andere gevallen eist de laatste formule een grotere groep. Als u bijvoorbeeld een precisie = 0,05 eist, ongeacht hoe groot p zal worden, dan moet u zorgen dat n ≥ 1/(0,05)^2 = 400.

Appendix bij paragraaf 8.1: variantie van een fractie

Deze appendix kunt u zonder bezwaar overslaan. Nu volgt de afleiding van de formule voor de variantie van p. De afleiding is niet exact, maar een goede benadering van de exacte afleiding.

In een zeer grote populatie van N individuen zijn er X individuen met een succes en N–X individuen met een mislukking. In deze populatie is de kans op succes π = X/N. Voor elk individu wordt een toevalsvariabele Y gedefinieerd: Y = 1 voor individuen met een succes en Y = 0 voor individuen met een mislukking. Het populatie-gemiddelde van Y is

$$\mu_Y = \frac{X \times 1 + (N-X) \times 0}{N} = \frac{X}{N} = \pi$$

en dit is exact de kans op succes in deze populatie. De variantie van de toevalsvariabele Y is

$$\sigma_Y^2 = \frac{X(1-\pi)^2 + (N-X)(0-\pi)^2}{N} = \pi(1-\pi)^2 + (1-\pi)\pi^2 = \pi(1-\pi)$$

Het gemiddelde $\bar{Y}$ = p, uit een aselecte steekproef van n individuen, heeft een variantie π(1–π)/n en een schatting hiervoor is SE^2 = p(1–p)/n. Volgens de centrale limietstelling is het gemiddelde $\bar{Y}$ uit een grote steekproef ongeveer normaal verdeeld en daarop is de benaderingsformule voor het betrouwbaarheidsinterval gebaseerd. Er wordt verondersteld dat de steekproef zo'n klein deel van de populatie bevat dat de waarnemingen vrijwel onafhankelijk zijn.

Volledigheidshalve merk ik nog het volgende op. De in paragraaf 4.2 gegeven formule voor σ^2 leidt tot de variantie π(1–π)/n van de fractie p, zoals boven werd afgeleid. Maar de formules in de paragrafen 4.5 en 4.6 leiden tot de geschatte varianties s_Y^2 = p(1–p)×[n/(n–1)] van Y en dus SE^2 = p(1–p)/(n–1) van de fractie p. Deze laatste formule is het beste, maar meestal wordt in de variantie van een fractie het verschil tussen n en (n–1) verwaarloosd.

8.2 Chi kwadraat toets van McNemar voor het vergelijken van twee fracties als er gepaarde waarnemingen zijn

Bij 40 mensen met een lichte vorm van psoriasis op beide ellebogen werden zalf A en zalf B uitgeprobeerd. Middels loting werd bepaald welke zalf op de linker elleboog werd gesmeerd. De andere zalf werd dan op de rechter elleboog gesmeerd. Na twee weken werd bekeken of een duidelijke verbetering was opgetreden. Tabel 2 laat de resultaten zien.

Voor de statistische analyse is het belangrijk dat er gepaarde waarnemingen zijn, onder meer omdat dit de gevoeligheid van de statistische toets verhoogt. Bij zalf A trad vaker een duidelijke verbetering op dan bij zalf B, maar is dit waargenomen verschil statistisch significant? Bij 26+4 = 30 patiënten gaven beide zalven een even goed of even slecht resultaat. Deze 30 patiënten verschaffen geen informatie over welke zalf de voorkeur verdient. Bij 10 patiënten was het resultaat verschillend: bij 8 patiënten was A een succes en B een mislukking en bij 2 patiënten was A een mislukking en B een succes. Deze 10 patiënten, bij wie een voorkeur voor één van de therapieën is te zien, verschaffen alle informatie waarop de statistische toets wordt uitgevoerd: is 8 voorkeuren voor A significant meer dan 2 voorkeuren voor B? De voorgaande vraag is immers equivalent met de vraag: is 26+8 = 34 (85%) successen bij A significant meer dan 26+2 = 28 (70%) successen bij B?

Tabel 2.
Wel (+) of geen (−) duidelijke verbetering na twee weken bij 40 psoriasis patiënten.

Zalf A	Zalf B +	Zalf B −	Totaal
+	26	8	34 (85%)
−	2	4	6
Totaal	28 (70%)	12	40

Verschil in duidelijke verbetering tussen A en B: 15% met
95% betrouwbaarheidsinterval van −3% tot +24%; zie 8.3.
Chi kwadraat toets van McNemar: $X^2 = 2{,}50$, DF=1, $P = 0{,}11$.

In tabel 3 staat de wiskundige notatie van de waargenomen aantallen successen en mislukkingen. In het voorbeeld is $a = 26$, $b = 8$, $c = 2$, $d = 4$ en $n = a + b + c + d = 40$. De

$$\text{fracties} \quad p_1 = \frac{a+b}{n} = \frac{34}{40} = 0{,}85 \quad \text{en} \quad p_2 = \frac{a+c}{n} = \frac{28}{40} = 0{,}70$$

zijn schattingen van de kansen π_1 en π_2 op succes bij respectievelijk de behandelingen A en B. Het waargenomen verschil

$$p_1 - p_2 = \frac{a+b}{n} - \frac{a+c}{n} = \frac{b-c}{n} = \frac{8-2}{40} = 0{,}15$$

in fractie succes is een schatting van het werkelijke verschil in kans op succes $\pi_1-\pi_2$ tussen beide therapieën. De **nulhypothese is dat beide therapieën even effectief zijn**;

$$\text{nulhypothese } H_0: \pi_1 = \pi_2, \text{ d.w.z. } \pi_1-\pi_2 = 0.$$

Met de **chi kwadraat toets van McNemar(, met continuïteitscorrectie)** kan deze nulhypothese statistisch worden getoetst. Het waargenomen verschil p_1-p_2 heeft een standaardfout SE_0; de index 0 betekent dat de nulhypothese $\pi_1-\pi_2 = 0$ wordt gebruikt in de berekening van deze standaardfout, maar de rekenformule van SE_0 laat ik buiten beschouwing. De McNemar chi kwadraat waarde is

$$X^2 = \left(\frac{p_1-p_2}{SE_0}\right)^2 = \frac{(|b-c|-1)^2}{b+c} \quad \text{met DF} = 1 \text{ vrijheidsgraad}$$

In deze formule zijn b en c waargenomen aantallen. Omdat b–c tussen absoluutstrepen staat, maakt het niet uit of naar het verschil b–c dan wel c–b wordt gekeken. In het voorbeeld wordt $X^2 = (|8-2|-1)^2 / (8+2) = 5^2/10 = 2{,}50$ berekend. In tabel D, achterin dit boek, vindt u de tweezijdige overschrijdingskans $P > 0{,}10$.

Tabel 3.
Notatie van successen (+) en mislukkingen (–) als er gepaarde waarnemingen zijn.

Behandeling A	Behandeling B		Totaal
	+	–	
+	a	b	a+b
–	c	d	c+d
Totaal	a+c	b+d	n

De chi kwadraat waarde X^2, met één vrijheidsgraad, is gedefinieerd als het kwadraat van een standaardnormale waarde $X = (p_1-p_2) / SE_0$ zodat $X = \sqrt{X^2}$; dit geldt niet voor een groter aantal vrijheidsgraden. In het voorbeeld krijgt u een nauwkeuriger P-waarde door de wortel uit X^2, dus $X = \sqrt{(2{,}50)} = 1{,}58$, op te zoeken in tabel B. U vindt in tabel B de tweezijdige **overschrijdingskans P = 0,11 met de volgende interpretatie:** bij gelijke effectiviteit van A en B is er een kans $P = 0{,}11$ om een verschil in fractie succes van minstens 0,15 waar te nemen. Omdat $P > 0{,}05$ is het waargenomen verschil niet statistisch significant, zodat onbekend blijft welke zalf de voorkeur verdient. Een experiment met een groter aantal patiënten is nodig om opheldering te verschaffen.

Vraagstuk 3
In het hiervoor beschreven experiment werden bij sommige patiënten ook knieën behandeld. De onderzoeker telt de resultaten daarvan bij tabel 2 op en krijgt dan wel een significant verschil bij n=73 gepaarde waarnemingen. Waarom is deze handelwijze fout?

Vraagstuk 4
Een fabrikant van cosmetica laat 20 vrouwen kiezen uit twee parfums A en B. Het blijkt dat 15 vrouwen parfum A en 5 vrouwen parfum B mee naar huis nemen. Bewijst dit dat parfum A beter in de markt ligt dan parfum B?

Vraagstuk 5
Bij 50 patiënten werden de zalven A en B toegepast. Het lot bepaalde of links A en rechts B, dan wel links B en rechts A werd gebruikt. De hierna volgende tabel laat de resultaten zien. Is er een significant verschil?

	Zalf B		
Zalf A	+	−	Totaal
+	56%	20%	76%
−	6%	18%	24%
Totaal	62%	38%	100%

De **chi kwadraat benadering is voldoende nauwkeurig als b+c ≥ 10**. In het geval dat b+c ≤ 10 kan tabel 4 worden gebruikt; in het voorbeeld vinden we wederom P = 0,11. De chi kwadraat benadering geeft hier hetzelfde resultaat als de exacte methode.

Tabel 4.
Exacte tweezijdige overschrijdingskans P.

b+c	b = 0 of c = 0	b = 1 of c = 1	b = 2 of c = 2
4	0,13		
5	0,06		
6	0,03		
7	0,02	0,13	
8	0,008	0,07	
9	0,004	0,04	0,18
10	0,002	0,02	0,11

Als P niet vermeld staat, dan is P > 0,20.

Appendix bij paragraaf 8.2: een vleugje theorie

In de chi kwadraat toets van McNemar wordt alleen gekeken naar de aantallen b en c. Het gaat natuurlijk om de kansverdeling als de nulhypothese waar is dat beide behandelingen precies even effectief zijn. Gegeven het feit dat er precies b+c voorkeuren zijn, voor A dan wel B, dan is er vooraf voor elk van de b+c individuen een kans 0,5 op een voorkeur voor A en een kans 0,5 op een voorkeur voor B. De fractie b/(b+c) heeft dus een verwachting $\pi = 0,5$ en een variantie $\pi(1-\pi)/(b+c) = 0,25/(b+c)$. Volgens de centrale limietstelling is b/(b+c) ongeveer normaal verdeeld en kunnen we gebruik maken van de standaardnormale waarde

$$z = \frac{b/(b+c) - 0,5}{\sqrt{0,25/(b+c)}} = \frac{b - 0,5(b+c)}{\sqrt{0,25(b+c)}} = \frac{b - c}{\sqrt{b+c}}$$

Het kwadraat van deze standaardnormale waarde is per definitie een chi kwadraat waarde met één vrijheidsgraad. Deze waarde $(b-c)^2/(b+c)$ wordt ook wel de ongecorrigeerde chi kwadraat waarde genoemd. Een continuïteitscorrectie in de standaardnormale waarde geeft een veel betere benadering van de binomiale verdeling met succeskans 0,5 en dit leidt uiteindelijk tot de formule die voor deze appendix werd gepresenteerd; zie ook de appendix bij paragraaf 4.4.

8.3 Betrouwbaarheidsinterval voor het verschil tussen twee kansen als er gepaarde waarnemingen zijn

In deze paragraaf volg ik Gardner and Altman (1989, p. 31-33) die zowel een eenvoudige normale benadering als een exacte methode presenteren.

De fracties $p_1 = (a+b)/n = 34/40 = 0,85$ en $p_2 = (a+c)/n = 28/40 = 0,70$ zijn schattingen van de kansen π_1 en π_2 op succes bij respectievelijk de behandelingen A en B. Bij het verschil $p_1-p_2 = 0,85-0,70 = 0,15$ hoort een geschatte variantie

$$SE^2 = \frac{n(b+c) - (b-c)^2}{n^3}$$

De aantallen in tabel 2 leiden tot

$$SE^2 = \frac{40(8+2) - (8-2)^2}{40^3} = \frac{400 - 36}{40^3} = 0,005688$$

en de wortel hieruit is SE = 0,0754. Het 95% betrouwbaarheidsinterval is bij benadering

$$p_1-p_2 - 1,96 \times SE \leq \pi_1-\pi_2 \leq p_1-p_2 + 1,96 \times SE$$

Hierin is 1,96 (ongeveer 2) de standaardnormale waarde met een tweezijdige staartkans 0,05. In het voorbeeld leidt dit tot het interval van 0,00 tot 0,30. Dit interval is niet in overeenstemming met de statistische toets; de toets werd nauwkeuriger berekend dan het interval. In de appendix kunt u vinden hoe een meer exacte methode leidt tot het interval –0,03 tot +0,24.

Vraagstuk 6
Folkers et al. (1991) onderzochten de sensitiviteit van enkele diagnostische tests bij 67 patiënten met klinische symptomen van de geslachtsziekte herpes simplex. In de volgende tabel staan de resultaten van cytodiagnostiek (Tzanck smear TS) en een virale kweek (VK). Vergelijk de twee sensitiviteiten met de toets van McNemar en bereken het 95% betrouwbaarheidsinterval voor het verschil in sensitiviteit.

	VK+	VK−
TS+	33	11
TS−	8	15

Het betrouwbaarheidsinterval wordt smaller als de groepen groter worden. Als alle aantallen 4 keer zo groot worden, dan wordt het betrouwbaarheidsinterval half zo breed; de teller van SE^2 wordt 4^2 keer zo groot en de noemer wordt 4^3 keer zo groot.

Appendix bij paragraaf 8.3: exact interval

Gardner en Altman (1989, p. 31-33) geven ook de berekeningswijze van een exact binomiaal betrouwbaarheidsinterval, waarbij b+c als een constante wordt behandeld; de steekproeffluctuatie in de fractie (b+c)/n wordt aldus verwaarloosd.

Bij de fractie b/(b+c) hoort een exact betrouwbaarheidsinterval dat loopt van ondergrens g_O tot bovengrens g_B. In het voorbeeld hoort bij een fractie 8/10 volgens tabel 1 het 95% betrouwbaarheidsinterval van $g_O = 0{,}44$ tot $g_B = 0{,}97$. Deze grenzen zijn om te rekenen tot het 95% betrouwbaarheidsinterval voor het verschil in succeskans:

$$(2g_O - 1)(b + c)/n \leq \pi_1 - \pi_2 \leq (2g_B - 1)(b + c)/n$$

In het voorbeeld berekenen we het interval van −0,03 tot +0,24. Het verschil nul ligt nu binnen het interval en dat stemt overeen met het toetsingsresultaat P = 0,11.

Gardner en Altman (1989, p. 57-58) geven ook de berekeningswijze van een exact betrouwbaarheidsinterval voor de odds ratio in een patiënt-controle onderzoek waarin steeds een patiënt en een controle samen een paar vormen.

Hoofdstuk 9
VERSCHIL IN FRACTIE SUCCES TUSSEN TWEE GROEPEN
Dichotome Waarnemingen in Twee Onafhankelijke Groepen

In een therapeutisch experiment kan worden onderzocht of de ene behandeling een grotere kans op succes heeft dan de andere behandeling. Bij succes van een behandeling kan worden gedacht aan genezing, maar ook aan een duidelijke verbetering, het vertragen van verdere achteruitgang of overleving na een van tevoren afgesproken tijdsduur. Er zijn voor elk individu **twee mogelijkheden (dichotomie of binaire variabele):** succes of mislukking, wel of niet overleven, enz. In dit hoofdstuk zijn er steeds twee **onafhankelijke groepen:** niemand zit in beide groepen. Bovendien komt niemand meer dan eens in dezelfde groep voor, omdat een individu slechts één keer tot een onderzoek wordt toegelaten. De onderzoeksopzet moet ervoor zorgen dat de waarnemingen statistisch onafhankelijk zijn, omdat dit wordt verondersteld in de berekening van een standaardfout, P-waarde of betrouwbaarheidsinterval.

Er wordt verondersteld dat twee aselecte steekproeven met elkaar worden vergeleken. De steekproeven komen uit dezelfde populatie en verschillen alleen van elkaar in de toegediende behandeling. De ene behandeling heeft succeskans π_1 en de andere behandeling heeft succeskans π_2. De twee behandelingsgroepen, met waargenomen fracties succes p_1 en p_2, dienen om wetenschappelijk verantwoorde uitspraken te doen over de succeskansen π_1 en π_2 en vooral over het verschil $\pi_1-\pi_2$ in kans op succes. De **Pearson chi kwadraat toets** (zonder continuïteitscorrectie) wordt aanbevolen voor het vergelijken van de fractie succes in twee behandelingsgroepen. Met een betrouwbaarheidsinterval kan worden aangegeven hoe precies het verschil in succeskans kon worden vastgesteld.

9.1 Chi kwadraat toets voor het vergelijken van twee fracties als er twee onafhankelijke groepen zijn

Rao en Badrinath (1989) beschreven een dubbelblind experiment met 99 opeenvolgende patiënten die laser therapie van het voorste oogsegment ondergingen. Als bijwerking van deze operatie kan een ernstige stijging van de oogdruk optreden. Deze bijwerking kan wellicht worden voorkomen met een druppel apraclonidine in het oog.

Tabel 1.
Resultaat van apraclonidine of placebo bij lasertherapie van het voorste oogsegment.

Uitkomstmaat	Apraclonidine	Placebo	**Verschil** (95% BI)	P-waarde
Ernstige oogdruk	5/48 = 10%	27/51 = 53%	**−43%** (−59% tot −26 %)	<<0,001

Na een 'informed consent' procedure werd er geloot tussen apraclonidine en placebo. Van elke patiënt doet slechts één oog mee in het experiment; dit is nodig om statistisch onafhankelijke waarnemingen te krijgen. Eén druppel testmedicatie (1,0% actief middel) of placebo werd één uur voor de operatie en onmiddellijk na de operatie toegediend. De evaluatie gebeurde 1 uur, 2 uur, 3 uur en één week na de operatie. Een ernstige stijging van de oogdruk is gedefinieerd als een stijging van minstens 40% of minstens 10 mm Hg, t.o.v. de waarde voor de operatie. Tabel 1 vat de resultaten samen; in een dergelijke tabel kunnen de resultaten van meerdere uitkomstmaten worden gepresenteerd.

Bij 53% van de patiënten met placebo trad een ernstige stijging van de oogdruk op, tegenover 10% van de patiënten met apraclonidine. Dus bij 43% van de patiënten kon apraclonidine een ernstige stijging van de oogdruk voorkomen. Kan zo'n verschil door toeval ontstaan als beide therapieën dezelfde kans hebben op een ernstige stijging van de oogdruk? Of is er een statistisch bewijs voor een verschillende kans?

Veronderstel dat de volgende **nulhypothese** waar is: beide behandelingen geven exact dezelfde kans op een ernstige stijging van de oogdruk. Bijna altijd zal dan toch het toeval zorgen dat een verschil tussen de behandelingsgroepen optreedt. We zullen verderop de chi kwadraat toets uitvoeren en een P-waarde P < 0,001 berekenen. In een experiment met deze aantallen patiënten, is er een **kans P op het waargenomen of een nog groter verschil** tussen de behandelingsgroepen, aannemende dat de behandelingen exact dezelfde kans op een ernstige stijging van de oogdruk geven. Omdat $P \leq 0,05$ noemen we het waargenomen verschil van 43% statistisch significant, d.w.z. in strijd met de nulhypothese.

Tabel 2.
Wel (+) of geen (−) ernstige stijging van de oogdruk na laser therapie.

Resultaat	Apraclonidine	Placebo	Totaal
+	a = 5	b = 27	a+b = 32
−	c = 43	d = 24	c+d = 67
Totaal	n_1 = a+c = 48	n_2 = b+d = 51	N = n_1+n_2 = 99

In tabel 2 staat de wiskundige notatie die nodig is. De fracties $p_1 = a/n_1 = 5/48 = 0,10$ en $p_2 = b/n_2 = 27/51 = 0,53$ zijn schattingen van de kansen π_1 en π_2 op ernstige stijging van de oogdruk bij preventieve behandeling met apraclonidine respectievelijk placebo. Het waargenomen verschil in fractie succes is $p_1-p_2 = 0,10-0,53 = -0,43$; het **min-teken** geeft aan dat het risico bij apraclonidine kleiner is dan bij de placebo.

De nulhypothese is dat beide therapieën precies even effectief zijn;

$$\text{nulhypothese } H_0: \pi_1 = \pi_2, \text{ d.w.z. } \pi_1-\pi_2 = 0.$$

Als deze nulhypothese $\pi_1 = \pi_2$ waar is, dan is $\bar{p} = (a+b)/N = 36/50 = 0,72$ een schatting voor de gemeenschappelijke kans π ($=\pi_1=\pi_2$) op ernstige stijging van de oogdruk; merk op dat $\bar{p}$ niet wordt berekend als het gemiddelde van p_1 en p_2.

De fracties p_1 en p_2 zijn statistisch onafhankelijk van elkaar. Daarom is de variantie SE_0^2 van het verschil p_1-p_2 gelijk aan de som van de varianties $\bar{p}(1-\bar{p})/n_1$ van p_1 en $\bar{p}(1-\bar{p})/n_2$ van p_2:

$$\text{variantie } SE_0^2 = \frac{\bar{p}(1-\bar{p})}{n_1} + \frac{\bar{p}(1-\bar{p})}{n_2} \quad \text{en} \quad \text{standaardfout } SE_0 = \sqrt{\bar{p}(1-\bar{p}) \times (\frac{1}{n_1} + \frac{1}{n_2})}$$

De index 0 geeft aan dat verondersteld wordt dat de nulhypothese H_0: $\pi_1 = \pi_2$ waar is. Door te standaardiseren (de verwachting aftrekken en delen door de standaardfout) ontstaat de

$$\text{standaardnormale waarde } X = \frac{(p_1 - p_2) - (\pi_1 - \pi_2)}{SE_0} = \frac{p_1 - p_2}{SE_0}$$

Deze X wordt in de praktijk meestal gekwadrateerd. Met veel vervelend schrijfwerk kan worden bewezen dat

$$\text{Pearson } X^2 = \left(\frac{p_1 - p_2}{SE_0}\right)^2 = \frac{N(ad - bc)^2}{(a+b)(c+d)(a+c)(b+d)} \quad \text{met DF} = 1 \text{ vrijheidsgraad.}$$

Het kwadraat van een standaardnormale waarde X = chi is per definitie een chi kwadraat waarde X^2 met één vrijheidsgraad. In het voorbeeld berekenen we

$$X^2 = \frac{99 \times (5 \times 24 - 43 \times 27)^2}{32 \times 67 \times 48 \times 51} = 20{,}44 \quad \text{met DF} = 1 \text{ vrijheidsgraad}$$

en dit geeft P << 0,001 volgens tabel D achterin dit boek. De wortel uit een chi kwadraat waarde met één vrijheidsgraad is per definitie een standaardnormale waarde: $X = \sqrt{(X^2)}$. Bedenk daarbij dat de rechter staart van de chi kwadraat verdeling correspondeert met beide staarten samen van de normale verdeling. De standaardnormale waarde $X = \sqrt{(20{,}44)} = 4{,}52$ geeft natuurlijk ook P << 0,001 volgens tabel B achterin dit boek. Boven tabel 2 werd al de interpretatie van deze P-waarde gegeven. Er is slechts een kans P << 0,001 dat een verschil van minstens 43% wordt waargenomen bij gelijkwaardige behandelingen, in een experiment van deze omvang. Gezien de onwaarschijnlijkheid van het waargenomen verschil, als de nulhypothese waar is, is het waargenomen verschil in strijd met de nulhypothese. Het waargenomen verschil is statistisch significant, omdat P < 0,05, en de nulhypothese wordt verworpen. Er is een statistisch bewezen gunstig effect van apraclonidine.

Appendix bij paragraaf 9.1: toets van Fisher, Yates correctie

De eigenschappen van de Pearson chi kwadraat toets kunnen nog worden verbeterd door in de teller de factor N te vervangen door (N−1); dit houdt verband met de opmerking aan het einde van de appendix bij paragraaf 8.1. In een uitgebreide literatuur studie concludeert Richardson (1994, i.h.b. paragraaf 10) dat deze enigszins gewijzigde formule de voorkeur verdient, ook (en zelfs juist) bij kleine aantallen individuen.

In sommige boeken vindt u de exacte toets van Fisher, of de chi kwadraat toets met Yates correctie. In deze toetsen wordt het totale aantal successen, in beide groepen samen, als een vast gegeven aantal behandeld. Omdat Richardson (1994) het totale aantal successen (a+b) als een toevalsvariabele beschouwt, raadt hij het gebruik van deze toetsen af. Dit advies kan ook worden ondersteund met de exacte berekeningen in Schouten, Molenaar, Van Strik en Boomsma (1980) die echter destijds deze conclusie niet trokken.

9.2 Betrouwbaarheidsinterval voor het verschil tussen twee kansen als er twee onafhankelijke groepen zijn

Het waargenomen verschil $p_1-p_2 = 0{,}104-0{,}529 = -0{,}425 = -0{,}43$ is een schatting van het werkelijke verschil $\pi_1-\pi_2$ in kans op ernstige stijging van de oogdruk. Zonder te veronderstellen dat de nulhypothese $\pi_1-\pi_2 = 0$ waar is, heeft het verschil p_1-p_2 een

$$\text{standaardfout } SE = \sqrt{\frac{p_1(1-p_1)}{n_1} + \frac{p_2(1-p_2)}{n_2}}$$

In het voorbeeld is $SE = 0{,}0826 = 0{,}08$. Voor het verschil $\pi_1-\pi_2$ in succeskans geldt bij benadering het 95% betrouwbaarheidsinterval

$$p_1-p_2 - 1{,}96 \times SE \le \pi_1-\pi_2 \le p_1-p_2 + 1{,}96 \times SE$$

De standaardnormale waarde 1,96 correspondeert met de betrouwbaarheid $1-\alpha = 0{,}95$. In 95% van de onderzoeken valt het betrouwbaarheidsinterval rondom het ware verschil in succeskans; in 5% van de gevallen is het interval fout. In het voorbeeld wordt het interval

$$-0{,}425 - 0{,}162 \le \pi_1-\pi_2 \le -0{,}425 + 0{,}162$$
$$-0{,}59 \le \pi_1-\pi_2 \le -0{,}26$$

berekend. Apraclonidine vermindert de kans op ernstige stijging van de oogdruk met 26 to 59 procent. **Het verschil nul ligt buiten dit interval, en dit stemt overeen met de significante chi kwadraat toets.** Het betrouwbaarheidsinterval wordt smaller naarmate de groepen groter worden.

Tabel bij vraagstuk 1. Beloop bij 64 patiënten met actieve reumatoïde artritis.

	Aantal patiënten behandeld met	
Beloop	Azathioprine	Methotrexaat
Opgenomen in experiment	33	31
Uitgevallen binnen 12 weken wegens		
Ernstige bijwerkingen	13	–
Gebrek aan therapie-trouw	–	1
Volledige 24 weken medicatie	20	30
Resultaat:		
Geen verbetering	8	4
Ernstige bijwerkingen	–	2
Goede/matige verbetering	12	24

Vraagstuk 1
Boerbooms et al. (1993) deden een experiment bij 64 patiënten met actieve reumatoïde artritis. Loting bepaalde voor elke patiënt of methotrexaat dan wel azathioprine werd geslikt. Voor dit vraagstuk koos ik de gegevens die worden samengevat in de tabel onderaan de voorgaande bladzijde. Er was goede of matige verbetering als bij een patiënt minstens 30% verbetering optrad bij 2 van de volgende 4 graadmeters: aantal gezwollen gewrichten, aantal pijnlijke gewrichten, bloedbezinking, aantal minuten ochtendstijfheid. Hoe dienen de behandelingsgroepen te worden vergeleken volgens het 'intention to treat' principe? Voer de chi kwadraat toets uit en bereken het 95% betrouwbaarheidsinterval voor het verschil in kans op verbetering. Stemmen toets en interval overeen?

Vraagstuk 2
Bij twee groepen van elk 100 patiënten werden geneeswijzen A en B vergeleken. De resultaten van dit experiment vindt u in de onderstaande tabel. Bereken de chi kwadraat waarde en het 95% betrouwbaarheidsinterval voor het ware verschil in kans op succes.

Resultaat	A	B	Totaal
Succes	38%	31%	69%
Mislukking	12%	19%	31%
Totaal	50%	50%	100%

Vraagstuk 3
In een therapeutisch experiment blijken er 30 patiënten in de ene behandelingsgroep te zitten en 20 patiënten in de andere behandelingsgroep. Is er een grote kans dat zo'n verschil in aantal optreedt bij 'loting met een eerlijke munt'?

Vraagstuk 4
Een toevallige permutatie werd gebruikt om twaalf ratten in te delen in twee even grote groepen. Een nieuw röntgen-contrast middel werd bij zes ratten ingespoten. Op dezelfde dag werd fysiologisch zout bij zes andere ratten ingespoten, als controle groep. Na een week werden de twaalf ratten opgeofferd om te bekijken welke schade werd aangericht als bijwerking. Voor elke rat werd de hoeveelheid schade aangegeven met nul tot drie plusjes. Dit resulteerde in de volgende beoordelingen van de twaalf ratten.
Contrast-middel: ++, +, +++, 0, ++, +++.
Fysiologisch zout: +, 0, ++, +++, +, 0.
Bespreek hoe u deze gegevens zou kunnen analyseren.

Vraagstuk 5
In een therapeutisch experiment worden twee methoden vergeleken om wratten te verwijderen. De meeste patiënten hebben meerdere wratten. Op welke correcte wijze zou u de resultaten analyseren?

9.3 Aantal te behandelen patiënten opdat het één patiënt baat

In de apraclonidine groep is de fractie patiënten met ernstige stijging van de oogdruk 0,43 lager dan in de placebo groep. Dit betekent dat bij 43 van elke 100 met apraclonidine behandelde patiënten een ernstige stijging van de oogdruk wordt voorkomen; 100 patiënten behandelen baat 43 patiënten. Dit betekent dat er 100/43 = 1/0,43 = 2,3 patiënten moeten worden behandeld om bij 1 patiënt ernstige stijging van de oogdruk te voorkomen; een nauwkeuriger berekening levert 1/0,425 = 2,4 te behandelen patiënten op. De algemene formule is heel eenvoudig:

$$\text{Aantal te behandelen patiënten} = \frac{1}{\text{verschil in succeskans}} = \frac{-1}{\text{verschil in risico}}$$

Een uitgebreide discussie over het aantal te behandelen patiënten, het 'Number Needed to be Treated (NNT)', kunt u vinden in het artikel van Laupacis et al. (1988).

Rondom het waargenomen verschil 0,43 ligt het 95% betrouwbaarheidsinterval van 0,26 tot 0,59. Het aantal te behandelen patiënten werd berekend als 1/0,43 = 2,3 en daar omheen ligt het 95% betrouwbaarheidsinterval van 1/0,59 = 1,7 tot 1/0,26 = 3,8 ; zie ook Altman (1998).

9.4 Relatieve kansen

Het geschatte risico op een ernstige stijging van de oogdruk is p_1 = 0,10 bij behandeling met apraclonidine en p_2 = 0,53 bij behandeling met de placebo. Een schatting van het relatieve risico is dus p_1/p_2 = 0,10/0,53 = 0,19; het risico p_1 is 0,19 keer zo groot als het risico p_2; de nauwkeuriger berekening (5/48) / (27/51) geeft een relatief risico 0,20. Het 95% betrouwbaarheidsinterval is $0,08 \leq \pi_1/\pi_2 \leq 0,47$; zie Gardner and Altman (1989, p. 51) voor de rekenmethode. Dit interval is in overeenstemming met het resultaat van de chi kwadraat toets in paragraaf 9.1: P < 0,001 betekent dat het relatieve risico significant kleiner is dan 1.

9.5 De 'odds ratio'

Bij de Engelse paardenrennen wordt de inzet bepaald door de 'betting odds' p/(1–p): de geschatte kans p op winst gedeeld door de geschatte kans (1–p) op verlies. In de in paragraaf 9.1 beschreven klinische proef wordt in elke behandelingsgroep de kans op ernstige stijging van de oogdruk gedeeld door de kans dat deze bijwerking van de laser therapie niet optreedt. Vervolgens wordt de ene odds $p_1/(1-p_1)$ = 0,10/0,90 = 0,11 gedeeld door de andere odds $p_2/(1-p_2)$ = 0,53/0,47 = 1,13. Het zo berekende quotiënt heet de 'odds ratio' en is in dit geval

$$\text{OR} = \frac{p_1/(1-p_1)}{p_2/(1-p_2)} = \frac{ad}{bc} = 0,10.$$

Het 95% betrouwbaarheidsinterval voor de ware 'odds ratio' loopt van 0,035 tot 0,30; zie Gardner and Altman (1989, p. 53-54) voor de rekenmethode. Dit interval is in overeenstemming met het resultaat van de chi kwadraat toets in paragraaf 9.1: P<0,001 betekent dat de 'odds ratio' significant kleiner is dan 1.

Als p_1 en p_2 kleine kansen zijn op een ernstige gebeurtenis, zeg $p_1<0,10$ en $p_2<0,10$, dan is de odds ratio vrijwel gelijk aan het relatieve risico p_1/p_2.

Hierboven werd de ruwe (Engels: raw) odds ratio berekend, d.w.z. zonder dat rekening werd gehouden met prognostische factoren. Als wel rekening wordt gehouden met prognostische factoren, dan resulteert een gecorrigeerde (Engels: adjusted) odds ratio. De **gecorrigeerde odds ratio kan dramatisch verschillen van de ruwe odds ratio, zelfs als de verdeling van de prognostische factor(en) in de behandelingsgroepen hetzelfde is.** Zie ook de volgende paragraaf.

9.6 Prognostische factoren

De gevoeligheid (Engels: power) van de statistische toets is de kans dat terecht een significant verschil zal worden gevonden als het ene middel effectiever is dan het andere middel, bijvoorbeeld als de kans op succes $\pi_1=0,90$ is bij de ene en $\pi_2=0,70$ bij de andere behandeling; zie hoofdstuk 11. De gevoeligheid kan worden vergroot door rekening te houden met één of meer factoren die van groot prognostisch belang zijn voor het behandelingsresultaat; zie bijvoorbeeld Robinson en Jewell (1991). In niet-experimenteel onderzoek is het beslist noodzakelijk om met de belangrijkste prognostische factoren rekening te houden om zodoende de systematische vertekening te verminderen; zie echter paragraaf 19.5. Het 'rekening houden met een prognostische factor' wordt ook wel het 'corrigeren voor (een verschillende verdeling van) een prognostische factor' genoemd en kan leiden tot een andere odds ratio. Echter, het is een wijd verbreid **misverstand** dat de ruwe en de gecorrigeerde odds ratio alleen flink kunnen verschillen als een prognostische factor verschillend verdeeld is in de twee groepen. In paragraaf 19.4 laat ik zien dat een ruwe odds ratio 2,4 kan samengaan met een gecorrigeerde odds ratio 4,8, terwijl de prognostische factor in de twee therapie-groepen precies dezelfde verdeling heeft. De verklaring is dat de ruwe en de gecorrigeerde odds ratio een verschillende interpretatie hebben. De ruwe odds ratio geldt voor de hele populatie en hangt af van de verdeling van de prognostische factor(en) in die populatie, ook als die verdeling hetzelfde is in beide behandelingsgroepen. De gecorrigeerde odds ratio geldt voor elke deelpopulatie van mensen met allemaal dezelfde waarde(n) van de betreffende prognostische factor(en).

In hoofdstuk 16 wordt uitgelegd hoe u prognostische factoren kunt opnemen in een logistisch regressie model. In paragraaf 19.5 wordt ook aangegeven welke prognostische factoren u beter niet kunt opnemen in uw regressie model, omdat u daarmee vertekening zou veroorzaken; zie ook paragraaf 20.1 (k).

Hoofdstuk 10
OVERLEVINGSKANSEN UIT GECENSUREERDE TIJDSDUREN

De kans op een ernstige gebeurtenis, bijvoorbeeld sterfte, hangt vaak af van de vervolgduur van de individuele patiënt. **Omdat patiënten op verschillende momenten een onderzoek binnen komen, varieert de vervolgduur sterk van patiënt tot patiënt.** In vervolgstudies kan de tijdsduur vanaf een zeker begintijdstip tot een zeker eindtijdstip worden gebruikt. Voorbeelden zijn de tijdsduur vanaf een eerste infarct tot een recidief-infarct, of in een experiment de tijdsduur vanaf de loting tot het optreden van een ernstige gebeurtenis. Daarbij kunnen de volgende vragen van belang zijn. Verschilt de onderzochte tijdsduur tussen behandelingsgroepen? Wat is de prognostische waarde van (een combinatie van) bepaalde factoren?

Op de afsluitdatum van het onderzoek zal bij een aantal patiënten de tijdsduur tot de kritische gebeurtenis onbekend zijn, omdat bij hen deze kritische gebeurtenis nog niet is opgetreden. Er is dan alleen bekend hoe lang de tijdsduur tot de kritische gebeurtenis minstens is. Dergelijke onvoltooide tijdsduren, die **gecensureerde tijdsduren** worden genoemd, moeten op de juiste wijze in de statistische analyse worden verwerkt.

De statistische analyse van overlevingsduren komt voort uit de oncologie. De overlevingsduur, gerekend vanaf het vaststellen van kanker of gerekend vanaf de loting in een therapeutisch experiment, is in de oncologie het belangrijkste evaluatie-criterium. Op het moment dat de statistische analyse gebeurt, is van de dan nog levende patiënten de overlevingsduur niet bekend. Van deze patiënten is wel een **gecensureerde overlevingsduur** bekend die echter korter is dan de werkelijke overlevingsduur. Er treedt ook censurering op wanneer een patiënt uit het oog wordt verloren. De gecensureerde overlevingsduren moeten op de juiste wijze in de berekening van de overlevingscurve worden betrokken, bijvoorbeeld volgens de voorstellen van Kaplan en Meier.

Hierna noem ik nog enkele voorbeelden van tijdsduren tot het optreden van een belangrijke gebeurtenis. Bij verminderd vruchtbare vrouwen kan de tijdsduur tot zwangerschap worden gebruikt om een behandeling te evalueren; censurering treedt op wanneer een vrouw zich terugtrekt van verdere behandeling. Na een transplantatie is de tijdsduur tot afstoting van belang. In de oncologie kan ook de tijdsduur tot het ontdekken van metastasen van belang zijn. Andere voorbeelden zijn tijdsduur tot volledige genezing of tot een bepaalde verbetering.

Het is noodzakelijk om te veronderstellen dat er **geen enkele samenhang is tussen censurering enerzijds en overlevingsduur of expositie anderzijds.** Als deze veronderstelling onjuist is, treedt systematische vertekening op. Wanneer een patiënt wegens bijwerkingen met de behandeling stopt, mag dit niet als censurering worden beschouwd en moet deze patiënt gewoon verder worden vervolgd. Het stoppen wegens bijwerkingen zal immers vaak samenhangen met de gebruikte therapie. Het voorgaande houdt ook verband met het 'intention to treat' principe.

10.1 Gereduceerde steekproef

De methode van de gereduceerde steekproef (Engels: reduced sample) is eenvoudig, maar minder efficiënt dan de Kaplan-Meier methode die in de volgende paragraaf wordt behandeld. De geschatte twee-jaars overlevingskans, bijvoorbeeld, wordt uitsluitend gebaseerd op de patiënten die minstens twee jaar geleden in de studie kwamen en is de fractie van deze patiënten die twee jaar overleefde.

Patiënt S kwam 19 maanden geleden in de studie en overleed twee maanden geleden. Zijn overlevingsduur is 17 maanden. Doet deze patiënt mee in de berekening van de twee-jaars overleving? NEEN, hij is immers minder dan twee jaar geleden in de studie gekomen! Deze patiënt zou ook niet in de berekening mee doen als hij nog niet was overleden. De uitkomst mag nooit bepalen of een patiënt al dan niet in een berekening wordt opgenomen, omdat anders een vertekend beeld van de werkelijkheid ontstaat.

Patiënten die langer dan twee jaar geleden in de studie kwamen, maar bij wie binnen twee jaar censurering optrad, mogen ook niet meedoen in de berekening van de twee-jaars overleving; het is immers onbekend of ze na twee jaar dood of levend zijn. Dit kan tot enige systematische vertekening leiden omdat zo'n patiënt wel meedoet in de berekening als hij nog voor de censurering overlijdt (zodat onbekend is dat anders censurering zou zijn opgetreden). In de Kaplan-Meier berekeningswijze is dergelijke vertekening verwaarloosbaar omdat dan met veel kleinere tijdsintervallen wordt gerekend.

10.2 Kaplan-Meier curve

Jaren geleden bekeek een huisarts in Amsterdam de overlevingsduur van tien onbehandelde AIDS patiënten. In figuur 1 is de Kaplan-Meier overlevingscurve grafisch weergegeven. In

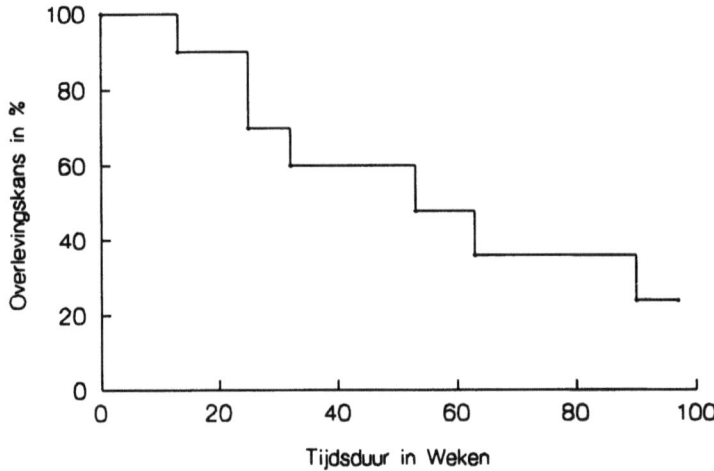

Figuur 1. Kaplan-Meier curve voor onbehandelde AIDS patiënten.

tabel 1 staat de week van overlijden en de berekening van de geschatte overlevingskansen. De patiënten staan niet in volgorde van de datum waarop ze het onderzoek binnenkwamen, maar in volgorde van overlevingsduur, al dan niet gecensureerd. De overlevingsduur van een patiënt wordt **gerekend vanaf de dag waarop die patiënt het onderzoek binnen kwam**; zo heeft elke patiënt weer een ander begintijdstip 0 waarop hij of zij het onderzoek binnen kwam. Op de dag dat het onderzoek wordt afgesloten, en de statistische analyse wordt uitgevoerd, hebben de dan nog levende patiënten een gecensureerde overlevingsduur als ondergrens van de werkelijke overlevingsduur. De gecensureerde overlevingsduren bevatten informatie die in de berekening van de overlevingscurve dient te worden gebruikt.

Tabel 1.
Berekening van de geschatte overlevingskans voor onbehandelde AIDS patiënten, volgens de Kaplan-Meier methode; totale vervolgduur bij 10 patiënten: 535 mensweken.

Week van overlijden	Aantal 'at risk'	Sterfte	Overlevings- fractie	Berekening geschatte overlevingskans volgens de methode van Kaplan en Meier
				S(na 0 weken) = 1,00
13 dood	10	1	9/10	S(na 13 weken) = 1,00 × 9/10 = 0,90
25 dood	9	2	7/9	
25 dood				S(na 25 weken) = 0,90 × 7/9 = 0,70
32 dood	7	1	6/7	S(na 32 weken) = 0,70 × 6/7 = 0,60
47 levend	6			S(na 47 weken) = 0,60
53 dood	5	1	4/5	S(na 53 weken) = 0,60 × 4/5 = 0,48
63 dood	4	1	3/4	S(na 63 weken) = 0,48 × 3/4 = 0,36
90 dood	3	1	2/3	S(na 90 weken) = 0,36 × 2/3 = 0,24
90 levend	2			
97 levend	1			

$S(t) = S(t-1) \times$ (overlevingsfractie) $= S(t-1) \times (1 - \text{sterfte-fractie})$

In tabel 1 wordt de overlevingskans aangeduid met de S van het Engelse 'Survival'. **De kans om na t weken te overleven wordt berekend door de overlevingskans na t–1 weken te vermenigvuldigen met de kans om daarna ook week t te overleven.** In de eerste 12 weken is er geen sterfte opgetreden. De geschatte overlevingskans na 12 weken is daarom S(na 12 weken) = 1,00. In de 13-de week overlijdt 1 van de 10 patiënten en blijven 9 van de 10 patiënten in leven. De geschatte overlevingskans na 13 weken wordt daarom als volgt berekend: S(na 13 weken) = S(na 12 weken) × 9/10 = 1,00 × 9/10 = 0,90. In de 25-ste week overleven 7 van de 9 overgebleven patiënten, zodat de overlevingskans na 25 weken gelijk is aan S(na 25 weken) = S(na 24 weken) × 7/9 = 0,90 × 7/9 = 0,70. Op dezelfde manier wordt S(na 32 weken) = S(na 31 weken) × 6/7 = 0,70 × 6/7 = 0,60 berekend. Tot zover hadden we deze rekenwijze niet nodig: de uitkomst was steeds de fractie overlevenden van het oorspronkelijke aantal patiënten. Maar voorbij de eerste censurering, in de 47-ste week, gaat dat niet meer op. De patiënt met een gecensureerde overlevingsduur van 47 weken doet tot dat tijdstip mee in de berekeningen, maar daarna niet meer: voorbij week 47 zijn er nog 6 – 1 = 5 patiënten 'at risk'. In de 53-ste week overleven 4 van de 5 over gebleven patiënten. De geschatte overlevingskans na 53 weken is S(na 53 weken) = S(na 52 weken) × 4/5 = 0,60 × 4/5 = 0,48. In week 90 treedt zowel sterfte als censurering op. Het is dan gebruikelijk om te doen alsof de sterfte vlak voor de censurering optrad, omdat de gecensureerde waarneming vermoedelijk betrekking heeft op een patiënt die niet onmiddellijk daarna sterft. Wellicht is dit probleem te vermijden door in dagen te meten.

Vraagstuk 1
Er zijn ook tien met AZT behandelde AIDS patiënten; het lot bepaalde of een patiënt wel of niet werd behandeld. De tien weken van overlijden of censurering zijn: 28 (dood), 36 (dood), 53 (levend), 63 (dood), 77 (levend), 91 (dood), 95 (levend), 106 (levend), 112 (levend), 123 (levend). Bereken de Kaplan-Meier overlevingscurve.
Bestudeer paragraaf 10.3 en bereken het sterfte-risico, met 95% betrouwbaarheidsinterval.
Facultatief: Bestudeer Pocock (1983, paragraaf 14.2) en vergelijk de onbehandelde met de behandelde AIDS patiënten middels de logrank toets.

10.3 Het sterfterisico (Engels: hazard)

In deze paragraaf leg ik uit wat onder het sterfterisico wordt verstaan. Ik geef een interpretatie die geldig is mits de tijdseenheid (dag of week bijvoorbeeld) zo klein wordt gekozen dat per tijdseenheid minder dan 5% sterfte optreedt.

De 10 AIDS patiënten in tabel 1 zijn in totaal 535 weken gevolgd, alle gecensureerde en voltooide overlevingsduren bij elkaar opgeteld. In die 535 mensweken zijn 7 patiënten gestorven. Het sterfterisico is dus 7/535 = 0,013 sterfgevallen per mensweek, dat is 13 promille per mensweek. In deze berekening wordt gedaan alsof er een **constant sterfterisico** is; dit heet exponentiële sterfte.

Tabel 2 geeft, bij 7 waargenomen sterfgevallen en een constant sterfte-risico, het 95% betrouwbaarheidsinterval van 2,8 tot 14,4 voor het te verwachten aantal sterfgevallen in 535 mensweken; de bovengrens 14,4 is gerelateerd aan de totale vervolgduur van 535 mensweken, en kan daarom groter zijn dan het totale aantal mensen in het onderzoek. Deling door 535 mensweken geeft het 95% betrouwbaarheidsinterval voor het sterfterisico: van 2,8/535 = 0,005 tot 14,4/535 = 0,027 sterfgevallen per mensweek; 5 tot 27 promille per mensweek.

Tabel 2.
Exacte 95% betrouwbaarheidsintervallen van het te verwachten aantal sterfgevallen, gegeven de totale vervolgduur, bij constant sterfte-risico; volgens Poisson verdeling.

Aantal	95% BI	Aantal	95% BI	Aantal	95% BI	Aantal	95% BI
0	0,0 - 3,7	10	4,8 - 18,4	20	12,2 - 30,9	30	20,2 - 42,8
1	0,0 - 5,6	11	5,5 - 19,7	21	13,0 - 32,1	31	21,1 - 44,0
2	0,2 - 7,2	12	6,2 - 21,0	22	13,8 - 33,3	32	21,9 - 45,2
3	0,6 - 8,8	13	6,9 - 22,2	23	14,6 - 34,5	33	22,7 - 46,3
4	1,1 - 10,2	14	7,7 - 23,5	24	15,4 - 35,7	34	23,5 - 47,5
5	1,6 - 11,7	15	8,4 - 24,7	25	16,2 - 36,9	35	24,4 - 48,7
6	2,2 - 13,1	16	9,1 - 26,0	26	17,0 - 38,1	36	25,2 - 49,8
7	2,8 - 14,4	17	9,9 - 27,2	27	17,8 - 39,3	37	26,1 - 51,0
8	3,5 - 15,8	18	10,7 - 28,4	28	18,6 - 40,5	38	26,9 - 52,2
9	4,1 - 17,1	19	11,4 - 29,7	29	19,4 - 41,6	39	27,7 - 53,3

Het is niet altijd redelijk om te veronderstellen dat het sterfterisico constant is. Na een hartinfarct, bijvoorbeeld, zal het sterfterisico vooral in het begin groot zijn en daarna afnemen.

Het sterfterisico h(t), in week t, is de kans om in week t te sterven voor de mensen die na t−1 weken nog in leven zijn:

$$\text{hazard } h(t) = \frac{\text{aantal sterfgevallen in week t}}{\text{aantal individuen als week t begint}}$$

Een meer wiskundige formulering is

$$\text{hazard } h(t) = \frac{S(t-1) - S(t)}{S(t-1)}$$

In deze formule is S(t) de kans om t weken te overleven. Het verschil S(t–1) – S(t) boven de deelstreep is de fractie mensen die in week t sterven. De geschatte overlevingskans S(t–1) onder de deelstreep is de fractie mensen die aan het begin van week t in leven zijn. De rekenformule S(t) = S(t–1) × (1-h(t)) is nu eenvoudig af te leiden en deze laatste formule werd in tabel 1 gebruikt om de Kaplan-Meier curve te berekenen.

10.4 De logrank toets

Twee overlevingscurven kunnen worden vergeleken door een rangnummer-toets toe te passen. De (Mantel-Cox-Savage) logrank toets wordt het meest gebruikt.

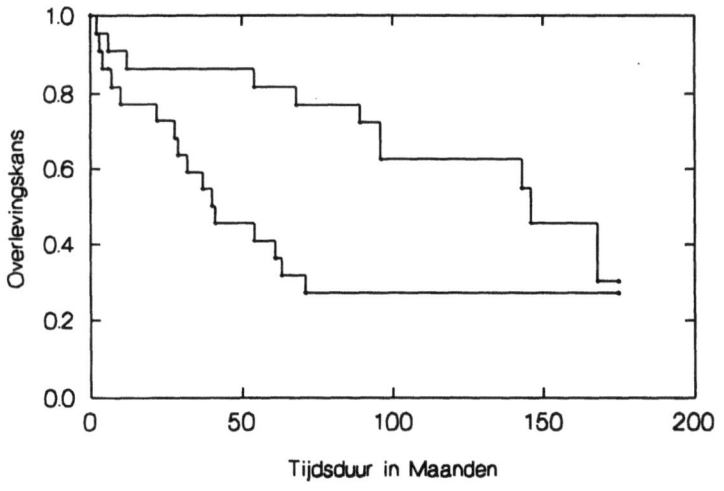

Figuur 2. Kaplan-Meier overlevingscurven voor patiënten met prednisolon (boven) in vergelijking met de controles (onder).

Pocock (1983, paragraaf 14.2) beschrijft een therapeutisch experiment waarin 44 patiënten met chronisch actieve hepatitis middels loting werden verdeeld over twee behandelingsgroepen: 22 patiënten werden behandeld met prednisolon en 22 patiënten vormden de onbehandelde controle-groep. In figuur 2 is de bovenste curve van de prednisolon groep en de onderste curve van de controle groep. Het laatste deel van de overlevingscurven is zeer onbetrouwbaar vanwege het geringe aantal patiënten. Het verdient aanbeveling om dergelijke curven te laten ophouden zodra er **minder dan vijf individuen over** zijn. In figuur 2 zouden de curven dan tot 120 maanden worden getekend, zoals Pocock terecht deed. Figuur 2 laat zien wat de onderzoeker ervaart, maar niet wat hij hoort te publiceren. Pocock legt uit hoe u, volgens de logrank toets, een chi kwadraat waarde $X^2 = 4,49$ kunt berekenen met DF=1 vrijheidsgraad: $P = 0,034$. De met prednisolon behandelde patiënten overleven significant langer. Standaardprogrammatuur, bijvoorbeeld SPSS for Windows, gebruikt een nauwkeuriger (en iets ingewikkelder) rekenprocedure en dan is de logrank $X^2 = 4,66$: $P = 0,031$.

Veronderstel dat het sterfte-risico constant is, d.w.z. niet in de loop van de tijd verandert. In de controle groep stierven 16 mensen in 1424 mensmaanden. Dit betekent een sterfte-risico = hazard = 16/1424 = 0,01124 sterfgevallen per mensmaand. Anders gezegd: de maandelijkse sterfte is 11 promille. In de prednisolon groep traden 11 sterfgevallen op in 2410 mensmaanden en dit betekent een sterfte-risico = hazard = 11/2410 = 0,00456 sterfgevallen per mensmaand, d.w.z. de maandelijkse sterfte is 5 promille en dit is veel minder dan in de controle groep. Het relatieve sterfterisico in de prednisolon groep t.o.v. de controle groep is de hazard ratio 0,00456/0,01124 = 0,41. Een betrouwbaarheidsinterval voor het relatieve sterfterisico kan gemakkelijk worden berekend met het Cox regressie model.

10.5 Cox regressie

Deze moeilijke paragraaf kunt u pas goed begrijpen na het bestuderen van hoofdstuk 16 over multipele logistische regressie. In het Cox 'proportional hazards' regressie model wordt een referentie hazard $h_0(t)$ vermenigvuldigd met een factor die van de prognostische variabelen x_1, x_2, ... afhangt: de hazard is $h(t) = h_0(t) \times \exp(b_1x_1 + b_2x_2 + ...)$. De referentie hazard $h_0(t)$ is de hazard voor individuen met $x_1=0$, $x_2=0$, enz. In het in paragraaf 10.5 beschreven voorbeeld is er slechts één prognostische variabele waarmee de toegewezen therapie wordt aangegeven:

THERAPIE = 0 voor patiënten in de Controle groep
           1 voor patiënten in de Prednisolon groep

Om het computer programma te laten rekenen moet u van elke patiënt nog twee gegevens invoeren: de variabele TIJDDUUR = t = vervolgduur = tijdsduur vanaf de loting tot sterfte of censurering, en de variabele STATUS = 1 bij sterfte en STATUS = 0 bij censurering. Het sterfte-risico (= hazard = maandelijkse sterfte) is $h_0(t)$ in de Controle groep (THERAPIE = 0) en $h_1(t)$ in de Prednisolon groep (THERAPIE = 1). De referentie hazard geldt hier voor de Controle groep, omdat in deze groep alle variabelen de waarde nul hebben. De computer berekent de regressie coëfficiënt $b = -0,832$. Het Cox regressie model is in dit voorbeeld

$$\text{hazard } h(t) = h_0(t) \times \exp(-0,832 \times \text{THERAPIE})$$

$$\text{d.w.z.} \quad h_1(t) = h_0(t) \times \exp(-0,832) = h_0(t) \times 0,44$$

$$\text{relatief risico RR} = \text{hazard ratio HR} = \frac{h_1(t)}{h_0(t)} = \exp(-0{,}832) = 0{,}44$$

Door in de eerste formule, onderaan de vorige bladzijde, THERAPIE = 1 in te vullen ontstaat de tweede formule. De hazards $h_0(t)$ en $h_1(t)$ mogen van de tijd t afhangen; vaak neemt het sterfte-risico af. Er wordt wel verondersteld dat het **relatieve risico constant** is in de tijd; daarom heet het model voluit het Cox 'proportional hazards' regressie model. Dit impliceert dat de overlevingscurven steeds verder uit elkaar moeten gaan, zolang beide curven boven de 0,20 zitten. In figuur 2 lijkt dat niet zo te zijn, maar dat komt vermoedelijk door het geringe aantal mensen aan het eind van de curven.

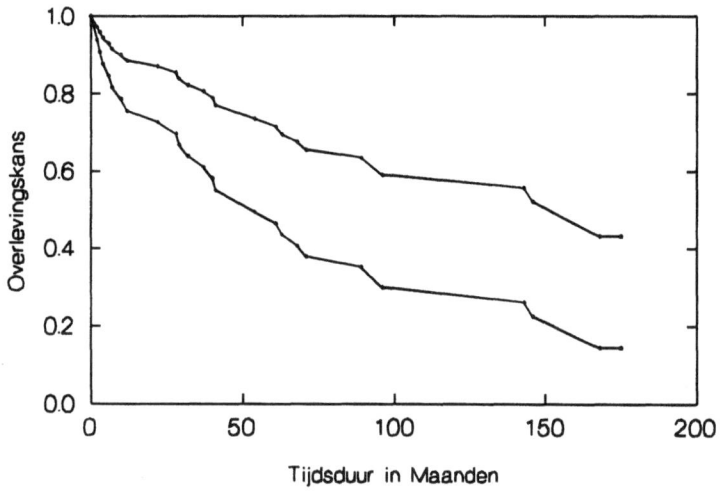

Figuur 3. Cox model overlevingscurven voor de patiënten met prednisolon (boven) in vergelijking met de controles (onder).

Bij de regressie coëfficiënt b = –0,832 hoort de standaardfout SE = 0,397. In een voldoende grote steekproef is de regressie coëfficiënt ongeveer normaal verdeeld. Het 95% betrouwbaarheidsinterval voor de ware regressie coëfficiënt β kan daarom bij benadering worden berekend als b ± 1,96×SE = –0,832 ± 0,778 = –1,610 tot –0,054. Het 95% betrouwbaarheidsinterval voor het ware relatieve risico exp(β) loopt dus van exp(–1,610) = 0,20 tot exp(–0,054) = 0,95. Zo'n interval is altijd in overeenstemming met de Wald toets, waarin de standaardnormale waarde b/SE = –0,832/0,397 = –2,10 leidt naar de tweezijdige overschrijdingskans P = 0,036 en dus tot verwerping van de nulhypothese β = 0. Het relatieve risico is dus significant kleiner dan één. In tabel 3 heb ik de P-waarde P_{LR} = 0,034 uit de gevoeliger 'likelihood ratio' toets vermeld.

Het Cox regressie model kan ook worden geschreven in termen van de kans S(t) om een tijd t te over leven. Als $S_0(t)$ en $S_1(t)$ de overlevingskansen in de Controle en Prednisolon groep zijn, dan is het Cox regressie model in dit voorbeeld

$$S(t) = S_0(t)^{\exp(-0.832 \cdot \text{THERAPIE})} \quad \text{d.w.z.} \quad S_1(t) = S_0(t)^{0.44}$$

In het Cox regressie model zijn de overlevingscurven een macht van elkaar en daarom moeten ze steeds verder uit elkaar gaan lopen. Figuur 3 laat dat zien.

Tabel 3.
Cox regressie model voor het gunstige effect van Prednisolon.

Variabele	Coëff.	SE	P_{LR}	RR	95% BI
Therapie	−0,832	0,397	0,034	0,44	0,20 tot 0,95

De cumulatieve overlevingskans $S(t)$ heeft als natuurlijke tegenpool het cumulatief risico $CR(t) = 1-S(t) =$ de kans om binnen tijd t te zijn gestorven.

Natuurlijk is het noodzakelijk de vooronderstellingen van het opgebouwde Cox regressie model zorgvuldig na te gaan. In het voorgaande voorbeeld blijkt het relatieve risico niet significant van de tijd af te hangen; de volgende opmerking is alleen voor statistici bedoeld: ik heb de interactie-term THERAPIE × (ln(TIJD) − 4,5) bekeken waarin 4,5 vlakbij de mediaan van ln(TIJD) ligt. Ook dienen eventuele invloedrijke individuen te worden opgespoord, maar dat valt buiten het bestek van dit hoofdstuk.

Twee overzichtsartikelen zijn beslist het lezen waard. Hop en Hermans (1981) beschrijven een toepassing van het Cox regressie model voor patiënten met een niercarcinoom. Van Houwelingen (1991) beschrijft een Cox regressie model voor vrouwen met een tumor in het ovarium. Beide modellen bevatten meerdere prognostische factoren.

10.6 Een valkuil betreffende behandelingsrespons

Het kan gebeuren dat een prognostische factor in de loop van de tijd verandert. Voorbeelden zijn halvering van een tumor, een keer symptoomvrij worden, een afstotingsreactie na een orgaan-transplantatie, of 5 kg in gewicht toenemen.

Het is **onzinnig** om de totale overlevingsduur (vanaf insluiting in het onderzoek) te vergelijken tussen patiënten die wel en patiënten die geen respons vertonen. Immers, patiënten die langer leven hebben daarom een grotere kans om te responderen. Daarom lijkt het of patiënten die responderen langer leven. U mag oorzaak en gevolg niet verwisselen! Anderson, Cain and Gelber (1983) bespreken onder meer de 'landmark' methode voor dit probleem: kies een 'landmark' tijdstip T en vergelijk de overleving vanaf tijdstip T, tussen patiënten die wel en patiënten die niet vóór tijdstip T respondeerden. Het effect van behandelingsrespons kunt u ook onderzoeken met een tijdsafhankelijke variabele in het Cox regressie model, zie bijvoorbeeld Anderson et al. (1980, paragraaf 11.7), maar dan is het verstandig om met een ervaren medisch statisticus samen te werken.

Hoofdstuk 11
AANTAL MENSEN OF PROEFDIEREN IN EEN EXPERIMENT MET TWEE GROEPEN

In dit hoofdstuk wordt aangegeven hoe groot een experiment moet zijn om een statistisch significant verschil tussen twee **onafhankelijke groepen** te mogen verwachten. Therapeutische experimenten worden in de komende paragrafen als voorbeeld genomen, maar de rekenformules zijn natuurlijk ook toepasbaar bij de voorbereiding van andere experimenten. Hoeveel individuen in het experiment moeten worden opgenomen kan pas worden berekend nadat de onderzoeker de volgende besluiten in het **onderzoeksprotocol** heeft vast gelegd:

- Op vakinhoudelijke gronden moet de onderzoeker het belangrijkste evaluatie-criterium kiezen: aangegeven moet worden hoe elk individu wordt geëvalueerd. Gedacht kan worden aan het wel/niet succes hebben van de therapie of aan de mate waarin een patiënt verbetert.
- De onderzoeker moet het kleinste verschil in effectiviteit vaststellen dat nog medisch relevant is. Gedacht kan worden aan een kleinste verschil in succeskans dat statistisch te bewijzen moet zijn, of aan een te verwachten verschil in gemiddelde dat niet over het hoofd mag worden gezien.
- De statistische toets moet worden gekozen: twee fracties zullen worden vergeleken met de chi kwadraat toets, of twee gemiddelden zullen worden vergeleken met de t-toets. Bovendien moeten de significantie-grens (meestal 0,05) en de gevoeligheid (bijvoorbeeld 0,90) worden gekozen. De onderzoeker moet ook beslissen of tweezijdig dan wel éénzijdig zal worden getoetst; aan het einde van paragraaf 11.1 wordt uitgelegd dat bijna altijd tweezijdig dient te worden getoetst.

11.1 Algemene theorie over statistische toetsen

Het vereiste aantal individuen kan pas worden berekend nadat bepaalde hypothesen zijn opgesteld en wensen zijn geformuleerd.

Doelstelling
Om te beginnen moet de doelstelling van het onderzoek in statistische termen worden vertaald. Het is verstandig bij voorbaat vast te leggen dat het vereiste aantal individuen wordt gebaseerd op de **belangrijkste maatstaf** waarmee twee groepen worden vergeleken. Voorbeelden van zo'n maatstaf zijn: kans op succes (genezing, duidelijke verbetering of overleving) van een behandeling, of de gemiddelde verlaging van de bloeddruk na 4 weken.

Nulhypothese H_0 en onbetrouwbaarheid α
Na afloop van een onderzoek wordt het waargenomen verschil in behandelingsresultaat tussen twee groepen vastgesteld: het verschil p_1-p_2 in fractie succes of het verschil $\bar{x}_1-\bar{x}_2$ in gemiddelde bloeddruk. Helaas valt niet met zekerheid te zeggen of dit waargenomen verschil werd veroorzaakt door een verschil in behandeling. Immers, ook als twee groepen patiënten dezelfde behandeling krijgen, zal het toeval voor een waargenomen verschil in behandelingsresultaat zorgen.

De nulhypothese H_0 is de veronderstelling dat er geen systematisch verschil in effect is tussen de twee behandelingsmethoden. We kunnen, bijvoorbeeld, als nulhypothese stellen dat de overlevingskans π_1 bij de ene behandeling precies gelijk is aan de overlevingskans π_2 bij de andere behandeling (H_0: $\pi_1 = \pi_2$). Een ander voorbeeld van een nulhypothese is dat de gemiddeld te verwachten bloeddruk μ_1 na de ene behandeling precies hetzelfde is als de gemiddeld te verwachten bloeddruk μ_2 na de andere behandeling (H_0: $\mu_1 = \mu_2$). De nulhypothese betreft de kansen π_1 en π_2, of de te verwachten gemiddelden μ_1 en μ_2, in de twee populaties van behandelde patiënten. De nulhypothese heeft niet direct betrekking op de waargenomen fracties p_1 en p_2 of gemiddelden $\bar{x}_1$ en $\bar{x}_2$ in de twee steekproeven.

Als de nulhypothese waar is, treden alleen toevallige verschillen tussen behandelingsgroepen op. Met een statistische toets wordt nagegaan hoe groot zulke toevallige verschillen kunnen worden. Er wordt een overschrijdingskans P berekend, ook wel P-waarde genoemd. **Als de nulhypothese waar is, dan is P de kans op het waargenomen of een nog groter verschil.** De kans P geeft aan hoe (on)waarschijnlijk het waargenomen verschil, p_1-p_2 of $\bar{x}_1-\bar{x}_2$, is bij exact gelijke effectiviteit van de behandelingen. Als P heel klein is, werd een onwaarschijnlijk groot verschil in effect waargenomen, en dan geloven we niet dat de nulhypothese waar is: $P < 0,05$ wordt beschouwd als **statistisch bewijs** voor een systematisch verschil in behandelingseffect; het waargenomen verschil wordt dan **statistisch significant** genoemd. Let wel: **P is niet de kans dat de nulhypothese waar is**; dit zal in paragraaf 11.4 verder verduidelijkt worden. Het vermelden van de P-waarde zelf is informatief, ook als deze wat groter is dan 0,05.

De **significantie-grens** 0,05 heeft als consequentie een **onbetrouwbaarheid** $\alpha=0,05$: er is een kans $\alpha=0,05$ op een (fout) significant verschil als de nulhypothese waar is. Een significant verschil als de nulhypothese waar is, heet een type I fout (of fout van de eerste soort): er is dan een statistisch bewijs voor een verschil in effectiviteit, terwijl er in werkelijkheid geen verschil in effectiviteit is. Helaas: een statistisch bewijs is geen bewijs. De

> **nulhypothese H_0 (gelijke effectiviteit)**: $\pi_1 = \pi_2$ of $\mu_1 = \mu_2$
> geeft een kans $\alpha = 0,05$ op een (fout) significant verschil.

Alternatieve hypothese H_A en gevoeligheid $1-\beta$

Meestal wordt een therapeutisch experiment opgezet om statistisch te bewijzen dat er een systematisch verschil in behandelingseffect is, en wil de onderzoeker er bijna zeker van zijn dat een statistisch significant verschil zal worden gevonden.

De alternatieve hypothese H_A is de veronderstelling dat er een systematisch verschil in effect is tussen twee behandelingsmethoden. We kunnen als alternatieve hypothese stellen dat de succeskans π_1 bij de ene behandeling verschilt van de succeskans π_2 bij de andere behandeling, bijvoorbeeld H_A: $\pi_1=0,50$ en $\pi_2=0,70$. Een ander voorbeeld van een alternatieve hypothese is dat, bij het vergelijken van twee bloeddruk verlagende middelen, de gemiddeld te verwachten bloeddruk μ_1 na de ene behandeling 3 mm Hg lager is dan na de andere behandeling; H_A: $\mu_1 = \mu_2-3$ mm Hg. De alternatieve hypothese hoeft niet waar te zijn, maar geeft aan wat het **kleinste verschil in effectiviteit is**, $\pi_1-\pi_2$ of $\mu_1-\mu_2$, dat nog klinisch relevant is en waarbij een significant verschil tussen de twee steekproeven moet worden verkregen.

De **gevoeligheid** $1-\beta$ wordt door statistici meestal het **onderscheidend vermogen** (Engels: power) genoemd. De gevoeligheid is de kans op een (terecht) significant verschil als de alternatieve hypothese waar is. Er is een kans β op het maken van een type II fout, een niet-significant verschil terwijl de alternatieve hypothese waar is, zodat een verschil in effectiviteit niet wordt ontdekt. Als de onderzoeker een gevoeligheid 1–β = 0,90 eist, kan het voorgaande als volgt worden samengevat. De

alternatieve hypothese H_A (verschillende effectiviteit):
$\pi_1 = 0,50$ en $\pi_2 = 0,70$ of $\mu_1 = \mu_2+3$ geeft
een kans 1–β = 0,90 op een (terecht) significant verschil.

Tweezijdig of éénzijdig toetsen?
In therapeutische experimenten moet bijna altijd **tweezijdig** worden getoetst:
- Wanneer onverwacht een medicament significant slechtere resultaten geeft dan een placebo (nepmiddel), zullen de meeste onderzoekers dit toch willen melden. Deze informatie is van groot belang voor artsen die het nieuwe middel al voorschrijven.
  In paragraaf 12.4 wordt een éénzijdige toets bij interim analyses beschreven, waarbij het experiment wordt gestopt wanneer de resultaten onvoldoende in de gewenste richting gaan; in dat geval wordt een significant verschil in de onverwachte richting onmogelijk gemaakt en daarmee vervalt dit eerste bezwaar tegen éénzijdig toetsen.
- De meeste onderzoekers willen een tweezijdig betrouwbaarheidsinterval voor het verschil tussen twee behandelingen. Dit stemt overeen met een tweezijdige toets: een significant verschil impliceert dat het verschil nul buiten het interval ligt en een niet-significant verschil impliceert dat het verschil nul binnen het interval ligt.

Een onderzoeker kan besluiten om **éénzijdig** te toetsen, maar dat is alleen goed te verdedigen als het ene middel onmogelijk slechter kan zijn dan het andere middel.

Als in het onderzoeksprotocol staat dat éénzijdig getoetst wordt, en achteraf blijkt dat in de placebo-groep veel meer mensen genezen zijn, dan is dit verschil niet significant. Met deze **consequentie van éénzijdig toetsen** mag u niet lichtvaardig omspringen: u mag niet doen alsof u een kans 0,05 op een fout-significant verschil heeft (als er geen verschil in werkzaamheid is), terwijl u een grotere kans 0,050 + 0,025 = 0,075 op een fout-significant verschil heeft, omdat u een éénzijdige toets van plan was (0,05 in de ene richting), maar toch tweezijdig toetst wanneer het verschil de onverwachte kant uitgaat (+ 0,025 in de andere richting). De significantie-grens is immers ook de kans dat ten onrechte een significant verschil wordt gevonden, als de behandelingen precies dezelfde werkzaamheid zouden hebben. U kunt leren van de ervaring van Verdonk et al. (1995), die volgens hun onderzoeksprotocol éénzijdig zouden toetsen en toch tweezijdig toetsten wegens zeer onverwachte resultaten; leest u vooral de reactie van Walker (1995) op het genoemde artikel. Eerlijkheidshalve beken ik dat ik die fout ook wel eens heb gemaakt en juist vanwege die ervaring vind ik éénzijdig toetsen zelden of nooit aanvaardbaar.

Vraagstuk 1
Zonder dat de onderzoekers het weten is in hun therapeutisch experiment het onderzochte medicijn zeer kort houdbaar. Daardoor krijgen beide groepen patiënten een placebo toegediend. De groepen worden vergeleken betreffende de serum cholesterol waarde. Hoe groot is de kans op een statistisch significant verschil tussen beide groepen?

Het berekende aantal patiënten kan zo groot zijn dat met anderen moet worden samengewerkt. De instroom van patiënten is vaak minder dan werd verwacht en na twee of drie jaar kan het enthousiasme van onderzoekers merkbaar verminderen.

Vermenigvuldigingsfactor in rekenformules voor aantallen

Bij de gekozen significantiegrens α hoort een standaardnormale waarde $z_{sig} = z_{\alpha/2}$ als tweezijdig wordt getoets (opzoeken in tabel B achterin dit boek) en een standaardnormale waarde $z_{sig} = z_{\alpha}$ als éénzijdig wordt getoetst (opzoeken in tabel A achterin dit boek). Bij de gekozen gevoeligheid 1–β hoort een standaardnormale waarde z_β (opzoeken in tabel A achterin dit boek). In alle rekenformules voor de vereiste aantallen staat de vermenigvuldigingsfactor $(z_{sig}+z_\beta)^2$ en daarom is het handig om deze factor op te nemen in tabel 1.

Tabel 1.
Vermenigvuldigingsfactor $(z_{sig}+z_\beta)^2$ bij gevoeligheid 1–β en significantiegrens α=0,05.

Gevoeligheid	(z_β)	Tweezijdig toetsen (z_{sig} = 1,960)	Eénzijdig toetsen (z_{sig} = 1,645)
0,95	(1,645)	$(z_{sig}+z_\beta)^2$ = 13,0	$(z_{sig}+z_\beta)^2$ = 10,8
0,90	(1,282)	**10,5**	8,57
0,80	(0,842)	7,85	6,19
0,60	(0,253)	4,90	3,60
0,40	(–0,253)	2,91	1,94
0,20	(–0,842)	1,25	0,64

11.2 Het vergelijken van twee onafhankelijke gemiddelden

Een huisarts bereidt een therapeutisch experiment voor waarin hij op dubbelblinde wijze twee bloeddruk verlagende middelen wil vergelijken. Het gaat om een plaspil met hydrochlorthiazide in de ene groep en propranolol in de andere groep patiënten. Het experiment wordt beperkt tot patiënten die nog niet eerder voor hoge bloeddruk werden behandeld, terwijl ze bij een bezoek aan de huisarts een diastolische bloeddruk boven 100 mm Hg hebben. Een verdere beperking vindt plaats door een week later weer de bloeddruk te meten en een patiënt alleen toe te laten als ook deze tweede meting boven de 100 mm Hg uitkomt. Na toelating tot het experiment wordt middels loting bepaald welke behandeling wordt toegediend. Na zes weken behandeling wordt de bloeddruk opnieuw gemeten.

De onderzoeker wil berekenen hoeveel patiënten nodig zijn om een statistisch significant verschil te krijgen met de **twee-steekproeven t-toets**, toegepast op de bloeddruk na zes weken behandeling. Stel dat μ_1 de gemiddeld te verwachten bloeddruk is voor de patiënten in groep 1, en μ_2 voor de patiënten in groep 2. Dan is **$\mu_1-\mu_2$ het hypothetisch te verwachten verschil** in effect (in een grote populatie), niet te verwarren met het achteraf **waargenomen verschil $\bar{x}_1-\bar{x}_2$** in effect (in het experiment). De nulhypothese is dat de te verwachten bloeddruk in beide behandelingsgroepen hetzelfde is;

nulhypothese H_0: $\mu_1 = \mu_2$, d.w.z. $\mu_1-\mu_2 = 0$.

Waargenomen verschillen tussen $\bar{x}_1$ en $\bar{x}_2$ berusten dan op toeval en niet op een verschil in werkzaamheid. Als de nulhypothese $\mu_1 = \mu_2$ waar is, dan is er een kans $\alpha=0,05$ dat ten onrechte in het experiment een significant verschil tussen $\bar{x}_1$ en $\bar{x}_2$ zal worden gevonden.

Als er waarlijk een verschil is tussen de te verwachten bloeddrukken μ_1 en μ_2, door een verschil in effectiviteit tussen de twee middelen, dan is er een veel grotere kans dan 0,05 dat een significant verschil tussen $\bar{x}_1$ en $\bar{x}_2$ zal worden gevonden. De alternatieve hypothese betreft het **medisch relevante verschil** in te verwachten behandelingseffect, bijvoorbeeld 3 mm Hg. De

$$\text{alternatieve hypothese } H_A: \mu_1-\mu_2 = 3 \text{ of } \mu_1-\mu_2 = -3 \text{ mm Hg}$$

hoeft niet het werkelijke verschil in werkzaamheid tussen twee therapieën te zijn, maar geeft aan welk **kleinst detecteerbaar verschil** de onderzoeker eist: een systematisch verschil in behandelingseffect van 3 mm Hg moet statistisch te bewijzen zijn; 3 mm Hg is ongeveer de helft van het verschil dat in een groot onderzoek werd gevonden tussen een werkzaam middel en een placebo. Het experiment moet bijvoorbeeld voldoende groot zijn om een gevoeligheid 0,90 te krijgen. Als de alternatieve hypothese $\mu_1-\mu_2 = 3$ mm Hg waar is, dan is de **gevoeligheid (Engels: power)** de kans dat terecht een statistisch significant verschil $\bar{x}_1-\bar{x}_2$ in gemiddelde bloeddruk zal worden gevonden.

Er is nog meer informatie nodig om het benodigde aantal patiënten te kunnen berekenen. Het moet ook bekend zijn hoe groot de **standaardafwijking σ in elke groep** is. Het is vaak mogelijk σ uit een voorstudie of uit de literatuur te halen. Het lijkt hier redelijk om uit te gaan van een standaardafwijking $\sigma = 10$ mm Hg, in elk van beide groepen. De volgende formule geeft aan hoeveel patiënten, namelijk $n_1 = n_2$, in elke groep nodig zijn:

$$n_1 = n_2 \geq 2 \times (z_{sig} + z_\beta)^2 \times \frac{\sigma^2}{(\mu_1-\mu_2)^2} + \frac{z_{sig}^2}{4}$$

Het $\geq$ teken betekent dat u altijd naar boven toe moet afronden. De wiskundige afleiding van deze zeer nauwkeurige rekenformule werd gegeven door Guenther (1981); zie ook Colton (1974, hoofdstuk 4) voor een eenvoudiger afleiding van een minder nauwkeurige formule.

Met **tweezijdige significantie-grens 0,05 en gevoeligheid 0,90** is het vereiste aantal patiënten per groep

$$n_1 = n_2 \geq 21,0 \times \frac{\sigma^2}{(\mu_1-\mu_2)^2} + 0,96$$

De alternatieve hypothese $H_A: \mu_1-\mu_2=3$ mm Hg en $\sigma=10$ mm Hg levert

$$n_1 = n_2 \geq 21,0 \times \frac{10^2}{3^2} + 0,96 = 234,29 \text{ wordt } 235.$$

In totaal zijn er dus 2×235 = 470 patiënten nodig om dit experiment tot een goed einde te brengen.

De rekenformule mag niet worden gebruikt om achteraf te bepalen of een waargenomen verschil significant is. Het betreft immers een vooraf gewenste kans op een significant verschil.

Vraagstuk 2
Als het medisch relevante verschil in effectiviteit 4 mm Hg bedraagt, hoeveel patiënten moeten dan in het onderzoek worden opgenomen?

Vraagstuk 3
Een promovendus en zijn promotor kunnen onmogelijk achterhalen hoe groot de standaardafwijking σ zou kunnen zijn. Het opstellen van een alternatieve hypothese, waarin een 'kleinst detecteerbaar verschil' wordt aangegeven, zien zij ook niet zitten. Op grond van wat hij gezien heeft in medische tijdschriften, suggereert een statisticus de volgende **noodoplossing** voor de alternatieve hypothese. Kies $\mu_1-\mu_2 = \sigma/4$, ofwel $\sigma = 4(\mu_1-\mu_2)$, als klinisch relevant verschil wanneer twee werkzame middelen worden vergeleken; dan zitten 60% van de mensen met de beste behandeling boven het gemiddelde van de andere behandeling. Kies $\mu_1-\mu_2 = \sigma/2$, ofwel $\sigma = 2(\mu_1-\mu_2)$, als klinisch relevant verschil wanneer een werkzaam middel wordt vergeleken met een placebo; dan zitten 69% van de mensen met de actieve behandeling boven het gemiddelde van de placebo behandeling. Bereken het vereiste aantal patiënten en bespreek wat u van deze noodoplossing vindt.

Als de **Wilcoxon-Mann-Whitney toets** wordt gebruikt, in plaats van de tweesteekproeven t-toets, zijn 5% grotere groepen nodig. De voorgaande uitspraak werd wiskundig bewezen voor zeer grote groepen, zie Lehmann (1975, p. 74), maar de bewering zal bij benadering waar zijn voor niet al te kleine groepen.

Het verdient aanbeveling om een **voormeting** te verrichten, vlak voor de loting. In paragraaf 17.1 wordt aangegeven dat het gebruik van een voormeting, in de statistische analyse, het benodigde aantal patiënten drastisch kan reduceren; het gebruik van de voormeting als prognostische factor in een regressie-analyse vereist minder patiënten dan het gebruik van de individuele verandering in de twee-steekproeven t-toets. Naarmate meer voor- en nametingen worden verricht, zijn minder patiënten in het experiment nodig; het aantal voormetingen is daarbij net zo belangrijk als het aantal nametingen. In een **kruisproef** zijn veel minder patiënten nodig, zoals in paragraaf 17.2 wordt aangegeven, maar dan worden vooronderstellingen gemaakt die niet altijd geloofwaardig zijn.

Het is vaak nuttig om, in de voorbereidingsfase van een experiment, een statisticus te consulteren over de proefopzet en de daarbij horende statistische analyse.

Appendix bij paragraaf 11.2: ongelijke aantallen

Het kan verstandig zijn om de ene groep groter te maken dan de andere groep. Als de verhouding $n_2/n_1 = \gamma$ wordt gewenst, dus $n_2 = \gamma \times n_1$, dan wordt het totale aantal in de studie berekend als

$$n_1 + n_2 \geq \frac{(1+\gamma)^2}{\gamma} \times (z_{sig} + z_\beta)^2 \times \frac{\sigma^2}{(\mu_1 - \mu_2)^2} + \frac{z_{sig}^2}{2}$$

Vervolgens kunt u het aantal in groep 1 berekenen als $n_1 = (n_1+n_2)/(1+\gamma)$ en het aantal in groep 2 als $n_2 = (n_1+n_2)\gamma/(1+\gamma)$. Deze zeer nauwkeurige rekenformule werd afgeleid door Guenther (1981) voor even grote groepen en door Schouten (1999a) voor groepen van ongelijke grootte.

De tweezijdige significantiegrens 0,05 en gevoeligheid 0,90 geven volgens tabel 1 de vermenigvuldigingsfactor 10,5. Voor $\mu_1-\mu_2 = 3$ mm Hg, $\sigma = 10$ mm Hg en $\gamma = 2$ berekenen we $n_1+n_2 = 4{,}5 \times 10{,}5 \times 100/9 + 1{,}92 = 525 + 1{,}92$ wordt 527 patiënten in totaal, vergeleken met 470 patiënten in totaal als de groepen even groot worden gekozen. Groep 1 moet $n_1 = 527/3 = 176$ patiënten bevatten en groep 2 moet $n_2 = 527 \times 2/3 = 351$ patiënten bevatten.

Als de ene therapie veel duurder is dan de andere therapie, kunnen de totale kosten als volgt worden geminimaliseerd. Als de ene therapie c_1 gulden per patiënt kost en de andere therapie c_2 gulden per patiënt, dan worden de totale kosten $n_1 c_1 + n_2 c_2$ geminimaliseerd door te kiezen voor de verhouding

$$n_2/n_1 = \gamma = \sqrt{c_1/c_2}$$

Als de ene therapie vier keer zo duur is, kies dan de andere groep twee keer zo groot.

11.3 Het vergelijken van twee onafhankelijke fracties

Enkele neurochirurgen en neurologen bereiden een therapeutisch experiment voor. Zij willen aantonen dat medicatie met corticosteroïden (dexamethason, kortweg dexa genoemd) in zeer hoge dosering het leven kan redden van patiënten met ernstig hersenletsel, meestal door een verkeersongeval. Vanwege de ernstige bijwerkingen wordt het experiment beperkt tot patiënten die minstens zes uur in coma bleven. Na schriftelijk vastgelegde toelating tot het experiment worden de patiënten, middels een lotingsprocedure, in twee behandelingsgroepen ingedeeld. De ene groep krijgt een placebo en de andere groep krijgt dexa toegediend.

Na afloop van het experiment wordt de zesmaandsoverleving berekend, een fractie p_1 in de ene en een fractie p_2 in de andere behandelingsgroep; als 30 van de 50 patiënten blijven leven, is de fractie overleving $p = 30/50$. Met de **chi kwadraat toets** zullen p_1 en p_2 worden vergeleken. De **waargenomen fracties p_1 en p_2 zijn schattingen van de kansen π_1 en π_2** (die nooit exact bekend zullen worden); denk bijvoorbeeld aan het tien keer opgooien van een eerlijke munt, waarbij zeven keer kop boven komt: de waargenomen fractie $p = 7/10$ is dan een schatting van de kans $\pi = 0{,}50$. Het is van fundamenteel belang om de hypothetische kansen π_1 en π_2 (in een grote populatie van patiënten) niet te verwarren met de uiteindelijk waar te nemen fracties p_1 en p_2 (in het experiment).

Op grond van de ervaring in de afgelopen jaren wordt verondersteld dat de patiënten met placebo een kans $\pi_1 = 0{,}50$ hebben om na zes maanden in leven te zijn. De nulhypothese is dat de overlevingskans in beide behandelingsgroepen precies hetzelfde is;

nulhypothese H_0: $\pi_1 = \pi_2$; d.w.z. $\pi_2 - \pi_1 = 0$.

Waargenomen verschillen tussen p_1 en p_2 berusten op toeval en niet op een verschil in werkzaamheid. Als de nulhypothese $\pi_1 = \pi_2$ waar is, dan is er een kans $\alpha = 0{,}05$ dat ten onrechte een significant verschil tussen p_1 en p_2 zal worden gevonden.

Als er een **klinisch relevant verschil** is tussen de overlevingskansen π_1 en π_2, dan is er een veel grotere kans dan 0,05 dat een significant verschil tussen de fracties p_1 en p_2 zal worden gevonden. Als alternatieve hypothese H_A wordt verondersteld dat de patiënten met dexa een kans $\pi_2 = 0{,}70$ hebben om na zes maanden in leven te zijn. De alternatieve hypothese H_A: $\pi_1 = 0{,}50$ en $\pi_2 = 0{,}70$; $\pi_2 - \pi_1 = 0{,}20$

is niet het werkelijke verschil in werkzaamheid, maar is het **kleinst detecteerbaar verschil** dat de onderzoeker nog juist klinisch relevant vindt. Bij dit verschil in overlevingskans, $\pi_2 - \pi_1 = 0{,}20$, moet het aantal patiënten groot zijn om bijvoorbeeld een gevoeligheid 0,90 te bereiken. Als het waar is dat $\pi_2 - \pi_1 = 0{,}20$, dan is de **gevoeligheid (Engels: power)** de kans dat terecht een statistisch significant verschil tussen de waar te nemen fracties p_1 en p_2 zal worden gevonden.

De volgende formule geeft aan hoeveel patiënten, namelijk $n_1 = n_2$, in elke groep nodig zijn:

$$n_1 = n_2 \geq 2 \times (z_{sig} + z_\beta)^2 \times \frac{\bar\pi(1-\bar\pi)}{(\pi_1 - \pi_2)^2} \quad \text{met} \quad \bar\pi = \frac{\pi_1 + \pi_2}{2}$$

Met **tweezijdige significantie-grens 0,05 en gevoeligheid 0,90** is het vereiste aantal patiënten per groep

$$n_1 = n_2 \geq 21{,}0 \times \frac{\bar\pi(1-\bar\pi)}{(\pi_1 - \pi_2)^2} \quad \text{met} \quad \bar\pi = \frac{\pi_1 + \pi_2}{2}$$

De alternatieve hypothese H_A: $\pi_1 = 0{,}50$ en $\pi_2 = 0{,}70$ levert

$$\bar\pi = 0{,}60 \quad \text{en} \quad n_1 = n_2 \geq 21{,}0 \times \frac{0{,}60 \times 0{,}40}{(0{,}50 - 0{,}70)^2} = 126.$$

In totaal zijn er dus $2 \times 126 = 252$ patiënten nodig om deze klinische proef tot een goed einde te brengen.

De hiervoor gegeven berekening mag u niet gebruiken om achteraf te bepalen of een waargenomen verschil significant is. Het betreft immers een vooraf gewenste kans op een significant verschil.

De formule in het boek van Pocock (1983, blz. 125) leidt altijd tot een iets kleiner aantal patiënten. Geen van beide formules is exact, maar beide formules zijn voor de praktijk ruimschoots voldoende nauwkeurig.

Vraagstuk 4
Een groep cardiologen wil nagaan of het toedienen van de beta-blokker oxprenolol, binnen 24 uur na een hartinfarct, de mortaliteit kan verminderen. Zij nemen aan dat de mortaliteit binnen zes weken na het infarct 8% is. Met oxprenolol zou dat wellicht 4% kunnen zijn. Hoeveel patiënten moet een vergelijkend onderzoek bevatten als een gevoeligheid van 90% wordt gewenst?

Bij een bepaalde vorm van kanker willen de onderzoekers de sterfte terugbrengen van 9% binnen een jaar bij de oude behandeling naar 5% binnen een jaar bij een nieuwe behandeling. In het uit te voeren experiment zijn dan 855 patiënten per groep nodig. Wanneer de onderzoekers de patiënten zoveel langer vervolgen dat de sterfte verdubbelt, zodat bij de oude behandeling de sterftekans 18% is en bij de nieuwe behandeling 10%, dan zijn 396 patiënten per groep nodig. Het **langer vervolgen van de patiënten kan het benodigde aantal patiënten flink reduceren.** In dit geval is het totale aantal sterfgevallen gedurende het onderzoek van groter belang dan het totale aantal patiënten. In de onderzoekspraktijk gaat het meestal om de sterfte bij de gemiddelde vervolgduur. Ofschoon de rekenformules zijn gebaseerd op het gebruik van de chi kwadraat toets, zijn ze in de praktijk vaak vrij nauwkeurig, ook als de (gevoeliger) logrank toets zal worden gebruikt; echter, bij overlevingskansen < 0,30 (sterftekansen > 0,70) kunt u beter de formules in paragraaf 17.3 gebruiken.

Appendix bij paragraaf 11.3: ongelijke aantallen

Er kan een goede reden zijn om beide groepen niet even groot te maken. Wanneer $n_2 = \gamma n_1$ wordt gewenst, dan kan n_1 als volgt worden berekend:

$$n_1 + n_2 \geq \frac{(1+\gamma)^2}{\gamma} \times (z_{sig} + z_\beta)^2 \times \frac{\bar{\pi}(1-\bar{\pi})}{(\pi_1 - \pi_2)^2} \quad \text{met} \quad \bar{\pi} = \frac{\pi_1 + \gamma \pi_2}{1+\gamma}$$

Voor tweezijdige significantie-grens 0,05 en gevoeligheid 0,90 is $(z_{sig} + z_\beta)^2 = 10,5$. Voor de verhouding $\gamma = n_2 / n_1 = 1$ is deze formule hetzelfde als de eenvoudiger formule in paragraaf 11.3. Voor de hypothetische kansen $\pi_1 = 0,50$ en $\pi_2 = 0,70$ en gewenste verhouding $\gamma = n_2 / n_1 = 3$ berekenen we $\bar{\pi} = 0,65$ en vervolgens $n_1 + n_2 \geq 318,5$ wordt 319; het totale aantal patiënten moet dus 319 worden. Vervolgens wordt het aantal in groep 1 berekend als $n_1 = (n_1+n_2)/(1+\gamma) = 80$ en het aantal in groep 2 als $n_2 = (n_1+n_2)\gamma/(1+\gamma) = 240$. Voor dezelfde kansen $\pi_1 = 0,50$ en $\pi_2 = 0,70$ en gewenste verhouding $\gamma = n_2/n_1 = 1/3$ berekenen we $\bar{\pi} = 0,55$ en $n_1 + n_2 \geq 346,5$ wordt 347. Bij twee even grote steekproeven, en dezelfde alternatieve hypothese, berekenen we het totale aantal patiënten 252 en dat is veel minder.

Een nauwkeuriger rekenformule is te vinden in bijvoorbeeld het boek van Meinert (1986, p. 82); de wiskundige redenering achter deze formule kunt u vinden in Fleiss (1981, paragraaf 3.2). De nauwkeuriger formule levert $n_1 + n_2 = 327$ voor $\gamma = 3$ en $n_1 + n_2 = 332$ voor $\gamma = 1/3$.

11.4 Tegen te kleine experimenten

In deze paragraaf wil ik nagaan hoe de predictieve waarde van een statistisch significant verschil afhangt van de gevoeligheid van de statistische toets. Analoog aan de redenering in paragraaf 2.2 volgt hierna een beschouwing over de toekomst van 1000 nieuw bedachte medicamenten. In deze beschouwing wordt verondersteld dat elk medicament in precies één experiment zal worden onderzocht. Het blijkt dat een significant verschil in een groot experiment meer bewijskracht heeft dan een significant verschil in een klein experiment.

Veronderstel dat de standaardbehandeling voor een bepaalde ziekte succes heeft bij 75% van de patiënten. De pharmaceutische industrie verzint 1000 nieuwe medicamenten tegen deze ziekte. Die worden in 1000 therapeutische experimenten met de standaardbehandeling vergeleken; elk nieuw medicament wordt in één experiment onderzocht. Veronderstel bovendien dat maar 100 van de 1000 nieuwe medicamenten effectiever zijn dan de standaardbehandeling. Deze 100 nieuwe medicamenten hebben succes bij 85% van de patiënten. De andere 900 nieuwe medicamenten hebben succes bij 75% van de patiënten en zijn dus precies even goed als de standaardbehandeling. Tenslotte wordt nog verondersteld dat elk experiment 80 patiënten bevat, d.w.z. slechts $n_1 = n_2$ = **40 patiënten per groep**. Van de boven genoemde 1000 experimenten staan de te verwachten resultaten in tabel 2. In de volgende alinea's wordt deze tabel toegelicht.

In de 900 experimenten met een nieuw medicament dat precies even effectief is als de standaardtherapie, is de nulhypothese waar (H_0: $\pi_1 = \pi_2 = 0{,}75$). Daarom is er in elk van deze experimenten een kans $\alpha=0{,}05$ om een significant verschil waar te nemen. In deze 900 experimenten zijn dus $900 \times 0{,}05 = 45$ significante verschillen te verwachten. Een significant verschil betekent hier dat de verkeerde conclusie wordt getrokken.

Tabel 2.
Te verwachten conclusies bij 1000 experimenten met 1000 nieuwe medicamenten.

Succeskans, nieuw versus standaard	Aantal experimenten	Te verwachten conclusies	
		Niet-significant	**Significant**
75% vs. 75%	900	855 Terecht	**45 Fout**
85% vs. 75%	100	80 Fout	**20 Terecht**
Totaal	1000	935	65

In de 100 experimenten met een nieuw medicament dat beter is dan de standaardtherapie, is de alternatieve hypothese waar (H_A: $\pi_1=0{,}85$ en $\pi_2=0{,}75$). Het te kleine aantal patiënten per groep, $n_1 = n_2 = 40$, betekent een te geringe **gevoeligheid 0,20**; de vermenigvuldigingsfactor 1,25 in tabel 1 geeft immers $n_1 = n_2 = 2 \times 1{,}25 \times 0{,}80 \times 0{,}20/0{,}10^2 = 40$. Er is dus in elk van deze experimenten een kans 0,20 op een terecht significant verschil. In deze 100 experimenten zijn dus $100 \times 0{,}20 = 20$ significante verschillen te verwachten.

In alle 1000 experimenten samen zijn 65 significante verschillen te verwachten. Bij ruim twee-derde van deze 65 significante verschillen wordt de **verkeerde conclusie** getrokken! Bij grote experimenten is de situatie gelukkig veel gunstiger, zoals blijkt uit het volgende vraagstuk.

Vraagstuk 5
Als in alle 1000 experimenten het aantal patiënten zo groot is dat de gevoeligheid 0,90 is, hoe zien de getallen in tabel 2 er dan uit?

Pocock (1983, paragraaf 15.2) geeft een uitgebreider voorbeeld. Hij bespreekt ook de gevolgen van publicatie vertekening: niet-significante resultaten zullen minder gemakkelijk in een vooraanstaand wetenschappelijk tijdschrift worden gepubliceerd. Hij trekt de sombere conclusie dat **'perhaps the majority of trial reports claiming a treatment difference are false positives'** en pleit voor het niet meer publiceren van kleine experimenten, ongeacht het al dan niet statistisch significante resultaat. Uit meta-analyses blijkt vaak dat vooral kleine experimenten elkaar tegenspreken en bovendien vaak niet overeenstemmen met zeer grote experimenten, hetgeen de mening van Pocock ondersteunt.

Hoofdstuk 12
INTERIM ANALYSES: TUSSENTIJDS STATISTISCH TOETSEN

Om ethische redenen kan het wenselijk zijn een therapeutisch experiment te beëindigen zodra een statistisch significant verschil in behandelingsresultaat is bereikt. Daarna kunnen alle patiënten de beste behandeling krijgen. In de paragrafen 12.2 en 12.3 beschrijf ik de bekende stopregels van Pocock en van O'Brien en Fleming. In de paragrafen 12.4 en 12.5 beschrijf ik de recent ontwikkelde stopregels van Snapinn. De stopregels van Snapinn laten ook toe om een therapeutisch experiment te beëindigen zodra een statistisch significant verschil niet langer te verwachten is. Er hoeft dan niet langer tijd en geld te worden verspild aan een experiment waarvan de conclusie reeds bekend is.

12.1 Inleiding

Bij een conventionele statistische toets wordt verondersteld dat het totale aantal patiënten vastligt en niet afhangt van tussentijdse resultaten. Herhaaldelijk conventioneel toetsen heeft tot gevolg dat de onbetrouwbaarheid (kans op significantie bij gelijkwaardige therapieën) van de toetsingsprocedure ontoelaatbaar groot wordt. Bij een significantiegrens van 0,05 heeft de toetsingsprocedure een totale onbetrouwbaarheid

$\alpha = 0,05$ bij één keer toetsen,
$\alpha = 0,08$ bij twee keer toetsen,
$\alpha = 0,14$ bij vijf keer toetsen en
$\alpha = 0,19$ bij tien keer toetsen.

De onbetrouwbaarheid van de toetsingsprocedure kan op $\alpha = 0,05$ worden gehouden door bij een tussentijdse toets een veel kleinere significantie-grens te hanteren.

Het is van belang dat de tussentijdse toets wordt toegepast op één enkel evaluatie-criterium, bijvoorbeeld het verschil in sterfte. U moet vermijden dat u moet stoppen volgens het ene evaluatie-criterium en moet doorgaan volgens het andere evaluatie-criterium. Al na een korte vervolgperiode moet een patiënt geëvalueerd kunnen worden: het is niet zinvol om tussentijds te stoppen terwijl nog veel patiënten in de pijplijn tussen lotingsprocedure en evaluatie-moment zitten.

Het verdient aanbeveling de tussentijds gevonden verschillen door een externe commissie te laten beoordelen en geheim te houden zolang nog niet besloten is het experiment te beëindigen. Er moet worden voorkomen dat te vroeg getrokken conclusies de verdere voortgang van het experiment belemmeren. Emoties mogen niet verhinderen dat verstandig gehandeld wordt. In de praktijk van therapeutische experimenten worden de statistische stopregels als richtlijn gebruikt en niet als voorgeschreven wet. Andere overwegingen kunnen een belangrijke rol spelen: er kan nieuwe informatie uit andere experimenten komen of er kunnen onverwacht ernstige bijwerkingen optreden.

Een nadeel van vroegtijdig stoppen van een experiment kan zijn dat lange termijn effecten van een therapie onbekend blijven. Het is niet uitzonderlijk dat twee overlevingscurven eerst steeds meer uit elkaar gaan lopen (korte termijn effect) om daarna toch weer naar elkaar toe te gaan (lange termijn effect).

12.2 De stopregels van Pocock

Pocock (1983, hoofdstuk 10) behandelt vele aspecten van tussentijds toetsen. Hij beschrijft ook de door hem ontwikkelde stopregels die ik hier beknopt weergeef.

In het onderzoeksprotocol dient te staan hoeveel keer een statistische analyse zal gebeuren. Tussen twee statistische analyses (en voor de eerste analyse) zit steeds ongeveer hetzelfde aantal volledig vervolgde patiënten, of hetzelfde aantal sterfgevallen als de overlevingsduur wordt geanalyseerd.

Tabel 1.
Stopregels van Pocock met totale onbetrouwbaarheid $\alpha = 0,05$.

Totaal aantal toetsen	Significantie-grens
1	0,050
2	0,029
3	0,022
4	0,018
5	0,016
10	0,0106

In tabel 1 staat de significantie-grens die bij elke analyse moet worden gehanteerd. Als in het onderzoeksprotocol staat dat in totaal drie keer een statistische analyse zal gebeuren, dan wordt het experiment gestaakt wanneer $P < 0,022$ bij de eerste of de tweede analyse. Ook bij de derde en laatste analyse is er alleen een significant verschil wanneer $P < 0,022$. Wanneer bijvoorbeeld $P = 0,03$ bij de laatste analyse, is de voor de stopregel gecorrigeerde P-waarde groter dan 0,05 en is er dus een niet-significant verschil. Ook de betrouwbaarheidsintervallen dienen voor de stopregel gecorrigeerd te worden. De interpretatie van de uiteindelijke resultaten vereist dus een grote zorgvuldigheid. Dit beschouw ik als een belangrijk **nadeel** van de stopregels van Pocock.

Tabel 2.
Verandering in het aantal patiënten bij toepassing van een Pocock stopregel uit tabel 1 met onderscheidend vermogen $1-\beta = 0,90$.

Totaal aantal toetsen	Toename maximaal aantal patiënten	Afname gemiddeld aantal patiënten
1	0%	0%
2	10%	22%
3	15%	28%
4	18%	30%
5	21%	31%
10	27%	33%

Er is nog een **nadeel** van de stopregels van Pocock. Naarmate er meer analyses gebeuren zijn er meer patiënten nodig in de allerlaatste analyse om dezelfde gevoeligheid te bereiken. De omvang van dit nadeel is te zien in de middelste kolom van tabel 2. Bij in totaal drie keer toetsen zijn er in de laatste analyse (als niet eerder wordt gestopt) 15% meer patiënten nodig dan zonder tussentijdse analyses het geval zou zijn. Anders gezegd: het maximale aantal patiënten wordt berekend door de aantallen $n_1 = n_2$ in hoofdstuk 11 (of 17) met 15% te verhogen (omdat de stopregel van Pocock wordt toegepast).

Als de alternatieve hypothese waar is, zijn er gemiddeld minder patiënten nodig dan zonder tussentijds toetsen het geval zou zijn. De omvang van dit voordeel is te zien in de laatste kolom van tabel 2. Het voordeel in de laatste kolom moet worden afgewogen tegen het nadeel in de middelste kolom. Het blijkt nauwelijks zinvol te zijn om vaker dan twee of drie keer een statistische analyse uit te voeren.

12.3 De stopregels van O'Brien en Fleming

De nadelen van de stopregels van Pocock gelden nauwelijks of niet voor de stopregels van O'Brien en Fleming (1979). Ook bij gebruik van de stopregels van O'Brien en Fleming moet bij voorbaat vast-staan hoe vaak een statistische analyse zal gebeuren. Tussen twee statistische analyses (en voor de eerste analyse) zit steeds ongeveer hetzelfde aantal volledig vervolgde patiënten, of hetzelfde aantal sterfgevallen als de overlevingsduur wordt geanalyseerd. Sommige stopregels van O'Brien en Fleming hebben voor de eerste analyse een significantie-grens $< 0,001$ die door mij werd opgehoogd tot 0,001; voor de totale onbetrouwbaarheid maakt dit vrijwel niets uit.

Tabel 3.
Stopregels van O'Brien en Fleming,
met laatste significantie-grens 0,05 en iets meer dan 0,05 onbetrouwbaarheid.

	Totaal aantal statistische analyses				
	1	2	3	4	5
Opeen-	0,050	0,005	0,001	0,001	0,001
volgende		0,050	0,016	0,005	0,002
signifi-			0,050	0,023	0,011
cantie				0,050	0,028
grenzen					0,050

Er zijn twee soorten stopregels van O'Brien en Fleming. In tabel 3 is de significantie-grens voor de laatste analyse altijd 0,05. Als in het onderzoeksprotocol staat dat in totaal drie keer een analyse zal gebeuren, dan wordt het experiment gestaakt wanneer $P < 0,001$ bij de eerste analyse of $P < 0,016$ bij de tweede analyse. Als de uiteindelijke analyse niet wordt gecorrigeerd voor het gebruik van deze stopregel, heeft deze toetsingsprocedure een totale onbetrouwbaarheid $\alpha = 0,05$ à 0,06. Bijna alle statistici, vinden dit een verwaarloosbaar kleine fout.

In tabel 4 staat de significantie-grens voor elk evaluatie-moment, waarbij de significantie-grens voor de laatste analyse altijd iets kleiner is dan de bekende 0,05. Deze grenzen werden door Geller en Pocock (1987) nauwkeuriger berekend dan door O'Brien en Fleming (1979) zelf. De totale onbetrouwbaarheid is precies $\alpha = 0,05$. Als in het onderzoeksprotocol staat dat in totaal drie keer een analyse zal gebeuren, dan wordt het betreffende experiment gestaakt wanneer P < 0,001 bij de eerste analyse of P < 0,015 bij de tweede analyse. Als P = 0,048 in de uiteindelijke analyse, is er net geen significant verschil als we corrigeren voor het gebruik van deze stopregel. Echter, het is verstandig de P-waarde zelf te vermelden en niet alleen mee te delen of het toetsingsresultaat wel of niet significant is.

Tabel 4.
Stopregels van O'Brien en Fleming, met precies onbetrouwbaarheid $\alpha = 0,05$.

	Totaal aantal analyses				
	1	2	3	4	5
Opeen-	0,050	0,005	0,001	0,001	0,001
volgende		0,048	0,014	0,004	0,001
signifi-			0,045	0,019	0,008
cantie				0,043	0,023
grenzen					0,041

12.4 Een éénzijdige stopregel volgens Snapinn

Om praktische redenen ben ik zeer enthousiast over de stopregels volgens het systeem van Snapinn (1992). De Snapinn stopregels maken het niet alleen mogelijk te stoppen bij een significant verschil, maar bieden ook de mogelijkheid te stoppen wanneer een significant verschil niet langer te verwachten is. Een ander belangrijk voordeel is dat de uiteindelijke statistische analyse niet gecorrigeerd hoeft te worden voor de gebruikte stopregel, hetgeen de interpretatie aanzienlijk kan vereenvoudigen. Een plezierig gevolg hiervan is dat het aantal patiënten gewoon op de conventionele manier kan worden berekend; het gaat dan om het aantal patiënten dat nodig is als het experiment niet tussentijds wordt afgebroken.

Een schijnbaar nadeel van de stopregels van Snapinn is dat vrijwel nooit in de eerste helft van het experiment zal worden gestopt. Maar bij het opstellen van de alternatieve hypothese worden vaak wonderen verwacht, omdat anders het berekende aantal patiënten onhaalbaar groot wordt. Dit betekent dat de gevoeligheid van de statistische toets in de eerste helft van het experiment te gering is om een enigszins realistisch verschil te kunnen aantonen. Bovendien is de bewijskracht van een significant verschil tamelijk klein bij een gering aantal patiënten, zoals in paragraaf 11.2 werd uitgelegd.

Het aantal tussentijdse analyses hoeft niet bij voorbaat vast te staan, ofschoon dat om organisatorische redenen wenselijk kan zijn. De stopgrenzen voor de P-waarde hangen af van de fractie f volledig geëvalueerde patiënten; bij de analyse van overlevingsduren is f de fractie reeds opgetreden sterfgevallen (van het totale aantal sterfgevallen dat te verwachten is als de alternatieve hypothese waar is). In de tweede kolom van tabel 5 staan de stopgrenzen waarbij het experiment gestopt wordt wegens een statistisch significant verschil in behandelingsresultaat. Wanneer bijvoorbeeld 60% van de patiënten volledig werd geëvalueerd, d.w.z. f=0,60, wordt gestopt wegens een significant verschil als P < 0,0118.

Tabel 5.
Stopgrenzen voor de P-waarde na evaluatie van een fractie f van de patiënten; éénzijdige toets met onbetrouwbaarheid α = 0,05.

Fractie f	Significantie-grens	Niet-Significantie-grens bij gevoeligheid		
		0,95	0,90	0,80
0,05	<0,0001			
0,10	<0,0001	0,999	0,994	0,974
0,15	<0,0001	0,982	0,959	0,902
0,20	0,0003	0,934	0,889	0,808
0,25	0,0008	0,857	0,789	0,710
0,30	0,0018	0,765	0,702	0,617
0,35	0,0030	0,668	0,609	0,535
0,40	0,0046	0,575	0,524	0,462
0,45	0,0063	0,490	0,448	0,398
0,50	0,0081	0,415	0,382	0,343
0,55	0,0099	0,350	0,325	0,296
0,60	0,0118	0,294	0,276	0,255
0,65	0,0136	0,247	0,234	0,220
0,70	0,0155	0,207	0,199	0,189
0,75	0,0174	0,173	0,168	0,162
0,80	0,0194	0,145	0,142	0,138
0,85	0,0217	0,120	0,119	0,117
0,90	0,0247	0,099	0,098	0,097
0,95	0,0296	0,079	0,078	0,078
1,00	0,0500	0,050	0,050	0,050

Volgens Snapinn (1992) met p_{rej} = 0,90 en p_{acc} = 0,20

In de volgende kolommen staan de grenzen waarbij gestopt wordt omdat toch geen significant verschil meer is te verwachten. Deze grenzen hangen af van de gevoeligheid (Engels: power) die gekozen werd bij het berekenen van het benodigde aantal patiënten. Laten we eens aannemen dat een gevoeligheid 0,90 werd gekozen. Wanneer 60% van de patiënten volledig werd geëvalueerd, kan worden gestopt wegens een te klein verschil als P > 0,276 en wordt het experiment voortgezet als 0,0118 ≤ P ≤ 0,276.

De eigenschappen van deze procedure veranderen niet noemenswaard als altijd gestopt wordt zodra P < 0,001. Deze significantie-grens 0,001 vereist een 88% groter verschil tussen twee groepen dan de significantie-grens 0,05. U kunt dit verifiëren aan de hand van een tabel van de standaardnormale verdeling.

De significantie-grenzen en de niet-significantie-grenzen houden elkaar precies in evenwicht in de hierna volgende betekenis. De mogelijkheid te stoppen wegens een significant verschil, volgens de grenzen in de tweede kolom, vergroot de kans op significantie; dit effect is overigens tamelijk gering omdat de significantie-grenzen in het begin zo klein zijn. De mogelijkheid om te stoppen wegens een te klein verschil, volgens de grenzen in kolom 3 of 4 of 5, verkleint de kans op significantie; ook dit effect is tamelijk gering. Beide effecten heffen elkaar zodanig op, dat er onder de nulhypothese precies een kans $\alpha = 0{,}05$ op significantie is. Deze balans maakt het onnodig om achteraf voor het gebruik van de stopregel te corrigeren. De gevoeligheid van de statistische toets wordt door het gebruik van deze stopregel nauwelijks verminderd; dit geldt niet voor alle stopregels van Snapinn, maar hangt af van de gekozen parameterwaarden.

Aan tabel 5 ligt de volgende gedachtengang ten grondslag (die ik u volledigheidshalve vertel, maar die u niet noodzakelijk hoeft te kennen om de stopregel veilig te kunnen toepassen). Het experiment wordt gestaakt zodra we bijna zeker weten of het uiteindelijke verschil (in de laatste analyse) wel of niet statistisch significant zal zijn. Bij een kans > 0,90 op uiteindelijke significantie wordt gestopt met de conclusie dat er een significant verschil in therapeutisch effect werd gevonden; bij de berekening van deze kans wordt ervan uitgegaan dat de waarheid tussen de verkregen gegevens en de nulhypothese in ligt:

hypothetisch verschil = f×(waargenomen verschil) + (1–f)×(verschil in nulhypothese)
 = f×(waargenomen verschil)

Aan het einde van het experiment is het hypothetisch verschil gelijk aan het waargenomen verschil. Aan het begin van het experiment is het hypothetisch verschil nul, zoals in de nulhypothese, en is de betreffende kans op significantie per definitie $\alpha = 0{,}05$.

Bij een kans < 0,20 op uiteindelijke significantie wordt gestopt met de conclusie dat het verschil niet significant is en ook niet significant zal worden; bij de berekening van deze kans wordt er van uitgegaan dat de waarheid tussen de verkregen gegevens en de alternatieve hypothese in ligt:

hypothetisch verschil = f×(waargenomen verschil) + (1–f)×(verschil in alternatieve hypothese)

Aan het begin van het experiment is het hypothetische verschil precies wat in de alternatieve hypothese wordt verondersteld voor de berekening van het (maximaal) benodigde aantal patiënten. De kans op significantie is aan het begin van het experiment per definitie de gevoeligheid $1-\beta$ (= 0,90 bijvoorbeeld).

12.5 Een tweezijdige stopregel volgens Snapinn

Een tweezijdige toets kan worden beschouwd als de combinatie van twee éénzijdige toetsen. Zo zijn de kritieke grenzen in tabel 6 het resultaat van twee éénzijdige toetsingsprocedures met elk een onbetrouwbaarheid $\alpha = 0{,}025$. De grenzen in tabel 6 kunnen net zo worden gebruikt als de grenzen in tabel 5. Laten we eens veronderstellen dat een gevoeligheid 0,90 werd gekozen in de berekening van het vereiste aantal patiënten. Dan wordt, bijvoorbeeld, halverwege (f=0,50) een experiment gestopt wegens een significant verschil als P < 0,0069; er wordt gestopt wegens een te klein verschil als P > 0,601 en het experiment wordt voortgezet als 0,0069 < P < 0,601. Aan het begin van een experiment wordt nooit gestopt wegens een te klein verschil in therapeutisch effect. Wanneer het experiment wordt afgesloten, hoeft in de statistische analyse geen rekening te worden gehouden met het gebruik van deze stopregel: betrouwbaarheidsintervallen en P-waarden mogen op de conventionele manier worden berekend. Het verdient aanbeveling de uiteindelijke P-waarde zelf te publiceren en niet te volstaan met de mededeling dat het gevonden verschil wel of niet significant is.

Tabel 6.
Stopgrenzen voor de P-waarde na evaluatie van een fractie f van de patiënten; tweezijdige toets met onbetrouwbaarheid $\alpha = 0,05$.

Fractie f	Significantie-grens	Niet-Significantie-grens bij gevoeligheid		
		0,95	0,90	0,80
0,05	<0,0001			
0,10	<0,0001			
0,15	<0,0001			
0,20	0,0001			
0,25	0,0005			
0,30	0,0011			
0,35	0,0022			0,921
0,40	0,0035	0,992	0,889	0,768
0,45	0,0051	0,814	0,733	0,639
0,50	0,0069	0,662	0,601	0,531
0,55	0,0087	0,536	0,492	0,442
0,60	0,0106	0,433	0,402	0,367
0,65	0,0125	0,349	0,328	0,304
0,70	0,0144	0,280	0,267	0,252
0,75	0,0163	0,225	0,217	0,208
0,80	0,0183	0,180	0,176	0,171
0,85	0,0205	0,143	0,141	0,139
0,90	0,0234	0,112	0,111	0,111
0,95	0,0282	0,085	0,085	0,085
1,00	0,0500	0,050	0,050	0,050

Volgens Snapinn (1992) met $p_{rej} = 0,90$ en $p_{acc} = 0,20$

De eigenschappen van de procedure veranderen niet noemenswaard als altijd wordt gestopt zodra P < 0,001. Deze significantie-grens 0,001 vereist een 68% groter verschil tussen twee groepen dan de significantie-grens 0,05.

Appendix bij paragraaf 12.4: rekenformules

De grenzen in tabel 5 werden niet overgenomen uit het artikel van Snapinn, maar werden berekend met de volgende door Snapinn (1992, p. 664) afgeleide formules:

$$\text{Significantie-grens} = 1 - \Phi\left(\frac{z_{1-\alpha} + z_{rej}\sqrt{1-f}}{(2-f)\sqrt{f}}\right)$$

$$\text{Niet-Significantie-grens} = 1 - \Phi\left(\frac{f(2-f)z_{1-\alpha} + z_{acc}\sqrt{1-f} - z_{1-\beta}(1-f)^2}{(2-f)\sqrt{f}}\right)$$

In deze formules zijn $z_{1-\alpha}$, $z_{1-\beta}$, z_{rej} en z_{acc} respectievelijk de $(1-\alpha)$, $(1-\beta)$, p_{rej} en p_{acc} fractielen van de standaardnormale verdeling;
α = éénzijdige significantie-grens,
$1-\beta$ = gekozen gevoeligheid van de statistische toets,
p_{rej} = kans op uiteindelijke significantie als het hypothetische verschil wordt verondersteld dat tussen het waargenomen verschil en de nulhypothese in ligt,
p_{acc} = kans op uiteindelijke significantie als het hypothetische verschil wordt verondersteld dat tussen het waargenomen verschil en de alternatieve hypothese in ligt,
$\Phi(z)$ = kans op standaardnormale waarde beneden z;
Φ is de standaardnormale verdelingsfunctie.
Voor $p_{rej} \geq 0{,}90$ wordt de gevoeligheid van de statistische toets niet noemenswaard aangetast. Voor $p_{acc} = 2(1-p_{rej})$ geldt de gewenste onbetrouwbaarheid α bij zeer goede benadering. Daarom vormen, naar mijn mening, $p_{rej} = 0{,}90$ en $p_{acc} = 0{,}20$ een verstandige keuze.

Aan de eerste formule is te zien dat de significantie-grenzen alleen afhangen van α en p_{rej}. De significantie-grenzen hangen dus niet af van de alternatieve hypothese, niet van de gevoeligheid $(1-\beta)$ en niet van p_{acc}. De significantie-grenzen mogen ook worden gebruikt door een onderzoeker die geen gebruik wil maken van de niet-significantie-grenzen.

Hoofdstuk 13
DATA MANAGEMENT: FOUTEN VOORKOMEN EN OPSPOREN

De betrouwbaarheid van de conclusies uit een wetenschappelijk onderzoek hangt sterk af van de betrouwbaarheid van de verkregen gegevens. Als sommige gegevens fout zijn of ontbreken, doet dit afbreuk aan de geloofwaardigheid van de conclusies. In paragraaf 13.1 worden aanwijzingen gegeven om fouten te voorkomen. In paragraaf 13.2 worden de belangrijkste controles genoemd die u moet uitvoeren om een betrouwbaar gegevensbestand (Engels: data base) te verkrijgen. Het is onverantwoord om dergelijke controles achterwege te laten.

13.1 Formulieren ontwerpen

De tijd die u besteedt aan het ontwerpen van goede gegevensformulieren, verdient u tijdens en na het onderzoek dubbel en dwars terug. Een goed formulier bevat alle noodzakelijke gegevens, maar geen overbodige gegevens, en is gemakkelijk correct in te vullen. Een invulformulier mag aanwijzingen bevatten om te zorgen dat het onderzoeksprotocol zo goed mogelijk wordt nageleefd door artsen en patiënten.

Een **ernstige fout** is een te vage vraagstelling, waardoor het onduidelijk is welke gegevens nodig zijn. Daardoor worden teveel gegevens van elke patiënt verzameld, met als gevolg veel foute of ontbrekende gegevens. Het verzamelen van onbelangrijke gegevens verlaagt de kwaliteit van de belangrijke gegevens. Verzamel daarom alleen gegevens die echt van belang zijn voor uw vraagstelling en denk daar grondig over na.

Het eerste invulformulier bevat de basisgegevens die bekend zijn bij de toelating van een patiënt tot het experiment: persoonlijke gegevens en uitgangswaarden van factoren die van groot prognostisch belang zijn voor het behandelingsresultaat. Als ook de toelatingscriteria op het eerste formulier worden ingevuld, kan van elke patiënt worden nagegaan of de toelating tot het experiment terecht was.

Op vastgestelde tijdstippen wordt voor elke patiënt een evaluatieformulier ingevuld. De evaluatieformulieren van een patiënt kunnen aan het eind van het experiment worden samengevat op een resultatenformulier. Op een tussentijds evaluatieformulier kunt u aanwijzingen geven voor het volgen van het onderzoeksprotocol.

Stel elke vraag zo eenvoudig mogelijk en zorg dat elke vraag voor slechts één uitleg vatbaar is. Zet de noodzakelijke uitleg bij de vraag zelf en niet op een apart vel. Pas op met suggestieve vragen: het antwoord kan sterk afhangen van de manier waarop een vraag wordt gesteld. Probeer elk formulier uit in een voor-onderzoek (Engels: pilot study), om te voorkomen dat u onaangenaam verrast wordt wanneer er niets meer te herstellen valt.

Geef **ontbrekende gegevens** aan met een waarde die niet kan voorkomen, bijvoorbeeld negen(s). Spaties, ontstaan door niets in te vullen, worden door sommige programma's ingelezen als nullen. Een lege plaats op een invulformulier dient te betekenen dat het betreffende gegeven nog niet werd genoteerd; dat gegeven hoeft dan niet te ontbreken. In de statistische analyse vormen ontbrekende gegevens een onherstelbaar probleem; zie ook paragraaf 19.6.

Alfabetische gegevens kunnen nog steeds niet door elk programma worden gelezen. Gebruik daarom bij voorkeur alleen getallen, bijvoorbeeld 0 = man en 1 = vrouw. Als u veel gegevens hebt, die u bijvoorbeeld invoert in een tekstverwerkingsbestand, dan wordt de leesbaarheid van de ingevoerde gegevens sterk verbeterd door na elk getal een spatie te zetten. De overzichtelijkheid wordt verder bevorderd door hoogstens 80 kolommen per regel te gebruiken. Elke regel moet het patiëntnummer en een regelnummer (= formuliernummer) bevatten.

Het onderstaande kader bevat aanwijzingen voor het ontwerpen van een gegevensformulier. Uw faciliteiten en invoerplannen bepalen hoe strak of soepel u deze aanwijzingen moet hanteren.

VOORBEELD INVULFORMULIER VOOR ONDERZOEK
Het invulformulier kan beginnen met aanwijzingen voor het opvolgen van het protocol en algemene instructies voor het invullen. De eerstvolgende gegevens moeten op elk formulier staan.

Ingevuld door ...., datum: __ - __ - 20 __

Naam van de patiënt: .... (als de privacy dit toelaat)

		Kolom
Ziekenhuis	_	1
Patiënt-nummer	_ _ _	3-5
Formulier-nummer	1	7
Geboorte-datum (dag-maand-jaar)	__ - __ - 19 __	9-18
Lotingsdatum (dag-maand-jaar)	__ - __ - 20 __	20-29
Geslacht (0 = man, 1 = vrouw)	Man (0) / Vrouw (1) _	31
Gewicht in kg	_ _ _ , _	33-37
Lengte in m	_ , _ _	39-42

Lege plaats = vergeten in te vullen.
Negen(s) = ontbrekend gegeven.

Werk met cijfers, bijvoorbeeld 0 = man en 1 = vrouw, of 0 = nee en 1 = ja, en gebruik overal consequent dezelfde codering.

Een goede leesbaarheid van tabellen, in de uitvoer van de computer, wordt sterk bevorderd door uw gegevens in een logische volgorde te coderen.
Een foute manier van coderen is: 1 = niet, 2 = veel en 3 = weinig.

Het is eigenlijk noodzakelijk om **alle gegevens twee keer** in te voeren, door twee personen die ieder een eigen bestand maken. Met de computer kan eenvoudig worden nagegaan op welke plaatsen de twee bestanden van elkaar verschillen.

13.2 Gegevens controleren

Zodra het experiment is afgerond, wilt u dat zonder oponthoud aan de statistische analyse wordt begonnen. Op dat moment moeten alle gegevens bekend zijn, grondig gecontroleerd zijn en op de juiste wijze zijn opgeslagen, dus gereed zijn voor verwerking met de computer. Dit lukt slechts als tijdens het experiment het vastleggen en controleren van alle verzamelde gegevens voortdurend goed in de gaten wordt gehouden. Met speciale data management programmatuur kunnen allerlei controles al tijdens het invoeren van de gegevens gebeuren.

In de loop van een langdurig onderzoek, dient er **regelmatig een overzicht** (met tabellen en grafieken) te worden gegeven van de resultaten en de prognostische factoren. Uit zo'n regelmatig overzicht mag natuurlijk niet blijken welke therapie aan het winnen is, want dat verhindert een goede voortzetting van het onderzoek. Wel moet blijken dat verschillende centra en verschillende artsen goed vergelijkbaar zijn.

Zodra een gegevensformulier is ingevuld, dienen **onmiddellijk** de volgende controles te worden uitgevoerd:

a. Algemeen.
Is het patiëntnummer correct? Werd deze patiënt **terecht toegelaten** volgens de ingevulde toelatings- en uitsluitingscriteria? Werd dit formulier op tijd verstuurd en werden alle voorgaande formulieren ontvangen?

b. Ontbrekende gegevens.
Waarom werden bepaalde gegevens niet ingevuld en is dat te rijmen met het protocol? Veel statistische programma's werken alleen met patiënten zonder enig ontbrekend gegeven. Systematische vertekening is dan vrijwel zeker. Zie ook paragraaf 19.6.

c. Onmogelijke waarden.
Heeft iemand een onwaarschijnlijk hoge of lage bloeddruk? Laat een tak-blad grafiek of histogram een verrassende verdeling zien? Werd er voor het geslacht iets anders ingevuld dan 0 of 1?

d. Onmogelijke combinaties.
Kwam de derde medische controle eerder dan de tweede? Is de systolische bloeddruk lager dan de diastolische? Worden er bloeddruk verlagende middelen gebruikt bij een diastolische druk van 60 mm Hg? Is er een zwangere man? Met kruistabellen (bijvoorbeeld geslacht tegen zwangerschap) en correlatie-diagrammen (bijvoorbeeld diastolisch bloeddruk op horizontale as en systolische bloeddruk op verticale as) kan worden aangetoond dat dergelijke fouten werden verbeterd.

Tijdsbreuk of tijdstrend.
Nieuwe laboratorium-apparatuur kan zorgen voor een (grote of kleine) verschuiving van de gemeten waarden. Het is mogelijk dat de overgang naar een andere meeteenheid de gemeten waarden met meer dan een factor 10 verandert. Een onderzoeker dient na te gaan of gedurende het onderzoek een plotselinge verandering optrad die systematische vertekening veroorzaakte. Een systematische verandering kan ook geleidelijk ontstaan. Er kan een **trend in de tijd** optreden door driftende laboratorium-apparatuur of door driftende beoordelaars. Dat sommige metingen na verloop van tijd anders gebeuren kan worden opgespoord door in een grafiek de gemeten waarden op de verticale uit te zetten tegen het tijdstip van de meting (of tegen het patiëntnummer) op de horizontale as. Bereken op zijn minst alle correlaties met het patiëntnummer. Wanneer een verandering in de tijd wordt ontdekt, is het niet altijd eenvoudig om het probleem te herstellen. Soms kunnen waarden worden omgerekend. Hoe eerder een fout wordt

ontdekt, hoe groter de kans op een adequate correctie. Bovendien is het van belang zo snel mogelijk te bevorderen dat bepaalde fouten in de toekomst worden vermeden.

Het is tijd besparend om alle gegevens twee keer in de computer in te tikken en vervolgens electronisch te controleren of beide gegevensbestanden precies gelijk zijn. Hiermee kunt u voorkomen dat vele fouten pas in de analyse fase worden ontdekt en er dan voor zorgen dat de analyse een paar keer opnieuw moet gebeuren.

13.3 Gebruik van computer programmatuur

De statistische analyse dient doelgericht te gebeuren, omdat anders veel tijd wordt verspild. Computers en programma's zijn dom, zodat u zelf moet bepalen wat u wel en vooral wat u niet nodig heeft. De statistische programmatuur van SPSS is gemakkelijk te gebruiken en staat redelijk goed bekend. Tijdens de analyse nodigt SPSS niet uit tot het controleren van statistische vooronderstellingen en dit is een nadeel. Voor gebruikers die één bijna compleet pakket eisen, dat niet duur mag zijn, beveel ik STATA aan. In de farmaceutische industrie wordt het bijna volledige SAS gebruikt omdat dit de registratie van geneesmiddelen vergemakkelijkt.

Bij gebruik van een **onbekend pakket** is het mogelijk dat de gevraagde berekeningen niet goed worden uitgevoerd. Er is zeer veel rommel op de markt. Dallal (1988) laat zien hoe verschrikkelijk slecht een programma kan werken. U moet bedenken dat juist de fouten die u niet opvallen de meeste schade aanrichten.

De gegevens moeten zodanig worden vastgelegd dat er geen problemen ontstaan bij de statistische analyse met een computer. Bijna alle statistische programma's eisen hetzelfde aantal gegevens per individu. Hieraan moet worden gedacht bij de voorbereiding van een wetenschappelijk onderzoek.

De harde schijf van een PC is geen veilige bewaarplaats van gegevens. Op een kwade dag kan uw harde schijf plotseling leeg zijn, of met een virus besmet. Het is noodzakelijk dat u over reservebestanden beschikt, bijvoorbeeld op schijfjes.

13.4 Goede Klinische Praktijken

De GCP-voorbereidingscommissie (1993) schreef een voortreffelijke vertaling van 'Good clinical practice for trials on medical products in the European Community'. Dit moet worden beschouwd als de Europese richtlijn die, bijvoorbeeld, zal worden gehanteerd bij de registratie van geneesmiddelen. Deze richtlijn is in de Nederlandse wetgeving opgenomen. In de volgende alinea haal ik paragraaf 3.4 van deze richtlijn aan.

'Alle correcties ... in de op papier vastgelegde onbewerkte gegevens moeten zodanig worden aangebracht dat de oorspronkelijke gegevens nog duidelijk zichtbaar zijn. De correcte gegevens moeten worden toegevoegd met de reden voor de correctie, gedateerd en geparafeerd door de onderzoeker. Bij elektronische gegevensverwerking mogen alleen bevoegde personen in staat zijn gegevens in de computer in te voeren of te wijzigen en moeten alle wijzigingen en doorhalingen worden geregistreerd.'

Het is mijn stellige indruk dat er in de Faculteiten der Geneeskunde nog veel te verbeteren valt, voordat deze Europese richtlijn bij ruwe benadering wordt gevolgd.

Hoofdstuk 14
CHI KWADRAAT TOETSEN

In dit hoofdstuk worden de belangrijkste chi kwadraat toetsen behandeld. In paragraaf 14.1 wordt getoetst of een waargenomen frequentie-verdeling van bloedgroepen past bij de kansverdeling volgens de wetten van Mendel. In paragraaf 14.2 wordt statistisch getoetst of vier verschillende vaccins dezelfde kans geven om vrij van mazelen te blijven. Omdat er zes paarsgewijze vergelijkingen zijn, worden ook de Bonferroni en de Hochberg gecorrigeerde P-waarden berekend. In paragraaf 14.3 wordt onderzocht of de kans op coronair vaatlijden significant toeneemt met de leeftijd, waarbij de leeftijd in klassen is ingedeeld.

14.1 Chi kwadraat toets voor aanpassing

Een eigenwijze onderzoeker wil aantonen dat de wetten van Mendel niet gelden voor de ABO bloedgroepen. Hij onderzoekt 203 kinderen van ouders die beide tot de bloedgroep AB behoren. Er blijken 36 kinderen in bloedgroep A te zitten, 59 in groep B en 108 in groep AB, zoals de eerste rij in tabel 1 laat zien. Volgens de wetten van Mendel is te verwachten dat een kwart van de kinderen (203 × 0,25 = 50,75) in groep A zit, eveneens een kwart in groep B en de helft (203 × 0,5 = 101,5) in groep AB, zoals de tweede rij in tabel 1 laat zien.

Tabel 1.
Waargenomen (O) en verwachte (E) aantallen kinderen van ouders met bloedgroep AB.

	A	B	AB
Waargenomen	O = 36	O = 59	O = 108
Verwacht	E = 50,75	E = 50,75	E = 101,5

Met de chi kwadraat toets voor aanpassing (Engels: chi square test for goodness of fit) kan worden nagegaan of de waargenomen aantallen op toevallige wijze afwijken van de verwachte aantallen. Eerst enige afspraken over de notatie:

O = waargenomen aantal (Engels: Observed frequency)
E = verwacht aantal (Engels: Expected frequency) als de nulhypothese waar is
    dat de wetten van Mendel gelden.

$$X^2 = \text{chi kwadraat waarde} = \sum \frac{(O - E)^2}{E}$$

In deze formule wordt gesommeerd over alle klassen. De getallen in tabel 1 geven

$$X^2 = \frac{(36-50,75)^2}{50,75} + \frac{(59-50,75)^2}{50,75} + \frac{(108-101,5)^2}{101,5} = 6,04.$$

Voor het aantal vrijheidsgraden geldt

$$DF = \text{aantal vrijheidsgraden} = \text{aantal klassen} - 1$$

Omdat er 3 klassen (bloedgroepen) zijn, is het aantal vrijheidsgraden DF = 3 − 1 = 2. Volgens tabel D, achterin dit boek, is de overschrijdingskans juist P < 0,05. De waargenomen aantallen verschillen dus onwaarschijnlijk veel van de verwachte aantallen. De eigenwijze onderzoeker meldt tevreden een statistisch significant toetsingsresultaat: hij vindt dat hij statistisch heeft bewezen dat de wetten van Mendel niet gelden. Hij is echter niet in staat de wetenschappelijke gemeenschap van zijn gelijk te overtuigen. Een wetenschappelijk paradigma wordt (terecht) niet zo gemakkelijk opgegeven.

Discussie vraagstuk
Welke verklaring(en) kunt u bedenken voor het significante toetsingsresultaat van de eigenwijze onderzoeker? Zou u dezelfde verklaring(en) overwogen hebben voor een niet-significant toetsingsresultaat?

Chi kwadraat toetsen geven altijd een benadering van de P-waarde. De benadering is voldoende nauwkeurig als aan beide volgende **voorwaarden** is voldaan:
− Geen enkel verwacht aantal E is kleiner dan één.
− Hoogstens 20% van de verwachte aantallen is kleiner dan vijf.
Let u er goed op dat deze twee voorwaarden betrekking hebben op de verwachte aantallen en niet op de waargenomen aantallen!

14.2 Een kruistabel met R rijen en K kolommen

De vier farmaceutische industrieën A, B, C en D gaven een hoofddocent virologie de opdracht om te onderzoeken welke industrie het beste vaccin tegen mazelen maakte. Er werden 510 kinderen gevaccineerd die een broertje of zusje met mazelen hadden. Een lotingsprocedure bepaalde welk vaccin ieder kind kreeg toegediend, rekening houdend met de beperking dat 150 kinderen konden worden ingeënt met vaccin A, 100 met B, 120 met C en 140 met D. Bij vaccin A bleef 62% van de kinderen vrij van mazelen, bij vaccin B 82% van de kinderen, bij C 51% en bij D 69%. Zijn dit toevallige verschillen of mogen we concluderen dat B het beste en C het slechtste vaccin is? Dit zal worden nagaan met een chi kwadraat toets op de gegevens die in tabel 2 worden gepresenteerd. Met deze chi kwadraat toets toetsen we de nulhypothese dat de vier vaccins precies even goed zijn. Van alle 510 kinderen bleek een fractie 332/510 beschermd te zijn. Onder de nulhypothese verwachten we deze fractie 332/510 voor elk vaccin. Het verwachte aantal gezonde kinderen bij vaccin A is dus 150×(332/510) = 97,6. Algemeen geldt de formule

$$\text{verwacht aantal } E = \frac{\text{rijtotaal} \times \text{kolomtotaal}}{\text{groot totaal}}$$

Het groot totaal is steeds 510. Voor vaccin A is het rijtotaal 150 en voor de uitkomst Gezond is het kolomtotaal 332, zodat het verwachte aantal voor de betreffende cel 97,6 is. De verwachte aantallen staan tussen haakjes. Voor alle duidelijkheid herhaal ik de afspraken over de notatie:

O = waargenomen aantal (Engels: Observed frequency)

E = verwacht aantal (Engels: Expected frequency) als de nulhypothese waar is
dat de vaccins even goed werken.

Tabel 2.
Waargenomen aantal O (en verwacht aantal E) kinderen na inenting tegen mazelen.

Vaccin	Gezond	Mazelen	Totaal
A	93 (97,6)	57 (52,4)	150
B	82 (65,1)	18 (34,9)	100
C	61 (78,1)	59 (41,9)	120
D	96 (91,1)	44 (48,9)	140
Totaal	332	178	510

Met de chi kwadraat toets kan worden nagegaan of de waargenomen aantallen op toevallige wijze afwijken van de verwachte aantallen.

$$\text{Pearson chi kwadraat waarde:} \quad X^2 = \sum \frac{(O - E)^2}{E}$$

In de formule voor X^2 wordt gesommeerd over alle klassen. De getallen in tabel 2 geven

$$X^2 = \frac{(93-97,6)^2}{97,6} + \frac{(57-52,4)^2}{52,4} + \frac{(82-65,1)^2}{65,1} + \frac{(18-34,9)^2}{34,9}$$

$$+ \frac{(61-78,1)^2}{78,1} + \frac{(59-41,9)^2}{41,9} + \frac{(96-91,1)^2}{91,1} + \frac{(44-48,9)^2}{48,9} = 24,67$$

Voor een R×K tabel, met R rijen en K kolommen, wordt het aantal vrijheidsgraden berekend als

$$DF = \text{aantal vrijheidsgraden} = (R - 1) \times (K - 1)$$

Voor tabel 2, met R=4 rijen en K=2 kolommen, wordt het aantal vrijheidsgraden berekend als DF = (4−1)×(2−1) = 3. Bij een chi kwadraat waarde X^2 = 24,67 met DF=3 vrijheidsgraden hoort volgens tabel D een overschrijdingskans P<0,001; er wordt in dit geval voldaan aan de voorwaarden die u in de volgende alinea kunt lezen. De vier vaccins hebben een statistisch significant verschillende beschermingsgraad.

Chi kwadraat toetsen voor een R×K tabel geven een benadering van de P-waarde. Deze benadering is voldoende nauwkeurig als aan beide volgende **voorwaarden** is voldaan:
− Geen enkel verwacht aantal E is kleiner dan één.
− Hoogstens 20% van de verwachte aantallen is kleiner dan vijf.
Let op! Deze voorwaarden betreffen de verwachte aantallen en niet de waargenomen aantallen!

Bij een niet-significant toetsingsresultaat zou de analyse hiermee klaar zijn. Maar nu willen we weten welke vaccins van elkaar verschillen. Daartoe berekende ik voor elk tweetal vaccins een chi kwadraat waarde met één vrijheidsgraad, zoals behandeld werd in paragraaf 9.1. Deze chi kwadraat waarden staan in de tweede kolom van tabel 3 en de erbij horende P-waarde staat in de derde kolom. Het verschil in percentage beschermde kinderen staat in de eerste kolom van tabel 3. U ziet dat vaccin B significant beter is dan elk ander vaccin en bovendien is er een significant verschil tussen de vaccins C en D. We weten niet of A verschilt van D (P_{ruw} = 0,24). We weten evenmin of A verschilt van C (P_{ruw} = 0,07), al lijkt dat wel waarschijnlijk. Als we aannemen dat A=D en bovendien dat B≠A, B≠C, B≠D en C≠D, dan volgt daaruit dat A≠C; immers, uit A=C en A=D zou C=D volgen. Daarom is mijn conclusie uit de ongecorrigeerde P-waarden dat B > D ≈ A > C: B is beter dan alle andere vaccins, C is slechter dan alle andere vaccins, maar het is onduidelijk of D beter is dan A.

Tabel 3.
Het verschil tussen elke twee vaccins en de gecorrigeerde P-waarden volgens Bonferroni, Hochberg en Shaffer; beschermingsgraad: B 82%, D 69%, A 62% en C 51%.

Verschil	X^2	P_{ruw}	$P_{Bonferroni}$	$P_{Hochberg}$	$P_{Shaffer}$
B–C 31%	23,18	<0,001	<0,001	<0,001	<0,001
B–A 20%	11,38	0,0008	0,005	0,004	0,0024
D–C 18%	8,47	0,004	0,024	0,016	0,012
B–D 13%	5,47	0,02	0,12	0,06	0,04
A–C 11%	3,38	0,07	0,42	0,14	0,07
D–A 7%	1,37	0,24	1,00	0,24	0,24

Als we rekening houden met het probleem van de **veelvuldige vergelijkingen (Engels: multiple comparisons)**, zien de conclusies er enigszins anders uit. Omdat er bij g=4 groepen g(g–1)/2 = 4×3/2 = 6 paarsgewijze vergelijkingen worden gemaakt, zouden de P-waarden moeten worden gecorrigeerd. Het doel hiervan is om ervoor te zorgen dat er een kans van (hoogstens) 0,05 is dat minstens één van de 6 vergelijkingen een fout-significant verschil oplevert. In paragraaf 6.9 werd uitgelegd dat elke P-waarde met 6 moet worden vermenigvuldigen om de **Bonferroni gecorrigeerde P-waarden** te krijgen. Deze Bonferroni gecorrigeerde P-waarden, in de vierde kolom van tabel 3, vergelijkt u met de gebruikelijke significantie-grens 0,05. Vaccin B is ook nu nog significant beter dan de vaccins A (P=0,005) en C (P<0,001), maar niet significant beter dan vaccin D (P=0,12); deze P-waarden heb ik opgezocht in het boek van Fleiss (1986, blz. 377). Het verschil tussen de vaccins C en D blijft significant (P=0,024). Natuurlijk moet het onderzoeksverslag worden afgesloten met een aanbeveling van vaccin B.

In de vijfde kolom van tabel 3 staan de **Hochberg gecorrigeerde P-waarden**. In paragraaf 6.9 werd de berekening uitgelegd van deze aanzienlijk kleinere P-waarden. Voor het verschil tussen de vaccins B en D scheelt het een factor twee: P=0,12 volgens Bonferroni en P=0,06 volgens Hochberg! De Hochberg procedure is aanmerkelijk gevoeliger en verdient daarom de voorkeur boven de Bonferroni procedure, mede gezien de eenvoud van de procedure. De Hochberg procedure houdt de onbetrouwbaarheid (= kans op een fout-significant verschil) op 0,05 ook als sommige vaccins gelijkwaardig zijn, maar afwijken van de andere vaccins. Anders gezegd: de Hochberg procedure houdt er rekening mee dat sommige nulhypothesen waar en andere nulhypothesen onwaar kunnen zijn. Voor het berekenen van betrouwbaarheidsintervallen, voor het verschil in beschermingsgraad tussen twee vaccins, zou de Bonferroni procedure moeten worden gebruikt omdat de Hochberg procedure daarvoor niet geschikt is. In de laatste kolom van tabel 3 staan de Shaffer gecorrigeerde P-waarden die worden besproken in de appendix na deze paragraaf. Het mooie van al deze procedures is dat **geen vooronderstelling** nodig is, behalve natuurlijk dat de ruwe P-waarden correct zijn.

Overigens staan de hiervoor genoemde methoden ter **discussie**. Veronderstel dat een onderzoeker alleen de therapieën A en B onderzocht heeft, terwijl een andere onderzoeker de therapieën A, B, C en D in zijn onderzoek heeft opgenomen. Wanneer beide onderzoekers een even groot verschil tussen therapieën A en B vinden, en dezelfde aantallen patiënten in de groepen hebben, dan kan de volgende merkwaardige situatie ontstaan: de eerste onderzoeker vindt een significant verschil tussen A en B en de tweede onderzoeker niet, omdat de tweede onderzoeker de Bonferroni of Hochberg of Shaffer procedure toepast. Waarom is het voor het vergelijken van A met B van belang dat er nog twee andere therapieën werden onderzocht? Op deze vraag is geen bevredigend antwoord te vinden. Van cruciaal belang is dat u begrijpt dat significante verschillen altijd optreden als maar veel statistische toetsen worden uitgevoerd. Uiteindelijk moet een onderzoeker zelf beslissen of hij de 'pair-wise error rate' of de 'experiment-wise error rate' op 0,05 houdt, maar het is ook mogelijk om het ene te doen en het andere niet te laten. Een onderzoeker die doelgericht onderzoek doet heeft minder last van dit probleem dan een onderzoeker die in het wilde weg van alles met elkaar vergelijkt.

Tijdens de voorbereiding van het onderzoek werd het **aantal patiënten** volledig bepaald door de beschikbaarheid van de verschillende vaccins en niet statistisch berekend. Meestal, echter, laat de farmaceutische industrie zich graag beïnvloeden door statistische argumenten voor het benodigde aantal patiënten. Wanneer de ongelijkheid van Bonferroni in de analyse zal worden toegepast, omdat meer dan twee groepen worden vergeleken, dan spreekt het vanzelf dat de ongelijkheid van Bonferroni ook dient te worden toegepast bij de berekening van het vereiste aantal patiënten.

Appendix bij paragraaf 14.2:
Shaffer-Hochberg gecorrigeerde P-waarden

Deze appendix is tamelijk lastig en daarom alleen voor statistici bedoeld. De Shaffer gecorrigeerde P-waarde wordt uitgerekend door de ongecorrigeerde P-waarde te vermenigvuldigen met het aantal nulhypothesen dat nog waar kan zijn als bepaalde nulhypothesen onwaar zijn. Bij het vergelijken van 4 vaccins zijn er in totaal 4×3/2 = 6 paarsgewijze vergelijkingen mogelijk die corresponderen met de volgende 6 nulhypothesen: A=B, A=C, A=D, B=C, B=D en C=D. In de derde kolom van tabel 3 staan de ongecorrigeerde P-waarden bij deze 6 nulhypothesen. De kleinste P-waarde moet met 6 worden vermenigvuldigd omdat alle 6 nulhypothesen waar kunnen zijn. De volgende P-waarde moet met 3 worden vermenigvuldigd, want als B≠C dan kunnen er nog hoogstens 3 nulhypothesen waar zijn, namelijk de drie nulhypothesen B=A en B=D en A=D of de drie nulhypothesen C=A en C=D en A=D. Ook de derde P-waarde moet met 3 worden vermenigvuldigd, want als B≠C en B≠A dan kunnen de nulhypothesen C=A en C=D en A=D alle 3 waar zijn. De vierde P-waarde moet met 2 worden vermenigvuldigd, want als B≠C en B≠A en D≠C dan kunnen hoogstens 2 van de nulhypothesen B=D en A=C en D=A waar zijn. De vijfde P-waarde moet met 1 worden vermenigvuldigd, want als B≠C en B≠A en D≠C en B≠D dan kunnen de nulhypothesen A=C en D=A niet allebei waar zijn. De laatste P-waarde blijft altijd hetzelfde. Indien nodig voor het handhaven van de volgorde van klein naar groot, dient een P-waarde te worden verkleind; zie Shaffer (1986), Hochberg (1988) en Hochberg and Rom (1995) voor een rechtvaardiging van deze procedure. De Shaffer-Hochberg gecorrigeerde P-waarden liggen zo dicht bij de ongecorrigeerde P-waarden dat het voor de uiteindelijke conclusie niet uitmaakt welke van de twee rijen P-waarden wordt gebruikt.

In tabel 4 staan de door Shaffer gegeven bovengrenzen voor de vermenigvuldigingsfactoren die moeten worden gebruikt als er g groepen zijn. Deze factoren zijn veilig, maar kunnen nodeloos groot zijn, zoals in het behandelde voorbeeld.

Tabel 4.
Shaffer vermenigvuldigingsfactoren (bovengrenzen) voor kleinste tot grootste P-waarde; elke P-waarde betreft een van de k = g(g−1)/2 vergelijkingen tussen 2 van de g groepen.

g	k	Shaffer vermenigvuldigingsfactoren (bovengrenzen)
3	3	3, 1, 1
4	6	6, 3, 3, 3, 2, 1
5	10	10, 6, 6, 6, 6, 4, 4, 3, 2, 1
6	15	15, 10, 10, 10, 10, 10, 6, 6, 6, 6, 4, 4, 3, 2, 1
7	21	21, 15 (6×), 11 (4×), 10, 9, 7, 7, 6, 5, 4, 3, 2, 1
8	28	28, 21 (7×), 16 (5×), 15, 13, 13, 12, 11, ..., 3, 2, 1

14.3 Chi kwadraat toets voor trend

Tabel 5 laat zien hoe bij 100 patiënten leeftijd en coronair vaatlijden samenhangen.

Tabel 5.
Verband tussen leeftijd en coronair vaatlijden (CHD = Coronary Heart Disease).

	Leeftijd (in jaren)				
CHD	20-29	30-39	40-49	50-59	60-69
Ja	1(10%)	5(19%)	11(39%)	18(72%)	8(80%)
Nee	9	22	17	7	2

Lineaire trend: X^2=23,76 met DF=1 geeft P<0,00001.

Met de chi kwadraat toets voor (lineaire) trend kan worden nagegaan of de kans op CHD stijgt met de leeftijd. De rekenwijze leg ik niet uit, omdat u het rekenwerk beter aan de computer kunt overlaten. De chi kwadraat toets voor trend heeft altijd DF=1 vrijheidsgraad. De gewone chi kwadraat toets is veel minder gevoelig. Altman (1991, subparagraaf 10.8.2) en Fleiss (1981, paragraaf 9.2) schrijven hier meer over. In paragraaf 16.7 wordt hetzelfde getallenmateriaal met een logistisch regressie model geanalyseerd.

Hoofdstuk 15
LINEAIRE REGRESSIE
Normale Afhankelijke Variabele

Aan een mens of dier kunnen kwantitatieve metingen worden verricht, zoals bloeddruk, spierkracht, intelligentie, of bestendigheid tegen mentale spanningen. Ook kunnen kwalitatieve gegevens worden verzameld, zoals wel of niet roken, geslacht of medische behandeling. Met lineaire regressie analyse kan worden beschreven hoe een kwantitatieve meting afhangt van andere gegevens; deze andere gegevens kunnen zowel kwantitatieve als kwalitatieve gegevens zijn. In dit hoofdstuk zal ik dit nader verduidelijken. Daarbij ga ik ervan uit dat het ingewikkelde rekenwerk aan de computer wordt overgelaten.

In de paragrafen 15.1 t/m 15.5 zult u zien dat de systolische bloeddruk ongeveer lineair afhangt van de leeftijd. De correlatie coëfficiënt geeft aan hoe sterk dit lineaire verband is, maar de gekozen leeftijdsverdeling bepaalt de hoogte van de correlatie. Een regressielijn geeft aan wat de gemiddelde bloeddruk is bij een bepaalde leeftijd. Ook wordt de standaardafwijking rondom dit gemiddelde aangegeven. Een betrouwbaarheidsinterval wordt berekend voor de te verwachten bloeddruk bij een bepaalde leeftijd. Met een predictie-interval wordt aangegeven tussen welke referentie-grenzen 95% van de mensen zitten. De systolische bloeddruk wordt in dit geval de **afhankelijke variabele** genoemd en de leeftijd de **onafhankelijke variabele**. Omdat er één onafhankelijke variabele is, is dit een voorbeeld van **enkelvoudige regressie** (Engels: simple regression). Als er meerdere onafhankelijke variabelen zijn, bijvoorbeeld leeftijd en geslacht en nog andere gegevens, wordt van **meervoudige of multipele regressie** gesproken (Engels: multiple regression). Kenmerkend voor lineaire regressie is dat de **afhankelijke variabele normaal verdeeld** is, rondom het uit de onafhankelijke variabelen voorspelde gemiddelde, met overal dezelfde standaardafwijking.

Paragraaf 15.9 laat zien hoe u met een regressie model een therapeutisch effect kunt voorspellen uit de gegeven therapie en de belangrijkste prognostische factoren. Met zo'n regressie model kunt u onderzoeken of effect-modificatie optreedt. In paragraaf 15.10 wordt aandacht besteed aan de voormeting als belangrijkste prognostische factor in een therapeutisch experiment. In paragraaf 15.11 wordt uitgelegd hoe kan worden gecorrigeerd voor de vertekening door een verschillende leeftijdsverdeling in de behandelingsgroepen.

In paragraaf 15.12 wordt erop gewezen hoe u individuen kunt opsporen die een extreme invloed op de berekende coëfficiënten kunnen hebben. In paragraaf 15.13 wordt genoemd dat de berekende coëfficiënten ook niet te vertrouwen zijn bij een te hoge onderlinge samenhang tussen de onafhankelijke variabelen. In paragraaf 15.4 wordt een mogelijke strategie gegeven voor het maken van een verstandige selectie uit een groot aantal variabelen.

Aan het einde van paragraaf 15.2 wordt uitgelegd waarom lineaire regressie analyse ook wel **kleinste kwadraten regressie** analyse wordt genoemd. De ongelukkige aanduiding 'onafhankelijke variabelen' kan voor een misverstand zorgen. Statistische onafhankelijkheid wordt beslist niet verondersteld. Het is wel zo dat de interpretatie gemakkelijker is bij statistische onafhankelijkheid.

15.1 Systolische bloeddruk en leeftijd

In de paragrafen 15.1 t/m 15.5 wordt onderzocht hoe de sytolische bloeddruk afhangt van de leeftijd. Tabel 1 toont de leeftijd (kolom 2) en de systolische bloeddruk (kolom 3) van een kleine groep van n=15 personen. Het zijn aselect gekozen personen tussen de 20 en 70 jaar oud; dit zijn de oneven genummerde patiënten in het boek van Kleinbaum, Kupper and Muller (1988, p. 52). De andere gegevens in tabel 1 werden met de computer berekend en zullen in de komende paragrafen worden uitgelegd.

Tabel 1.
Leeftijd (in jaren) en systolische bloeddruk (in mm Hg) van vijftien aselect gekozen patiënten tussen 20 en 70 jaar oud.

Patiënt	Leeftijd	Systolische bloeddruk			Cook afstand
		Waargenomen	Voorspeld	Residu	
1	39	144	135	9	0,05
3	45	138	140	−2	0,00
5	65	162	158	4	0,02
7	67	170	159	11	0,14
9	67	158	159	−1	0,00
11	64	162	157	5	0,03
13	59	140	152	−12	0,09
15	42	128	137	−9	0,04
17	45	135	140	−5	0,01
19	20	116	118	−2	0,01
21	36	136	132	4	0,01
23	39	120	135	−15	0,11
25	44	160	139	21	0,18
27	63	144	156	−12	0,12
29	25	125	122	3	0,01

Figuur 1 laat zien hoe de systolische bloeddruk afhangt van de leeftijd. Elk punt representeert een patiënt. Uit de leeftijd en de waargenomen systolische bloeddruk, zoals vermeld in tabel 1, werd de regressielijn berekend. Met deze regressielijn kan, voor elke willekeurige patiënt, de systolische bloeddruk worden voorspeld uit de leeftijd.

Hierna wordt met de variabele SBD de systolische bloeddruk aangeduid en met LFT de leeftijd. De met de computer berekende regressielijn is

$$\text{voorspelde SBD} = 100{,}09 + 0{,}884 \times \text{LFT}$$

In spreektaal: de voorspelde systolische bloeddruk is 100,09 plus 0,884 keer de leeftijd. De regressielijn geeft aan welke gemiddelde systolische bloeddruk te verwachten valt in een groep mensen van een bepaalde leeftijd. Bij een leeftijd van 50 jaar is een gemiddelde systolische bloeddruk van $100{,}09 + 0{,}884 \times 50 = 144$ mm Hg te verwachten. Er wordt een lineair verband verondersteld en dit lijkt redelijk gezien figuur 1.

Vraagstuk 1
Welke systolische bloeddruk valt te verwachten bij iemand van 20 jaar? En bij iemand van 70 jaar? Kunt u dit zowel berekenen als in figuur 1 aflezen?

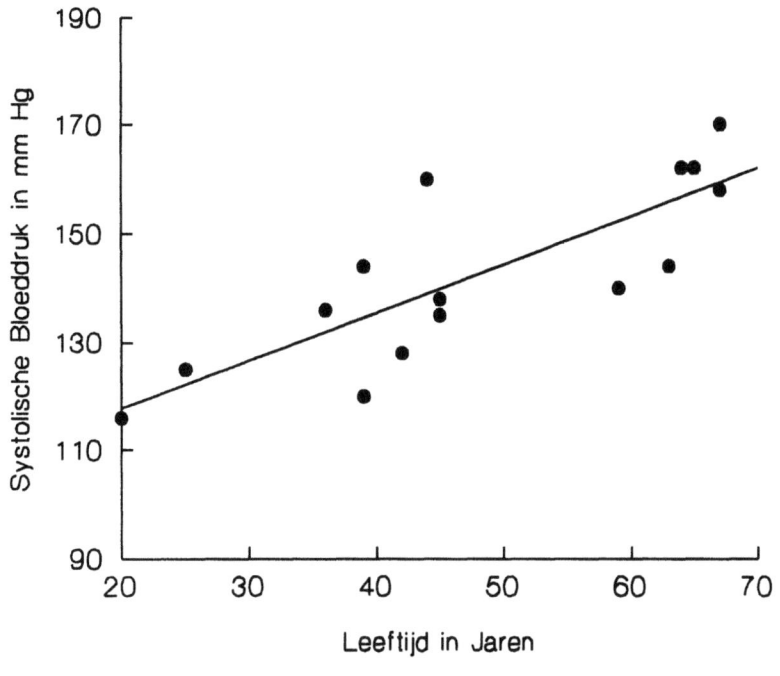

Figuur 1. Systolische bloeddruk en leeftijd van 15 patiënten.

Door alleen de oneven patiënten te kiezen heb ik een probleem onder tafel gewerkt. Patiënt 2 in Kleinbaum et al. (1988, p. 52) is 47 jaar oud en heeft een bloeddruk van 220 mm Hg. Zo'n patiënt kan een extreme invloed hebben op de berekende coëfficiënten. Daarom zou ik de waarde 220 mm Hg vervangen door bijvoorbeeld de hoogste waarde 160 mm Hg van alle patiënten tussen de 37 en 57 jaar; de betreffende patiënt heeft dan nog steeds een grote invloed, maar niet langer een extreme invloed en dat lijkt me goed.

De regressielijn bevat twee **regressie coëfficiënten**:
het **intercept** $b_0 = 100,09$ mm Hg en de **helling** $b_1 = 0,884$ mm Hg/jaar.

De **helling** geeft aan dat gemiddeld genomen de systolische bloeddruk 0,884 mm Hg toeneemt als men een jaar ouder wordt. Strikt genomen geldt dit alleen als we aannemen dat de bloeddruk niet samenhangt met sterfte! Begrijpt u waarom?

Discussie vraagstuk:
Er is een grote groep vrouwen van 50 jaar onderzocht. De vrouwen na de meno-pauze, van 50 jaar oud, blijken minder kalk in hun botten te hebben dan de vrouwen voor de meno-pauze, ook van 50 jaar oud. Hieruit concluderen de onderzoekers dat na de meno-pauze het kalk-gehalte sneller afneemt. Waarom is dit een slecht onderzoek en hoe zou het beter kunnen?

Het **intercept** is de gemiddelde systolische bloeddruk van kinderen van nul jaar oud (LFT = 0). Maar u begrijpt wel dat het een ernstige fout is om zoveel te extrapoleren. De regressielijn geldt alleen voor mensen tussen de 20 en 70 jaar en dan nog slechts bij benadering.

De **afhankelijke variabele** SBD wordt voorspeld uit de **onafhankelijke variabele** LFT. We kunnen ook (LFT − 20) als onafhankelijke variabele gebruiken en de computer berekent dan de regressielijn

$$\text{voorspelde SBD} = 117{,}77 + 0{,}884 \times (\text{LFT} - 20)$$

De helling is hetzelfde gebleven, maar het intercept is veranderd en heeft nu een zinvolle interpretatie. Het intercept $b_0 = 117{,}77$ mm Hg is de gemiddelde bloeddruk voor mensen van 20 jaar. Met (LFT − 70) als onafhankelijke variabele wordt de regressielijn

$$\text{voorspelde SBD} = 161{,}99 + 0{,}884 \times (\text{LFT} - 70)$$

berekend. Het intercept $b_0 = 161{,}99$ mm Hg is de gemiddelde systolische bloeddruk voor mensen van 70 jaar. Op een afrondfoutje na zijn de drie hiervoor genoemde regressie lijnen equivalent: het zijn drie verschillende schrijfwijzen voor exact dezelfde regressielijn. De helling is niet afhankelijk van de schrijfwijze, maar het intercept wel.

15.2 Het wiskundige model, verdeling van het residu

In de vorige paragraaf werd een regressielijn van de vorm

$$\text{voorspelde } y = b_0 + b_1 x \qquad (y = \text{SBD}, \ x = \text{LFT})$$

berekend uit de steekproef van 15 mensen. De berekende lijn is een schatting van de ware regressielijn

$$\text{verwachting van } y \text{ (bij gegeven } x) = \beta_0 + \beta_1 x$$

in de totale populatie van mensen van 20 tot 70 jaar oud. Naarmate de steekproef groter is, zal de berekende lijn dichter bij de ware lijn liggen. De x-waarden hoeven niet aselect te zijn gekozen. Echter, de bij een bepaalde x-waarde horende y-waarden moeten wel kunnen worden beschouwd als een aselecte steekproef bij die x-waarde. In het statistische model wordt namelijk de volgende veronderstelling gemaakt: bij een bepaalde x-waarde zijn de y-waarden normaal verdeeld met verwachting $(\beta_0 + \beta_1 x)$ en standaardafwijking σ_{res}. De standaardafwijking σ_{res}, rondom de regressielijn, wordt voor alle x-waarden even groot verondersteld; dit heet de veronderstelling van **homoskedasticiteit**. Deze veronderstellingen zijn noodzakelijk bij het uitvoeren van statistische toetsen en het berekenen van intervallen. Uit deze veronderstellingen volgt dat

$$95\% \text{ van de y-waarden ligt tussen}$$
$$(\beta_0 + \beta_1 x) - 1{,}96\sigma_{res} \quad \text{en} \quad (\beta_0 + \beta_1 x) + 1{,}96\sigma_{res}$$

Een waargenomen y-waarde zal verschillen van de voorspelde y-waarde. Het verschil tussen waarneming en voorspelling heet de residuele waarde, of kortweg het residu:

residu = (waargenomen y-waarde) − (voorspelde y-waarde) = y − ($b_0 + b_1 x$)

In de figuren 1 en 2 is het residu de verticale afstand (evenwijdig aan de y-as) van een waarneming tot de regressielijn. De residuele variantie σ^2_{res} wordt geschat als

$$SD^2_{res} = \frac{\text{som van (residu)}^2}{\text{aantal residuen} - 2} = \frac{\sum (\text{residu})^2}{n - 2}$$

Het bijbehorende aantal vrijheidsgraden is
DF = (aantal residuen) − (aantal coëfficiënten) = n − 2

De residuele standaardafwijking $SD_{res} = \sqrt{(SD^2_{res})}$ is een schatting van σ_{res}. In het voorbeeld is $SD_{res} = 10{,}14$ mm Hg met DF = 13.

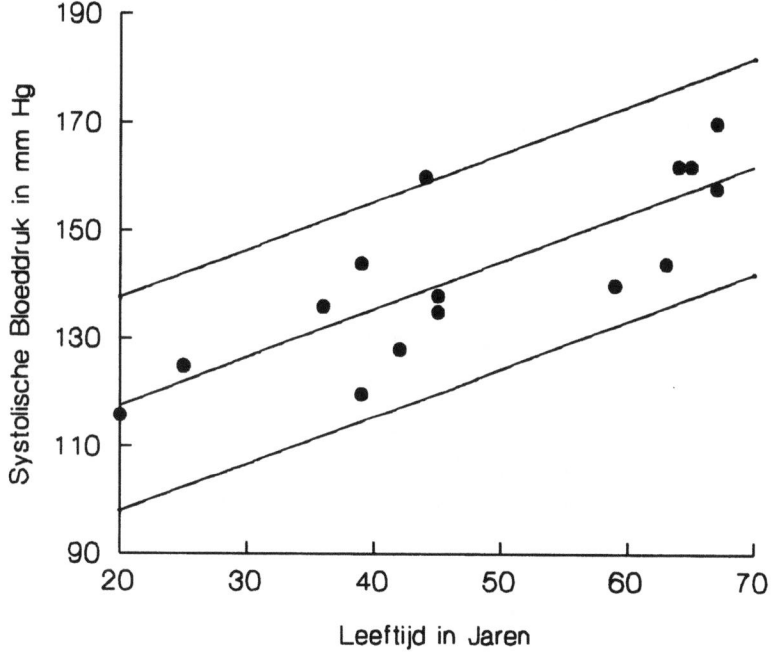

Figuur 2. Systolische bloeddruk en leeftijd van 15 patiënten.

Ongeveer 95% van de y-waarden ligt tussen
($b_0 + b_1 x$) − 1,96×SD_{res} en ($b_0 + b_1 x$) + 1,96×SD_{res}

en deze lijnen zijn getekend in figuur 2; y = SBD, x = LFT. In paragraaf 15.5 zal bij de berekening van het predictie-interval rekening worden gehouden met steekproef fluctuaties in de regressie coëfficiënten, maar in figuur 2 is dat nog niet gedaan.

Een belangrijke vooronderstelling is dat de **residuen normaal verdeeld** zijn. Dit kan onder meer worden nagegaan door in een grafiek het residu op de verticale as uit te zetten en de onafhankelijke variabele x op de horizontale as. Zo'n grafiek is ook de duidelijkste controle op lineariteit. Voor een **controle op lineariteit** als er meerdere onafhankelijke variabelen zijn, moet zo'n grafiek gemaakt worden voor elke onafhankelijke variabele (op de horizontale as), waarbij het residu (op de verticale as) wordt berekend uit het model dat alle onafhankelijke variabelen bevat. Zonodig moet een transformatie worden toegepast; zie paragraaf 15.6.

De regressielijn wordt zodanig berekend dat de residuele variantie SD_{res}^2 minimaal is. Anders gezegd, de som van (waarneming − voorspelling)^2 wordt geminimaliseerd. Daarom heet deze regressielijn ook wel de **kleinste kwadraten** regressielijn. Er zijn twee verschillende regressielijnen: bij de hiervoor beschreven regressie van y op x wordt in verticale richting geminimaliseerd en bij de regressie van x op y wordt in horizontale richting geminimaliseerd; zie bijvoorbeeld Armitage and Berry (1987, p. 149).

In de **onderzoeksopzet** is het van cruciaal belang dat de individuen met een bepaalde x-waarde (bijvoorbeeld een leeftijd van 50 jaar) kunnen worden beschouwd als een aselecte steekproef uit alle mogelijke individuen met die x-waarde. Een individu mag niet meer dan één keer in een aselecte steekproef voorkomen en mag bovendien slechts in één steekproef voorkomen. Wanneer een individu meermalen in een onderzoek wordt opgenomen, zijn er geen onafhankelijke waarnemingen en kunnen geen statistisch verantwoorde uitspraken worden gedaan. Dat er kan worden gerekend, betekent niet dat statistische toetsen en intervallen op verantwoorde wijze kunnen worden geïnterpreteerd.

15.3 Covariantie en Correlatie

Uit de gegevens in tabel 1 berekende ik de gemiddelde leeftijd $\bar{x} = 48,00$ jaar en de standaarddeviatie $SD_x = 15,36$ jaar. Het spreekt vanzelf dat beide waarden sterk afhangen van de gebruikte leeftijdsgrenzen van 20 en 70 jaar. Ik berekende ook de gemiddelde systolische bloeddruk $\bar{y} = 142,53$ mm Hg en de standaarddeviatie $SD_y = 16,73$ mm Hg. Ook deze twee waarden hangen sterk af van de leeftijdsgrenzen, omdat de systolische bloeddruk afhangt van de leeftijd. De standaarddeviaties worden berekend uit de varianties met de volgende formules:

$$Var(x) = SD_x^2 = \frac{\sum (x - \bar{x})^2}{n - 1} \quad \text{en} \quad Var(y) = SD_y^2 = \frac{\sum (y - \bar{y})^2}{n - 1}$$

De samenhang tussen leeftijd x en systolische bloeddruk y heeft te maken met de covariantie van x en y. Deze covariantie wordt berekend als

$$\text{covariantie} \quad Cov(x, y) = \frac{\sum (x - \bar{x})(y - \bar{y})}{n - 1}$$

De covariantie van een variabele met zichzelf is de variantie van die variabele. De covariantie tussen leeftijd x en systolische bloeddruk y is $Cov(x, y) = 208,57$ (jaar mm Hg, maar dat is een gekke eenheid). De covariantie is positief omdat x en y meestal allebei boven of allebei onder het gemiddelde zitten; het komt weinig voor dat de een boven en de ander onder het gemiddelde zit. Uit de voorgaande gegevens worden gemakkelijk de regressie coëfficiënten berekend:

$$\text{helling} \quad b_1 = \frac{\text{Cov}(x,y)}{\text{Var}(x)} \quad \text{en} \quad \text{intercept} \quad b_0 = \bar{y} - b_1\bar{x}$$

Invullen van de rekenformules geeft de helling $b_1 = 208,57/(15,36^2) = 0,884$ mm Hg/jaar en het intercept $b_0 = 142,53 - 0,884 \times 48,00 = 100,10$ mm Hg; door afrondfoutjes is dit niet exact het intercept 100,09 mm Hg dat in paragraaf 15.1 werd vermeld.

Vraagstuk 2
Voor de grap berekent een statisticus de regressielijn van de leeftijd op de systolische bloeddruk. Vindt hij een helling 1/0,884?

Omdat de covariantie zeer sterk afhangt van de beide standaardafwijkingen, is het zinvol om deze grootheid te standaardiseren. Dit gebeurt in de formule voor de correlatie coëfficiënt:

$$\text{correlatie} \quad R_{x,y} = \frac{\text{Cov}(x,y)}{SD_x SD_y} \quad ; \quad -1 \leq R_{x,y} \leq +1$$

Invullen geeft de correlatie coëfficiënt $R_{x,y} = 208,75/(15,36 \times 16,73) = 0,81$ tussen leeftijd x en systolische bloeddruk y. De correlatie is een maat voor de **sterkte van de lineaire samenhang** in de puntenwolk in de figuren 1 en 2. Wanneer u deze figuren bekijkt, vindt u dan dat een correlatie van 0,8 een sterk verband aangeeft? De correlatie is positief omdat de puntenwolk van links onder naar rechts boven loopt. Bij een puntenwolk van links boven naar rechts onder zou de correlatie negatief worden. Bij statistische onafhankelijkheid is de correlatie nul. Een perfecte correlatie van exact −1 of +1 vindt u alleen als alle punten precies op een rechte lijn liggen. De correlatie coëfficiënt hangt sterk af van het gekozen waardenbereik. Bij een kleiner waardenbereik, bijvoorbeeld met leeftijdsgrenzen 30 en 60 jaar, mag u een beduidend lagere correlatie verwachten. Deze vervelende eigenschap betekent dat de correlatie coëfficiënt alleen goed te interpreteren is als u de waarden van x en/of y volledig vrij laat en niet binnen zekere grenzen dwingt.

Voluit heet $R_{x,y}$ de Pearson product-moment correlatie. Als er één of meer extreme waarden zijn, kunt u beter de Spearman rang-correlatie gebruiken.

Als er meerdere onafhankelijke variabelen zijn, dan wordt de correlatie tussen de waargenomen y-waarde en de voorspelde y-waarde de **multipele correlatie** genoemd. In het geval van enkelvoudige regressie is de multipele correlatie gelijk aan de correlatie tussen x en y. De **gecorrigeerde multipele correlatie in het kwadraat** (Engels: squared adjusted multiple correlation), is

$$R^2_{adjusted} = \frac{\text{Var}(y) - \text{Var}(residu)}{\text{Var}(y)} = \frac{SD_y^2 - SD_{res}^2}{SD_y^2}$$

Boven de deelstreep staat de verklaarde variantie, d.w.z. het verschil tussen de oorspronkelijke variantie rondom $\bar{y}$ en de variantie rondom de regressielijn. Dit verschil is het deel van de oorspronkelijke variantie dat 'verklaard' kan worden uit de onafhankelijke variabele(n). Onder de deelstreep staat weer de oorspronkelijke variantie, zodat $R^2_{adjusted}$ de fractie verklaarde variantie is. De variantie van de systolische bloeddruk kan voor 63% worden verklaard uit de leeftijd: $R^2_{adjusted} = (16{,}73^2 - 10{,}14^2) / 16{,}73^2 = 0{,}63$. In grote steekproeven is het kwadraat van de gecorrigeerde multipele correlatie vrijwel gelijk aan het kwadraat van de multipele correlatie.

Appendix bij paragraaf 15.3: Standaardfout van een Gewogen Som

In eerste instantie kunt u deze moeilijke appendix beter overslaan. Zolang u de formules in deze appendix niet nodig hebt in uw eigen onderzoek, hoeft u de formules niet te bekijken.

Eerst moet enige notatie worden afgesproken. Er zijn toevalsvariabelen $x_1, x_2, ..., x_k$ en constante vermenigvuldigingsgewichten $w_1, w_2, ..., w_k$; $Var(x_i)$ is de berekende variantie van x_i en $Cov(x_i, x_j)$ is de berekende covariantie van x_i en x_j. Met de volgende formule kan de variantie van de gewogen som $w_1x_1 + w_2x_2 + ... + w_kx_k$ worden berekend; de standaardfout is de wortel uit de variantie.

$$Var\left(\sum_{i=1}^{k} w_i x_i\right) = \sum_{i=1}^{k} w_i^2 Var(x_i) + 2\sum_{i=1}^{k}\sum_{j=i+1}^{k} w_i w_j Cov(x_i, x_j)$$

Met alleen de gewichten $w_1 = w_2 = 1$ volgt hieruit voor de som $x_1 + x_2$ een variantie

$$Var(x_1 + x_2) = Var(x_1) + Var(x_2) + 2 Cov(x_1, x_2)$$

Met de gewichten $w_1 = 1$ en $w_2 = -1$ zien we voor het verschil $x_1 - x_2$ een variantie

$$Var(x_1 - x_2) = Var(x_1) + Var(x_2) - 2 Cov(x_1, x_2)$$

Bij statistische onafhankelijkheid verdwijnt de covariantie.

Door $x_0 = 1$ te definiëren kan het voorgaande worden toegepast op de multipele regressie vergelijking

$$\text{voorspelde } y = \sum_{i=0}^{k} b_i x_i = b_0 + b_1 x_1 + ... + b_k x_k$$

Als voor de regressie coëfficiënten b_i en b_j de varianties $Var(b_i)$ en $Var(b_j)$ worden berekend en de covariantie $Cov(b_i, b_j)$, dan geldt voor uitgekozen waarden van x_1 t/m x_k de volgende formule:

$$Var\left(\sum_i b_i x_i\right) = \sum_i x_i^2 Var(b_i) + 2\sum_i \sum_{j>i} x_i x_j Cov(b_i, b_j)$$

Hierin zijn de regressie coëfficiënten b_i de toevalsvariabelen en zijn de x_i constante getallen (omdat de waarden van de x_i door de onderzoeker zelf werden uitgekozen).

15.4 Betrouwbaarheidsintervallen

In paragraaf 15.1 zagen we dat de regressielijn op verschillende manieren kan worden geschreven. Een voorbeeld is

$$\text{voorspelde SBD} = 144{,}30 + 0{,}884 \times (\text{LFT} - 50)$$

Bij de helling $b_1 = 0{,}884$ mm Hg/jaar hoort een standaardfout $SE_1 = 0{,}176$ mm Hg/jaar; de computer berekent deze standaardfout met een tamelijk vervelende formule die ik u zal besparen. Het 95% betrouwbaarheidsinterval voor de ware helling β_1 wordt berekend als

$$b_1 - t_{95\%} SE_1 \leq \beta_1 \leq b_1 + t_{95\%} SE_1$$

Omdat er DF=15–2=13 vrijheidsgraden zijn, is $t_{95\%} = 2{,}160$. Het in tabel 2 vermelde betrouwbaarheidsinterval heb ik van de computer uitvoer over geschreven. De nulhypothese $\beta_1 = 0$ wordt getoetst met de Student t-waarde $t = b_1/SE_1 = 5{,}01$ en dit correspondeert met de overschrijdingskans $P < 0{,}001$. Dit betekent dat de helling significant groter is dan nul.

Het intercept $b_0 = 144{,}30$ mm Hg is een schatting van de gemiddelde bloeddruk bij een leeftijd van 50 jaar. Met de formule

$$b_0 - t_{95\%} SE_0 \leq \beta_0 \leq b_0 + t_{95\%} SE_0$$

wordt eenvoudig het 95% betrouwbaarheidsinterval berekend voor de gemiddelde bloeddruk bij een bepaalde leeftijd. Voor de gemiddelde bloeddruk bij 50 jaar berekenen we het 95% betrouwbaarheidsinterval $144{,}30 \pm 2{,}160 \times 2{,}64 = 138{,}60$ tot $150{,}00$ mm Hg. Er zit een afrondfoutje in de laatste decimaal.

Tabel 2.
Regressie van systolische bloeddruk (mm Hg) op leeftijd (jaren).

Variabele	Coëff.	SE	t	95% BI om Coëff.
Leeftijd–20	0,884	0,176	5,01	0,503 tot 1,265
Constante	117,77	5,59		105,70 tot 129,85
Leeftijd–50	0,884	0,176	5,01	0,503 tot 1,265
Constante	144,30	2,64		138,60 tot 150,01
Leeftijd–70	0,884	0,176	5,01	0,503 tot 1,265
Constante	161,99	4,68		151,88 tot 172,10

Residuele standaardafwijking $SD_{res} = 10{,}14$ met DF = 13.

De doorlopende lijnen in figuur 3 geven het 95% betrouwbaarheidsinterval voor de gemiddelde bloeddruk bij elke leeftijd, zoals berekend met de voorgaande formule. In het midden is het betrouwbaarheidsinterval veel smaller dan aan de uiteinden, omdat de steekproeffluctuaties in de helling zich vooral doen gelden in de uiteinden. Tabel 3 bevat de afgeronde betrouwbaarheidsintervallen voor de leeftijd van 20, 25, 30, ..., 70 jaar.

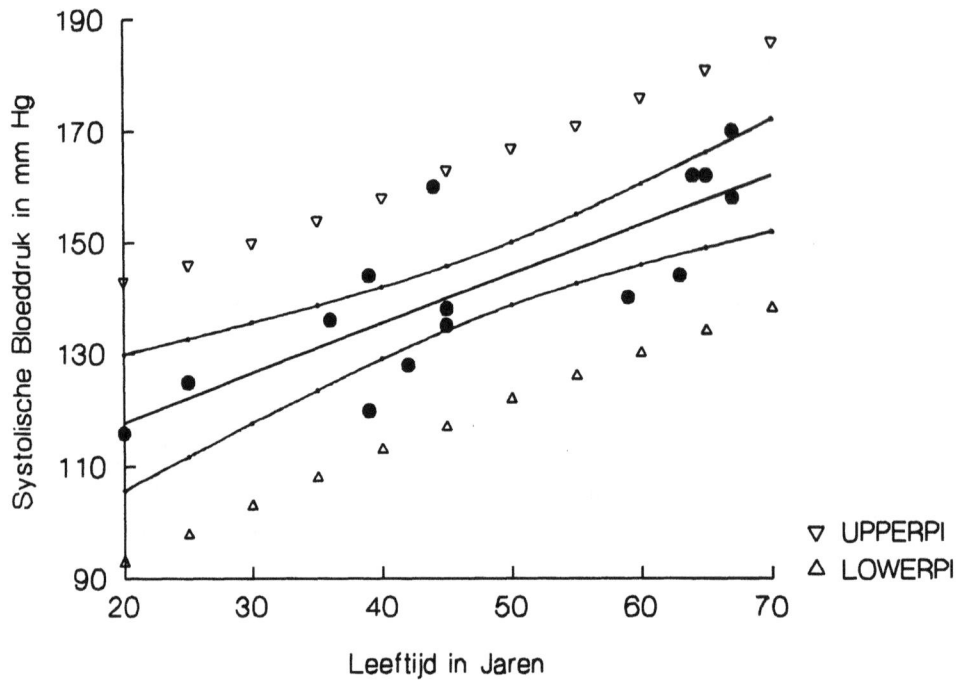

Figuur 3. Systolische bloeddruk en leeftijd van 15 patiënten.

Tabel 3.
Betrouwbaarheidsinterval voor de gemiddelde systolische bloeddruk (mm Hg), en predictie-interval voor de individuele systolische bloedddruk (mm Hg), bij een bepaalde leeftijd (jaar).

Leeftijd	Systolische bloeddruk		
	Voorspeld	95% BI	95% PI
20	118	106 tot 130	93 tot 143
25	122	112 tot 133	98 tot 146
30	127	118 tot 136	103 tot 150
35	131	124 tot 139	108 tot 154
40	135	129 tot 142	113 tot 158
45	140	134 tot 146	117 tot 163
50	144	139 tot 150	122 tot 167
55	149	142 tot 155	126 tot 171
60	153	146 tot 160	130 tot 176
65	158	149 tot 166	134 tot 181
70	162	152 tot 172	138 tot 186

Appendix bij paragraaf 15.4

In eerste instantie kunt u deze appendix beter overslaan. Zolang u de formules niet nodig hebt in uw eigen onderzoek, hoeft u de formules niet te bekijken.

Bij veel standaard programmatuur kunt u de covariantie-matrix van de regressie coëfficiënten opvragen. Als $Var(b_0)$ en $Var(b_1)$ de varianties van b_0 en b_1 zijn, en $Cov(b_0, b_1)$ is de covariantie van b_0 en b_1, dan geldt voor een gekozen waarde van x:

$$SE^2_{pred} = Var(b_0 + b_1 x) = Var(b_0) + x^2 Var(b_1) + 2 \times Cov(b_0, b_1)$$

en de wortel hieruit is de standaardfout SE_{pred} van het voorspelde gemiddelde $\bar{y}_x = b_0 + b_1 x$ bij een gekozen waarde van x; het 95% betrouwbaarheidsinterval voor het te verwachten gemiddelde bij de gekozen waarde van x is $\bar{y}_x \pm t_{95\%} SE_{pred}$.

Met x = LFT − 50, berekent de computer $Var(b_0) = 6{,}973$ en $Var(b_1) = 0{,}03111$; $Cov(b_0, b_1) = 0{,}06223$. Dus $SE_{pred} = \sqrt{(6{,}973 + 0{,}03111 x^2 + 0{,}1245 x)}$. Voor een leeftijd van 60 jaar, met x = 60−50 = 10, is de gemiddelde bloeddruk 144,30+8,84 = 153,14 mm Hg met standaardfout $SE_{pred} = \sqrt{(6{,}973 + 3{,}111 + 1{,}245)} = \sqrt{(11{,}329)} = 3{,}37$ mm Hg. Het 95% BI voor de verwachte bloeddruk is $\bar{y}_x \pm t_{95\%} SE_{pred} = 153{,}14 \pm 2{,}16 \times 3{,}37 = 145{,}9$ tot 160,4 mm Hg.

In sommige boeken vindt u een andere (expliciete) formule voor de standaardfout SE_{pred}, die echter exact hetzelfde betrouwbaarheidsinterval oplevert. Er bestaat in wezen slechts één rekenmethode, maar die kan in verschillende gedaanten verschijnen.

15.5 Predictie-interval voor individuele waarden: Referentie-waarden

In de vorige paragraaf bekeken we de regressie-vergelijking

$$\text{voorspelde SBD} = 144{,}30 + 0{,}884 \times (\text{LFT} - 50)$$

Het intercept $b_0 = 144{,}30$ mm Hg is een schatting van de gemiddelde systolische bloeddruk bij een leeftijd van 50 jaar. Het hierbij horende 95% betrouwbaarheidsinterval werd berekend als $b_0 \pm t_{95\%} SE_0$. Nu gaan we kijken naar het 95% predictie-interval voor de individuele systolische bloeddruk bij een leeftijd van 50 jaar. Dit predictie-interval kan worden berekend als

$$b_0 - t_{95\%} \sqrt{SD^2_{res} + SE^2_0} \leq y\text{-waarde} \leq b_0 + t_{95\%} \sqrt{SD^2_{res} + SE^2_0}$$

en zal ongeveer 95% van de toekomstige y-waarden bevatten, mits deze y-waarden ongeveer normaal verdeeld zijn. Dit is analoog aan de berekening in paragraaf 4.7. Onder de wortel staat de variantie van $(y - b_0)$ voor een y-waarde die niet in de berekening van de regressielijn is gebruikt; er wordt gebruikt dat y en b_0 onafhankelijk zijn. In figuur 3 zijn de predictie-intervallen aangegeven met open driehoekjes die niet op een rechte lijn liggen. De onzekerheid in de regressielijn is wel verwerkt in de predictie-intervallen in figuur 3, maar niet in figuur 2; zie Royston (1991) voor een discussie en aanvullende ideeën. Naarmate de regressielijn op meer individuen is gebaseerd, zullen de predictie-intervallen in de figuren 2 en 3 minder van elkaar verschillen. Voor grote n is het predictie-interval ongeveer de voorspelde SBD $\pm z_{95\%} SD_{res}$; de standaardnormale waarde $z_{95\%}$ heeft tweezijdige staartkans 0,05 en dus binnenkans 0,95.

Appendix bij paragraaf 15.5

Deze appendix kunt u zonder enig bezwaar overslaan. Zolang u de formules niet nodig hebt in uw eigen onderzoek, hoeft u de formules niet te bekijken.

Bij veel programmatuur kunt u de covariantie-matrix van de regressie coëfficiënten af laten drukken. Als $Var(b_0)$ en $Var(b_1)$ de varianties van b_0 en b_1 zijn, en $Cov(b_0, b_1)$ is de covariantie van b_0 en b_1, dan geldt voor een gekozen waarde van x:

$$SE_{pred}^2 = Var(b_0 + b_1x) = Var(b_0) + x^2 Var(b_1) + 2 \times Cov(b_0, b_1)$$

en de wortel hieruit is de standaardfout SE_{pred} van $\bar{y}_x = b_0 + b_1x$. Het 95% betrouwbaarheidsinterval voor het verwachte gemiddelde $\beta_0 + \beta_1 x$ is $\bar{y}_x \pm t_{95\%} SE_{pred}$.

Het 95% predictie-interval voor een individuele waarde van y kan worden berekend als

$$\bar{y}_x - t_{95\%}\sqrt{SD_{res}^2 + SE_{pred}^2} \leq y_{n+1} \leq \bar{y}_x + t_{95\%}\sqrt{SD_{res}^2 + SE_{pred}^2}$$

en zal ongeveer 95% van de toekomstige y-waarden bevatten, mits de residuen vrij precies normaal verdeeld zijn. Onder de wortel staat de variantie van $(y_{n+1} - \bar{y}_x)$ voor een y-waarde y_{n+1} die niet in de berekening van de regressielijn $\bar{y}_x = b_0 + b_1x$ werd gebruikt; y_{n+1} en $\bar{y}$ zijn onafhankelijk en daarom is de variantie van hun verschil gelijk aan de som van hun varianties.

In het voorbeeld, met x = LFT − 10, werd het 95% betrouwbaarheidsinterval 145,9 tot 160,4 mm Hg berekend voor de verwachte bloeddruk van mensen van 60 jaar. Het 95% predictie-interval is $153,14 \pm 2,16 \times \sqrt{(102,7 + 11,3)} = 130,1$ tot 176,2.

15.6 Transformaties en leeftijdsafhankelijke referentie-waarden

In de vorige paragraaf werd aangegeven hoe leeftijdsafhankelijke referentie-waarden kunnen worden berekend. Daarbij werden de volgende vooronderstellingen gemaakt:
- Er is lineaire samenhang.
- Er is een statistisch normale verdeling rondom de regressielijn. Dit houdt onder meer symmetrie in.
- Homoskedasticiteit: de standaardafwijking rondom de regressielijn is voor elk tijdstip hetzelfde.

In de voorgaande paragrafen werd zorgvuldig een voorbeeld uitgekozen waarbij de vooronderstellingen voldoende goed kloppen. In de medisch statistische praktijk is het vaak zo dat één of meer vooronderstellingen duidelijk niet kloppen. Het kan dan een hele puzzel zijn om met 'trial and error' een redelijke oplossing te vinden. De in paragraaf 4.8 genoemde transformaties, toegepast op x en/of y, kunnen wel eens helpen. Helaas is het ook mogelijk dat met een transformatie normaliteit wordt verkregen, maar dat als vervelende bijwerking de lineariteit verdwenen is. Zinvolle aanwijzingen kunt u vinden in de boeken van Chatterjee and Price (1991, paragrafen 2.6 en 2.7) en Kleinbaum, Kupper and Muller (1988, subparagraaf 12.8.3), maar vooral in het voortreffelijke artikel van Royston (1991); zie ook Altman (1993) en Royston and Altman (1994).

15.7 Multipele regressie

In de multipele regressie vergelijking

$$\text{voorspelde } y = b_0 + b_1x_1 + b_2x_2 + \ldots + b_kx_k$$

zijn er meerdere onafhankelijke variabelen. In de volgende paragrafen geef ik hiervan allerlei voorbeelden die in de praktijk een belangrijke rol spelen.
Sommige onderzoekers willen de beste variabelen selecteren uit vele variabelen die van belang kunnen zijn. De laatste paragraaf in dit hoofdstuk geeft daarvoor aanwijzingen.

15.8 Kromlijnige regressie, hiërarchie principe

Een bijzonder voorbeeld van een multipele regressie vergelijking is

$$\text{voorspelde } y = b_0 + b_1x_1 + b_2x_2 \quad \text{met} \quad x_2 = x_1^2$$

Deze vergelijking maakt het mogelijk om een kromlijnig verband te modelleren. Ook een derde macht kan in principe worden toegevoegd om een curve met twee bochten te krijgen. Volgens Royston (1991) is een hogere dan derde macht zelden nuttig.
In paragraaf 15.1 kregen we het intercept 100,09 als
x = leeftijd werd gekozen, maar het intercept 117,77 als
x = leeftijd–20 werd gekozen. De grootte van het intercept hangt kennelijk af van de schrijfwijze van het model. Daarom is het onzinnig om het intercept weg te laten wanneer het intercept niet significant van nul verschilt. Volgens het **hiërarchie principe** is deze redenering uit te breiden, zoals hierna uiteen wordt gezet.
We kiezen x = leeftijd–20 en kijken eens zorgvuldig naar de regressie vergelijkingen

$$\text{voorspelde } y = b_0 + b_1x + b_2x^2$$

$$= b_0 + b_1(\text{leeftijd–20}) + b_2(\text{leeftijd–20})^2$$

$$= (b_0 - 20b_1 + 400b_2) + (b_1 - 40b_2)\text{leeftijd} + b_2\text{leeftijd}^2$$

De coëfficiënt voor het kwadraat is in beide vergelijkingen hetzelfde, zowel x^2 als leeftijd^2 wordt vermenigvuldigd met dezelfde coëfficiënt b_2, maar de andere coëfficiënten zijn wel verschillend. Het is daarom wel zinvol om te toetsen of b_2 significant van nul verschilt, maar het is onzinnig om te toetsen of b_1 en/of b_0 significant van nul verschillen. Het hiërarchie principe schrijft daarom voor dat alle lagere orde termen in het model moeten zitten en dat alleen de hoogste orde term zinvol kan worden getoetst. Een model dat het kwadraat x^2 bevat, hoort ook de lineaire term en de constante te bevatten.
Het hiërarchie principe geldt algemener: alle lagere orde termen horen in het model te worden opgenomen. Een model dat het produkt x_ix_j van twee variabelen bevat, hoort ook de afzonderlijke variabelen x_i en x_j zelf te bevatten. Zie ook McCullagh and Nelder (1989, p. 69) en Kleinbaum, Kupper and Morgenstern (1982, subparagrafen 21.1.4 en 21.1.5).

15.9 Prognostische factoren in een klinische proef

In een therapeutisch experiment kunt u met een **indicator** variabele G aangeven aan welke groep een patiënt middels loting werd toegewezen:

G = 0 voor de ene groep, die bijvoorbeeld een placebo krijgt, en
G = 1 voor de andere groep, die bijvoorbeeld een nieuw geneesmiddel krijgt.

Een indicator variabele wordt ook wel een **dummy** genoemd. De regressie vergelijking

$$\text{voorspelde y} = b_0 + b_1 G \qquad (\text{ofwel } \overline{y}_G = b_0 + b_1 G \text{ voor } G = 0 \text{ of } G = 1)$$

betekent het volgende. In de groep G = 0 is het gemiddelde $\overline{y}_0 = b_0$ en in de groep G = 1 is het gemiddelde $\overline{y}_1 = b_0 + b_1$. U ziet dat $\overline{y}_1 - \overline{y}_0 = b_1$ het verschil is tussen beide gemiddelden. De Student t-waarde $t = b_1/SE_1$ is exact gelijk aan de t-waarde in de twee-steekproeven t-toets, waarbij de populatie varianties gelijk worden verondersteld. Echter, het multipele regressie model maakt het mogelijk om rekening te houden met prognostische factoren.

In een therapeutisch experiment wordt onderzocht of het mogelijk is de systolische bloeddruk te verlagen. Veronderstel dat in de placebo-groep de volgende regressielijn geldt: voorspelde SBD = 100,0 + 0,9×LFT. In de behandelde groep is de bloeddruk 10 mm Hg lager, bij dezelfde leeftijd, en geldt de regressielijn: voorspelde SBD = 90,0 + 0,9×LFT. Het voorspelde verschil in systolische bloeddruk is dan 10 mm Hg, tussen twee patiënten van dezelfde leeftijd, waarbij de ene patiënt het placebo krijgt en de andere patiënt het nieuwe middel. Ik schrijf dat voor alle duidelijkheid onder elkaar:

behandelingsgroep G = 1: voorspelde SBD = 90,0 + 0,9×LFT
behandelingsgroep G = 0: voorspelde SBD = 100,0 + 0,9×LFT

bij dezelfde leeftijd voorspeld VERSCHIL in SBD = −10,0

De twee regressielijnen kunnen worden samengevat in de multipele regressie vergelijking

$$\text{voorspelde SBD} = 100,0 - 10,0 \times G + 0,9 \times \text{LFT}$$

Voor G = 0 is dit de regressielijn in de placebo-groep, met intercept 100,0 − 0 = 100,0 mm Hg. Voor G = 1 is dit de regressielijn in de behandelde groep, met intercept 100,0 − 10,0 = 90,0 mm Hg. De regressie coëfficiënt −10,0 mm Hg is te interpreteren als het verschil in gemiddelde bloeddruk tussen een behandelde groep patiënten en een placebo groep van dezelfde leeftijd. Er is gecorrigeerd voor een (systematisch of toevallig) verschil in leeftijd tussen de behandelingsgroepen.

Natuurlijk betekent dit niet dat een lotingsprocedure overbodig is: er zijn model veronderstellingen, onder meer lineariteit, en zonder lotingsprocedure moeten we corrigeren voor alle belangrijke prognostische factoren (en dus veronderstellen dat we alle factoren kennen). Bovendien kan slechts gedeeltelijk worden gecorrigeerd voor een prognostische factor die niet foutloos wordt gemeten. Zie ook de paragrafen 6.7, 19.5 en 20.1 (k).

De multipele regressie vergelijking

$$\text{voorspelde SBD} = b_0 + b_1 G + b_2 \text{LFT}$$

kan dus worden gebruikt om rekening te houden met de prognostische factor leeftijd bij het toetsen op een significant behandelingseffect b_1. Paragraaf 6.7 geeft een leerzaam voorbeeld van een regressie model met meerdere prognostische factoren. Het gebruik van een zeer belangrijke prognostische factor vergroot de gevoeligheid van de statistische toets. Dit komt omdat de residuele standaardafwijking (rondom de regressielijn) kleiner is dan de gewone standaardafwijking van de systolische bloeddruk, zodat beide verdelingen elkaar minder overlappen; daarbij wordt aangenomen dat het behandelingseffect ongeveer hetzelfde is voor elke waarde van de prognostische factor. Het heeft geen zin om factoren te gebruiken waarvan het prognostisch belang nog moet worden bewezen, omdat dan vooral ruis wordt toegevoegd.

Vraagstuk 3
De onderstaande tabel bevat de gegevens van een voedingsexperiment. Twee groepen van vijftien patiënten worden met elkaar vergeleken. De ene groep krijgt een dieet met daarin een voedingstof die invloed kan hebben op de bloeddruk. De controle (placebo) groep krijgt een vergelijkbaar dieet waarin de betreffende voedingstof niet is verwerkt. Er zijn drie variabelen:
GROEP = 1 voor de mogelijk werkzame voedingstof en
        = 0 voor de controle groep
SBD = Systolische BloedDruk (mm Hg) na een week dieet
LFT = leeftijd (in jaren)

GROEP = 0		GROEP = 1	
LFT	SBD	LFT	SBD
39	144	47	225
45	138	47	150
65	162	46	147
67	170	42	129
67	158	56	159
64	162	56	155
59	140	34	115
42	128	48	135
45	135	17	119
20	116	19	129
36	136	50	147
39	120	21	125
44	160	53	163
63	144	29	135
25	125	69	180

Vraagstuk 3a
In de figuur is een cirkeltje iemand in groep 0 en is een sterretje iemand in groep 1. In de tabel en in de figuur ziet u de uitschieter 225 mm Hg bij iemand met een leeftijd van 47 jaar. Dit is in strijd met de vooronderstelling van een normale verdeling rondom de regressielijn. Bovendien willen we niet dat één (invloedrijke) persoon bepalend is voor de conclusies die we trekken, terwijl we zeker geen gegevens willen verdonkeremanen. Vervang, voordat u gaat rekenen, de extreme waarde 225 door 170; 170 is het ronde getal juist boven alle bloeddrukken van de personen tussen de 37 en 57 jaar oud (in beide groepen samen omdat we even uitgaan van de nulhypothese dat de voedingstof geen invloed heeft). Wat vindt u van deze procedure?
Zie ook paragraaf 20.2 punt j.

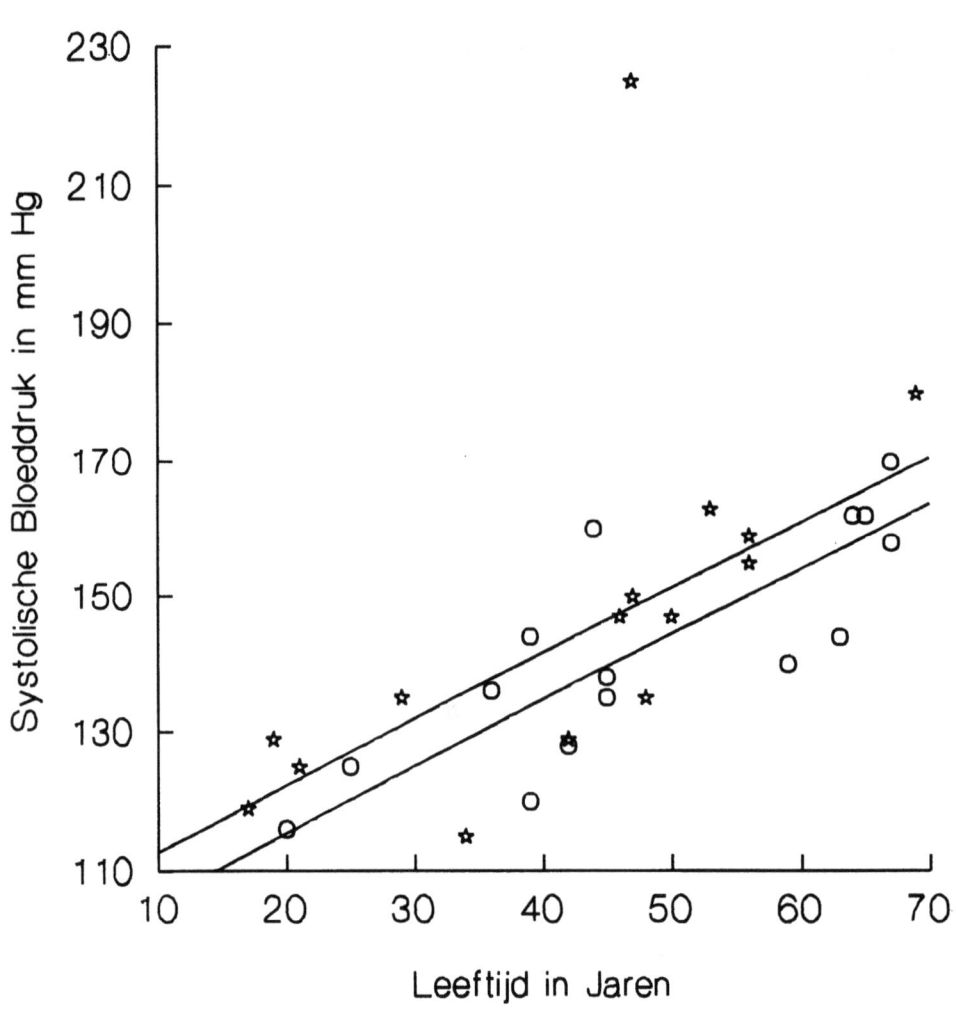

Vraagstuk 3b (met de computer)
Voer de twee-steekproeven t-toets uit (groep 1 min groep 0), met de gecombineerde variantie schatting, en bereken het bijbehorend 95% betrouwbaarheidsinterval voor de ware effectiviteit. Bereken de enkelvoudige regressie vergelijking: voorspelde SBD = b_0 + b_1GROEP. Controleer dat beide analyses tot dezelfde resultaten leiden.

Vraagstuk 3c (met de computer)
Bereken de multipele regressie vergelijking: voorspelde SBD = b_0 + b_1GROEP + b_2LFT
Bereken het 95% betrouwbaarheidsinterval bij het verschil tussen de twee groepen, d.w.z. voor het ware effect van de onderzochte voedingstof. Is er een significante invloed op de bloeddruk? Welke belangrijke prognostische factor werd kennelijk niet gemeten?

In de rekenformule voor het **vereiste aantal patiënten** mag u de residuele variantie gebruiken; zie bijvoorbeeld Fleiss (1986, p. 370) en ook paragraaf 17.1.

Vraagstuk 4 (met een zakrekenmachientje)
Er wordt een onderzoek opgezet om de bloeddruk verlagende werking van twee diëten te vergelijken bij gezonde mensen tussen de 20 en 70 jaar oud. Het gaat vooral om de daling van de systolische bloeddruk. Een verschil in effectiviteit van 5 mm Hg wordt klinisch relevant geacht. Bereken het vereiste aantal patiënten per groep, zonder enige prognostische factor, maar ook met de leeftijd als prognostische factor. Gebruik hiervoor de in de paragrafen 15.2 en 15.3 vermelde resultaten.

In het voorgaande werd verondersteld dat de regressielijnen, in de twee behandelingsgroepen, evenwijdig lopen. Dit kan worden nagegaan door een **interactie** G×LFT, het product van de variabelen G en LFT, op te nemen in de regressie vergelijking

$$\text{voorspelde SBD} = b_0 + b_1 G + b_2 \text{LFT} + b_3 G \times \text{LFT}$$

en de toetsingsgrootheid t = b_3/SE_3 op te zoeken in de tabel van de t-verdeling met DF = n–3 vrijheidsgraden. Dit is te begrijpen door de **leeftijd LFT buiten haakjes** te halen, d.w.z. de regressie vergelijking te herschrijven als

$$\text{voorspelde SBD} = (b_0 + b_1 G) + (b_2 + b_3 G) \times \text{LFT}$$

met intercept ($b_0 + b_1 G$) en helling ($b_2 + b_3 G$). Groep G = 0 heeft helling b_2 en groep G = 1 heeft helling $b_2 + b_3$. Deze twee hellingen zijn significant verschillend als de coëfficiënt b_3 significant van nul verschilt. Evenwijdige lijnen hebben dezelfde helling, zodat de nulhypothese $\beta_3 = 0$ met evenwijdige lijnen correspondeert.

Door de **behandelingsgroep G buiten haakjes** te halen ontstaat nog een andere manier van schrijven:

$$\text{voorspelde SBD} = b_0 + (b_1 + b_3 \text{LFT})G + b_2 \text{LFT}$$

Hieraan ziet u dat $b_1 + b_3$LFT het verschil is tussen de groepen G = 1 en G = 0, voor patiënten van dezelfde leeftijd. Anders gezegd, $b_1 + b_3$LFT is het leeftijdsafhankelijke verschil in behandelingseffect. Met de toetsingsgrootheid $t = b_3/SE_3$ wordt nagegaan of het behandelingseffect ($b_1 + b_3$LFT) significant afhangt van de leeftijd. De leeftijd wordt een **effect modificator** genoemd als het (verschil in) behandelingseffect van de leeftijd afhangt.

Vraagstuk 3d (met de computer als vervolg op de vraagstukken 3a, 3b en 3c)
Bereken voor elke groep afzonderlijk de regressielijn van de afhankelijke variabele SBD op de onafhankelijke variabele LFT. Bereken vervolgens de multipele regressie vergelijking:
voorspelde SBD = $b_0 + b_1$GROEP + b_2LFT + b_3GROEP×LFT.
Stemmen de twee enkelvoudige regressie lijnen overeen met de multipele regressie vergelijking? Zijn de hellingen significant verschillend? Is er effect-modificatie?

Alleen factoren die niet (direct of indirect) worden beïnvloed door de therapie mag u in het regressie model opnemen, volgens het 'intention to treat' principe, omdat u anders ernstige vertekening kunt veroorzaken. Daarom kunt u in principe het effect van **therapie-trouw** niet zuiver onderzoeken. Zie ook de paragrafen 6.7, 19.5 en 20.1 (k).

15.10 Een meting vooraf in een klinische proef

Veronderstel dat, in een klinische proef, vlak voor de lotingsprocedure een voormeting wordt verricht. Aan het eind van een tevoren vastgestelde behandelingstijd wordt een nameting verricht. **De voor- en nameting worden ook wel begin- en eindmeting genoemd.** De meest gevoelige statistische toets krijgt u door de in paragraaf 15.9 beschreven methode toe te passen; zie ook paragraaf 17.1. De regressie vergelijking

$$\text{voorspelde NAMETING} = b_0 + b_1 G + b_2 \text{VOORMETING}$$

is voor de afzonderlijke groepen

$$\text{groep } G = 1: \text{ voorspelde NAMETING} = b_0 + b_1 + b_2 \text{VOORMETING}$$
$$\text{groep } G = 0: \text{ voorspelde NAMETING} = b_0 + 0 + b_2 \text{VOORMETING}$$

$$\text{voorspeld VERSCHIL tussen de groepen} = b_1 \text{ (bij dezelfde VOORMETING)}$$

Natuurlijk dient u niet alleen te rekenen, maar ook de beide puntenwolken te bekijken; twee bladzijden terug ziet u daarvan een voorbeeld.
Eventuele effect-modificatie kunt u nagaan door de interactie G×VOORMETING in het model op te nemen en statistisch te toetsen. Dit werd uitgelegd in paragraaf 15.9.
De VERANDERING = NAMETING − VOORMETING kan ook worden gebruikt als afhankelijke variabele. De eerste regressie vergelijking in deze paragraaf wordt dan

$$\text{voorspelde VERANDERING} = b_0 + b_1 G + (b_2-1)\text{VOORMETING}$$

Voor het verschil b_1 tussen beide groepen, en voor de statistische significantie van dit verschil, maakt het niets uit; dit kunt u met de computer controleren.. De VERANDERING is groter naarmate de VOORMETING kleiner is; het **regressie naar het gemiddelde** fenomeen.

15.11 Vertekening corrigeren met multipele regressie

In deze paragraaf wordt uitgelegd op welke wijze kan worden gecorrigeerd voor een verschillende verdeling van een prognostische factor in de twee behandelingsgroepen. In niet-experimenteel onderzoek treedt vrijwel zeker systematische vertekening op en het is noodzakelijk dat u probeert om daarvoor (gedeeltelijk) te corrigeren; zie echter ook de paragrafen 6.7 en 19.5. In goed opgezet experimenteel onderzoek treedt hopelijk alleen toevallige vertekening op en het kan nuttig zijn om daarvoor te corrigeren als een prognostische factor van groot belang is.

Een bedrijfsarts vraagt 11 gezonde mannen van 50 jaar en 9 gezonde mannen van 60 jaar of ze mee willen doen aan een eenvoudig experiment. De ene helft krijgt een gemakkelijk te volgen zoutarm dieet (DIEET = 1) en de andere helft is de controle groep (DIEET = 0). Na enkele weken blijkt dat in beide groepen de gemiddelde systolische bloeddruk precies 152 mm Hg bedraagt. **Het dieet blijkt geen effect te hebben.**

Teleurgesteld vertelt de bedrijfsarts dit aan een ervaren statisticus. Deze statisticus **corrigeert voor leeftijd** en berekent het multipele regressie model

$$\text{voorspelde SBD} = 100{,}0 - 5{,}0 \times \text{DIEET} + 1{,}0 \times \text{LFT}$$

dat hij schrijft als

voorspelde systolische bloeddruk = 100,0 − 5,0 als het dieet wordt gevolgd
+ 1,0 × (aantal leeftijdsjaren)

Het dieet blijkt de bloeddruk met 5 mm Hg te verlagen. In tabel 4 ziet u dat dit voor elk van beide leeftijdsgroepen geldt; er is dus geen effect-modificatie. Met multipele regressie wordt het effect van het dieet onderzocht **binnen elke leeftijdsgroep**.

Tabel 4.
Gemiddelde systolische bloeddruk (en aantal mensen); verzonnen getallen.

Groep	Leeftijd		Totaal
	50	60	
Controle	150 (8)	160 (2)	152 (10)
Dieet	145 (3)	155 (7)	152 (10)

Ziet u, door DIEET (0 of 1) en LFT (jaren) in te vullen, dat de regressie vergelijking exact overeenstemt met tabel 4? Er wordt een normale verdeling verondersteld in elk van de vier groepen. Bovendien wordt verondersteld dat de vier normale verdelingen dezelfde standaardafwijking σ hebben.

Met lineaire regressie corrigeren voor een factor, die van groot prognostisch belang is voor het behandelingsresultaat, maakt alleen veel uit als de behandelingsgroepen een heel verschillend gemiddelde op die factor hebben; bij logistische regressie en Cox regressie kan het corrigeren voor een belangrijke prognostische factor ook veel uitmaken als de behandelingsgroepen (ongeveer) hetzelfde gemiddelde op die factor hebben.

15.12 Combinatie van twee geneesmiddelen

Tabel 5 bevat de resultaten van een experiment met twee bloeddruk verlagende middelen; Schoenberger (1995) vermeldde resultaten die hiermee ruwweg overeenkomen. De patiënten werden middels loting over vier groepen verdeeld. Deze vier behandelingsgroepen kunnen worden aangeduid met de indicator variabelen L (0 = niet, 1 = wel 50 mg Losartan per dag) en H (0 = niet, 1 = wel 12,5 mg Hydrochlorthiazide per dag):

L = 0, H = 0   Placebo
L = 1, H = 0   Losartan
L = 0, H = 1   Hydrochlorthiazide
L = 1, H = 1   Losartan + Hydrochlorthiazide

Tabel 5.
Gemiddelde verlaging van de systolische bloeddruk (mm Hg) na 12 weken therapie volgens het model 2,0 + 8,4×L + 7,1×H; tussen haakjes het verschil met placebo.

Losartan	Hydrochlorthiazide	
	Niet (H=0)	Wel (H=1)
Niet (L=0)	2,0 (0,0)	9,1 (7,1)
Wel (L=1)	10,4 (8,4)	17,5 (15,5)

De regressie analyse begon met het model

Gemiddelde systolische bloeddrukverlaging = $b_0 + b_1L + b_2H + b_3LH$

De interactie-term LH was niet significant en werd daarom weggelaten. Dit betekent dat het effect van de combinatie-therapie gelijk is aan het effect van Losartan plus het effect van Hydrochlorthiazide. Het regressie model kan worden geschreven als

Gemiddelde systolische bloeddrukverlaging = 2,0   + 8,4 als Losartan
                                              + 7,1 als Hydrochlorthiazide

Op deze wijze kunt u twee geneesmiddelen in hetzelfde experiment onderzoeken. Dit geeft geen verlies aan gevoeligheid, mits er geen interactie is, d.w.z. mits het effect van het ene geneesmiddel niet afhangt van het gebruik van het andere geneesmiddel. In dit voorbeeld is geen significante interactie en is hopelijk deze vooronderstelling waar. Natuurlijk kan de gevoeligheid worden verhoogd door de beginbloeddruk aan het model toe te voegen.
  Nauw verwant aan multipele regressie is variantie-analyse, maar dat valt buiten het bestek van dit hoofdstuk. Bijna altijd is de uitvoer van een regressie-analyse-programma gemakkelijker te interpreteren dan de uitvoer van een variantie-analyse-programma. Bovendien krijgt u met multipele regressie gemakkelijker betrouwbaarheidsintervallen. Zowel in regressie analyse als in variantie-analyse wordt een normale verdeling verondersteld in elke groep. Bovendien wordt dezelfde standaardafwijking σ verondersteld.

15.13 Invloedrijke individuen, Cook afstand.

Laten we eens aannemen dat alle gegevens juist zijn, omdat ze grondig werden gecontroleerd. In paragraaf 13.2 werd aangegeven waarop in ieder geval moet worden gelet bij het controleren van de gegevens. Maar zelfs als alle fouten verbeterd zijn, kan een individu sterk afwijken van de andere individuen. Soms is dit te zien aan een groot residu, als de y-waarde extreem is bij de gegeven waarde van x. Een oplossing kan zijn deze extreme y-waarde te vervangen door een gekozen maximale (of minimale) y-waarde. Een dergelijke transformatie vind ik beter dan het verwijderen van gegevens; het verwijderen van een punt uit de grafiek betekent dat dat punt op de regressielijn wordt geplaatst en dat is een absurde transformatie.

Een individu kan ook een afwijkende x-waarde hebben. Afwijkende individuen kunnen een extreme invloed hebben op de regressie coëfficiënten en moeten daarom worden opgespoord. In eenvoudige situaties kan dat het beste visueel gebeuren: in paragraaf 15.1 is in figuur 1 geen uitzonderlijk individu te zien, maar wel in de figuur bij vraagstuk 4 in paragraaf 15.9. In multipele regressie kunt u **invloedrijke individuen opsporen met de Cook afstand:** Een Cook afstand > 1,00 wijst erop dat een individu invloedrijk kan zijn, maar niet noodzakelijk invloedrijk is; zie bijvoorbeeld Kleinbaum, Kupper and Muller (1988, p. 201). Ik adviseer u om altijd na te gaan wat er gebeurt wanneer het individu met de grootste Cook afstand niet meedoet in de berekening. Volledigheidshalve merk ik op dat er een invloedrijk individu kan zijn met een klein residu en een grote Cook afstand; het is dus onvoldoende om alleen de residuen te inspecteren. Een individu is invloedrijk als zonder dat individu de regressie coëfficiënten heel andere getalswaarden hebben. Het spreekt vanzelf dat een individu niet uit de analyse mag verdwijnen zonder dit individu te beschrijven.

Helaas is de Cook afstand niet in staat om alle invloedrijke individuen op te sporen. Wanneer twee of meer individuen op dezelfde manier extreem zijn, kunnen zij elkaar maskeren en worden dan niet ontdekt. Wanneer dit optreedt in een bepaalde periode van het onderzoek, kan een clubje extreme waarden worden opgespoord door elke variabele uit te zetten tegen de kalendertijd of het volgnummer van de patiënt.

15.14 Reken-technische problemen

In multipele regressie kunnen rekentechnische problemen optreden. Een zeer grote standaardfout van een coëfficiënt kan een aanwijzing zijn voor een rekentechnisch probleem. De resultaten in de computer uitvoer zijn dan niet te vertrouwen.

De variatie-coëfficiënt is gedefinieerd als de standaarddeviatie gedeeld door het gemiddelde: $SD / \bar{x}$. Een extreem kleine variatie-coëfficiënt kan problemen geven in de minder goede programmatuur. Dit valt gemakkelijk te verhelpen door ongeveer te centreren: trek van die variabele een rond getal in de buurt van het gemiddelde af.

Soms treedt het probleem van (multi)collineariteit op, met name als er veel interacties zijn. Dit betekent dat de onafhankelijke variabelen teveel onderlinge samenhang vertonen, maar dit kan op een bar ingewikkelde manier gebeuren. Het impliceert dat een variabele overbodig (Engels: redundant) is en dat zonder die variabele de hoeveelheid informatie hetzelfde blijft. Gelukkig geven Chatterjee and Price (1991, p. 234) een eenvoudige vuistregel die gebruik maakt van de Variantie Inflatie Factor (VIF) die voor elke variabele in het model kan worden berekend: **Als VIF ≤ 10 voor elke variabele, dan is collineariteit geen probleem.** Voor alle zekerheid merk ik nogmaals op dat niet verondersteld wordt dat de onafhankelijke variabelen statistisch onafhankelijk zijn. Het is wel zo dat de interpretatie van een regressie coëfficiënt, als verandering in de afhankelijke variabele als gevolg van een verandering in de betreffende onafhankelijke variabele (terwijl de andere onafhankelijke variabelen niets veranderen), eigenlijk verondersteld dat de onafhankelijke variabelen ook statistisch onafhankelijk zijn.

15.15 Een strategie voor het selecteren van variabelen

Wanneer u het verband tussen een afhankelijke variabele y en een onafhankelijke variabele x wilt onderzoeken, terwijl er ook een factor f is die y beïnvloedt, dan is het vaak zinvol om ook de factor f als onafhankelijke variabele in het model op te nemen. In experimenteel onderzoek verbetert dit de precisie: een kleinere standaardfout van het behandelingseffect en daarom een smaller betrouwbaarheidsinterval en een grotere gevoeligheid van de statistische toets; paragraaf 20.1 (k) benadrukt dat de factor f voor de loting moet worden gemeten, denk bijvoorbeeld aan een beginmeting f. In niet-experimenteel onderzoek, bijvoorbeeld cohort-onderzoek, is het belangrijkste doel om met lineaire regressie systematische vertekening tegen te gaan, maar afgezien daarvan is het opnemen van een belangrijke prognostische factor zinvol voor het verbeteren van de precisie; zie ook paragraaf 17.4. U kunt beter niet corrigeren voor een factor f die door x of door y wordt beïnvloed, want dan kunt u systematische vertekening veroorzaken in plaats van bestrijden; zie ook paragraaf 19.5.

Het is soms zinvol om uit een groot aantal factoren de belangrijkste te selecteren. Een eenvoudige en toch zorgvuldige strategie bestaat uit enkele opeenvolgende stappen:
1. Bekijk alle enkelvoudige regressies: bekijk elke puntenwolk met een onafhankelijke variabele op de horizontale as en de afhankelijke variabele op de verticale as. U ziet dan welke uitschieters er zijn en waar u problemen kunt verwachten. Soms is een transformatie zinvol.
2. Controleer lineariteit **in het model dat alle variabelen bevat** en transformeer zonodig. U kunt lineariteit nagaan in alle puntenwolken met het residu op de verticale as en een onafhankelijke variabele op de horizontale as. De residuen horen rond de horizontale as te liggen. Controleer ook of alle regressie coëfficiënten overeenstemmen met uw vakinhoudelijke wetenschappelijke kennis. Een verrassende bevinding moet worden gewantrouwd zolang het nog niet door anderen is gereproduceerd. Ga na of Cook < 1 en VIF ≤ 10 voor elke variabele; zie de vorige paragrafen.
3. Selecteer stapsgewijs de significante variabelen. In een cohort-onderzoek kan een significantiegrens 0,20 worden gehanteerd om te voorkomen dat een confounder niet in het model zit; zie ook paragraaf 19.5. In een therapeutisch experiment kunt u nagaan of effect-modificatie optreedt door de interacties met de therapie te onderzoeken; zie de paragrafen 15.9 en 15.10. Overigens is de bewijskracht van een significante coëfficiënt gering als u veel variabelen bekijkt. Achterwaartse eliminatie (Engels: backward elimination, backward deletion) is beter dan voorwaartse toevoeging (Engels: forward selection), zeker in een cohort-onderzoek. Variabelen die in de onderzoeksopzet werden gebruikt, dienen in het model te blijven, ook als ze niet significant zijn.

Paragraaf 16.13 behandelt uitgebreider het selecteren van variabelen in een logistisch regressie model. Enkele ideeën in die paragraaf zijn ook van toepassing op lineaire regressie.

Hoofdstuk 16
LOGISTISCHE REGRESSIE
Dichotome Afhankelijke Variabele

Het wordt toegepast in differentiaal-diagnostiek, in experimenteel en in etiologisch onderzoek. Kenmerkend is dat de **afhankelijke variabele een dichotomie** is: ja/nee, wel/niet (genezen), ziek/gezond of succes/mislukking. Uit een regressie score S wordt een kans p berekend.

Voor **differentiaal-diagnostiek** is de kans op een bepaalde ziekte-categorie een nuttig hulpmiddel. Deze kans p wordt berekend uit een regressie score S waarin de belangrijkste gegevens van een patiënt worden gewogen, waaronder uitslagen van diagnostische tests. Zowel kwantitatieve als kwalitatieve gegevens kunnen in de gewogen som S worden gebruikt.

Bij het vergelijken van de fractie succes, tussen twee behandelingsgroepen in een **therapeutisch experiment**, kan rekening worden gehouden met prognostische factoren die van groot belang zijn voor het uiteindelijke behandelingsresultaat. Dit verhoogt de gevoeligheid van de statistische toets. Bovendien kan worden nagegaan of het verschil in behandelingsresultaat nog afhangt van een bepaalde prognostische factor; dit staat bekend als effect-modificatie. Het verdient aanbeveling de prognostische factoren al in het onderzoeksprotocol te noemen en het aantal prognostische factoren beperkt te houden.

In **etiologisch onderzoek**, bijvoorbeeld patiënt-controle onderzoek of cohort onderzoek, wordt het logistisch regressie model toegepast om het relatieve risico van een bepaalde risico-factor te schatten. Het is noodzakelijk om te corrigeren voor mogelijke vertekening door andere risico-factoren (mogelijke confounders), ook bij een gelijke verdeling van deze risicofactoren in de twee groepen. Tevens kan een mogelijke effect-modificatie worden onderzocht.

Bender and Grouven (1998) gebruiken logistische regressie voor de analyse van een afhankelijke variabele met meer dan twee geordende klassen.

16.1 Echografie van prostaattumoren

We kijken opnieuw naar het in de paragrafen 2.1 en 2.2 besproken voorbeeld. Tabel 1 bevat de echografie beoordelingen van 68 mannen die naar de polikliniek waren verwezen op verdenking van een prostaatcarcinoom.

Tabel 1.
Echografie testuitslag van 68 prostaattumoren, waaronder 20 carcinomen.

Testuitslag	Carcinoom	Benigne	Totaal
Echo suspect	a = 18	b = 17	a+b = 35
Echo normaal	c = 2	d = 31	c+d = 33
Totaal	20	48	68

Het gegevensbestand in de computer bevat voor elk individu de variabelen ECHO en TUMOR. Deze variabelen hebben de waarde 0 of 1:

ECHO = 1 suspect geeft kans p_1 op carcinoom
        0 normaal geeft kans p_0 op carcinoom

TUMOR = 1 carcinoom
0 benigne

In een logistisch regressie model is TUMOR de afhankelijke variabele, omdat we die willen voorspellen, en is ECHO de onafhankelijke variabele.

De kans op een carcinoom hangt af van de testuitslag. Een patiënt met een suspecte echo, ECHO = 1, heeft een geschatte kans $p_1 = 18/35 = 0,51$ op een carcinoom. Een normale echo, ECHO = 0, geeft een geschatte kans $p_0 = 2/33 = 0,06$ op een carcinoom. In paragraaf 2.2 werd $p_1 = 0,51$ de predictieve waarde van een positieve testuitslag genoemd en $1-p_0 = 0,94$ de predictieve waarde van een negatieve testuitslag.

16.2 Relatief Risico en Odds Ratio

Als voorbereiding op het logistisch regressie model, gaan we eens op een andere manier kijken naar de echo-diagnostiek van prostaattumoren; we blijven de gegevens in tabel 1 gebruiken. Bij een suspecte echo is er een risico $p_1 = 0,51$ op kanker en bij een normale echo is het risico op kanker $p_0 = 0,06$. Het relatieve risico is dus $p_1/p_0 = 0,51/0,06 = 8,5$. In formule:

$$\text{Relatief Risico} \quad RR = \frac{p_1}{p_0} = \frac{a/(a+b)}{c/(c+d)} = \frac{a(c+d)}{c(a+b)}$$

In paragraaf 9.5 werd de odds ratio al besproken. In de medische diagnostiek is de odds de kans om ziek te zijn gedeeld door de kans om gezond te zijn. In weddenschapstermen: er is een kans p dat u ziek bent tegenover een kans $1-p$ dat u gezond bent. Voor een patiënt met een suspecte echo is de odds $Odds_1 = p_1/(1-p_1) = 18/17$ en voor een patiënt met een normale echo is de odds $Odds_0 = p_0/(1-p_0) = 2/31$. Het quotiënt van de $Odds_1 = 18/17$ en de $Odds_0 = 2/31$ is de odds ratio $Odds_1/Odds_0 = (18/17) / (2/31) = 16,4$.

$$\text{Odds Ratio} \quad OR = \frac{Odds_1}{Odds_0} = \frac{p_1/(1-p_1)}{p_0/(1-p_0)} = \frac{a/b}{c/d} = \frac{ad}{bc}$$

Voor kleine risico's ($p_1 < 0,10$ en $p_0 < 0,10$) is de odds ratio een goede benadering van het relatieve risico; immers, dan geldt $1-p_1 \approx 1 \approx 1-p_0$. Hierboven is de odds ratio 16,4 een slechte benadering van het relatieve risico 8,5.

Vraagstuk 1
Vermenigvuldig het aantal benigne tumoren met 10, zodat u in de tabel de aantallen 170 en 310 krijgt, en bereken opnieuw het relatieve risico en de odds ratio. Begrijpt u dat in een patiënt-controle onderzoek de odds ratio wordt gebruikt?

De odds ratio kan worden berekend als $(a/c) / (b/d) = (ad)/(bc)$ en de quotiënten a/c en b/d hangen niet van de prevalentie af. In een patiënt-controle onderzoek is de odds ratio precies gelijk aan de relatieve incidentie, mits de controles representatief zijn voor de populatie waaruit de patiënten voortkomen; zie Rothman and Greenland (1998, Chapter 7). Het spreekt vanzelf dat het selecteren van de controles onafhankelijk van de expositie moet gebeuren.

Appendix voorafgaand aan paragraaf 16.3

Ter opfrissing van uw kennis vermeld ik hieronder enkele wiskundige feiten die u in de volgende paragrafen nodig hebt. Het getal e ($\approx 2{,}72$) is het grondtal van de natuurlijke logaritme ln(...) die van een positief getal kan worden genomen; ln(u) = v betekent e^v = u, waaruit volgt dat $e^{\ln(u)}$ = u = ln(e^u), e^0 = 1 en ln(1) = 0. Vaak wordt de schrijfwijze exp(u) = e^u gebruikt. Elke formule kan van links naar rechts, maar ook van rechts naar links worden gebruikt.

$$e^u \times e^v = e^{u+v} \quad \text{en} \quad \frac{e^u}{e^v} = e^{u-v} \qquad \exp(u) \times \exp(v) = \exp(u+v) \quad \text{en} \quad \frac{\exp(u)}{\exp(v)} = \exp(u-v)$$

$$\ln(u \times v) = \ln(u) + \ln(v) \qquad \text{en} \qquad \ln\left(\frac{u}{v}\right) = \ln(u) - \ln(v)$$

Vraagstuk 2
Hieronder volgen enkele eenvoudige invuloefeningen:
$e^5 \times e^2 = e^{....}$ exp(5) × exp(2) = exp(.....)
$e^5 / e^2 = e^{....}$ exp(5) / exp(2) = exp(.....)
ln(5) + ln(2) = ln(.....)   ln(5) − ln(2) = ln(.....)

16.3 Het eenvoudigste logistische regressie model; met betrouwbaarheidsinterval voor de odds ratio

We gebruiken hetzelfde voorbeeld om het logistisch regressie model te introduceren. Uit de onafhankelijke variabele x = ECHO (1 = suspect en 0 = normaal) wordt de afhankelijke variabele y = TUMOR (1 = Carcinoom en 0 = Benigne) voorspeld. De computer berekent de regressie score S = $b_0 + b_1 x$ = −2,74 + 2,80×ECHO ; b_0 = −2,74 en b_1 = +2,80 zijn de regressie coëfficiënten. Uit deze logistische regressie score S wordt voor ieder individu de kans p = $e^S/(1+e^S)$ op een carcinoom (y=1) berekend; het getal e ($\approx 2{,}72$) is het grondtal van de natuurlijke logaritme. De formule p = $e^S/(1+e^S)$ komt hier uit de lucht vallen, maar u zult de mooie eigenschappen gaan waarderen.

$$\text{score } S = -2{,}74 + 2{,}80 \times \text{ECHO} \quad \text{en} \quad \text{kans } p = \frac{e^S}{1+e^S} = \frac{\exp(S)}{1+\exp(S)}$$

ECHO = 0 geeft S = −2,74 ; e^S = exp(S) = 0,06 en p_0 = 0,06

ECHO = 1 geeft S = +0,06 ; e^S = exp(S) = 1,06 en p_1 = 0,51

Een patiënt met een normale echo (ECHO = 0) heeft de regressie score S = −2,74 zodat e^S = exp(S) = exp(−2,74) = 0,06 en de kans op een carcinoom is p_0 = 0,06/1,06 = 0,06. Een patiënt met een suspecte echo (ECHO = 1) heeft regressie score S = −2,74 + 2,80 = 0,06 zodat e^S = exp(0,06) = 1,06 en de kans op een carcinoom is p_1 = 1,06/2,06 = 0,51.

Natuurlijk stemmen deze kansen overeen met de in paragraaf 16.1 berekende kansen. Dit berust op een wiskundige stelling die geldt voor logistische kansen p groter dan nul en kleiner dan één; kansen gelijk aan nul of één vallen buiten het logistisch regressie model.

Hieronder volgen algemene formules. De logistische kans p varieert van $p = 0$ voor $S = -\infty$, via $p = ½$ voor $S = 0$, naar $p = 1$ voor $S = +\infty$; $0 < p < ½$ als $S < 0$ en $½ < p < 1$ als $S > 0$.

$$\text{prognostische index} = \text{logistische regressie score } S = b_0 + b_1 x$$

$$\text{kansen} \quad p = \frac{e^S}{1+e^S} \quad \text{en} \quad 1-p = \frac{1}{1+e^S}$$

$$\text{Odds} = p/(1-p) = e^S = e^{b_0 + b_1 x}$$

De odds ratio, van $x = 1$ t.o.v. $x = 0$, is exp(verschil in score S) = exp(b_1):

$$\text{Odds Ratio} \quad OR = \frac{\text{Odds}_1}{\text{Odds}_0} = \frac{p_1/(1-p_1)}{p_0/(1-p_0)} = \frac{e^{b_0+b_1}}{e^{b_0}} = e^{b_1} = \exp(b_1)$$

Het logistische regressie model ontleent haar naam aan de volgende schrijfwijze, waarin ln(...) de natuurlijke logarithme is.

$$\text{logit}(p) = \ln(\text{Odds}) = \ln\left(\frac{p}{1-p}\right) = S = b_0 + b_1 x$$

In de echo-diagnostiek van prostaattumoren zijn de logistische regressie coëfficiënten $b_0 = -2{,}74$ en $b_1 = +2{,}80$ berekend. Deze coëfficiënten worden gebruikt in de logistische regressie score $S = b_0 + b_1 \times \text{ECHO} = -2{,}74 + 2{,}80 \times \text{ECHO}$. Hieruit wordt de

$$\text{odds ratio } OR = \exp(b_1) = e \text{ tot de macht } b_1 = e^{+2{,}80} = 16{,}4$$

berekend. Dit stemt overeen met de in paragraaf 16.2 berekende waarde.

Bij de logistische regressie coëfficiënt $b_1 = 2{,}80$ wordt door de computer een standaardfout $SE_1 = 0{,}80$ berekend. In een voldoende grote steekproef is een regressie coëfficiënt ongeveer normaal verdeeld. Daarom kan het 95% betrouwbaarheidsinterval voor de ware regressie coëfficiënt β_1 als volgt worden berekend.

16 · Logistische Regressie: Dichotome Afhankelijke Variabele

95% betrouwbaarheidsinterval voor β_1 is
$$b_1 - 1{,}96 \times SE_1 \leq \beta_1 \leq b_1 + 1{,}96 \times SE_1$$

In het voorbeeld wordt het interval $2{,}80 \pm 1{,}96 \times 0{,}80 = 2{,}80 \pm 1{,}57 = 1{,}23$ tot $4{,}37$ berekend voor de ware regressie coëfficiënt β_1. Hieruit berekenen we voor de ware odds ratio $\exp(\beta_1)$ het 95% **betrouwbaarheidsinterval** $\exp(1{,}23) = 3{,}4$ tot $\exp(4{,}37) = 79{,}0$ rond de waargenomen odds ratio $OR = \exp(2{,}80) = 16{,}4$.

Het product van de betrouwbaarheidsgrenzen moet gelijk zijn aan het kwadraat van de odds ratio: $3{,}4 \times 79{,}0 = 16{,}4^2$ oftewel $\sqrt{(3{,}4 \times 79{,}0)} = 16{,}4$; ter controle op rekenfouten.

Vraagstuk 3
In werkelijkheid berekende de computer de getallen $b_1 = 2{,}7975$ en $SE_1 = 0{,}8040$. Bereken hieruit opnieuw de odds ratio en het erbij horende 95% betrouwbaarheidsinterval; rond de einduitkomst af op één decimaal.

De computer berekende ook $b_0 = -2{,}7403$. Bereken nu de geschatte kans op een carcinoom bij een suspecte resp. normale echo; begin met de waarde S uit te rekenen.

Hierna komen nog enkele belangrijke formules. Deze formules sluiten goed aan bij het voorgaande, maar zullen pas vanaf paragraaf 16.8 worden gebruikt.
U kunt de onderstaande formules nu beter overslaan en ze pas later bekijken.

Voor een kwantitatieve variabele x, bijvoorbeeld leeftijd, kan de odds ratio van iemand van 60 jaar t.o.v. iemand van 50 jaar worden berekend. De **odds ratio**, van de waarde $x = u$ t.o.v. de waarde $x = v$, is **exp(verschil in score S)**:

$$\text{Odds Ratio } OR = \frac{Odds_u}{Odds_v} = \frac{p_u/(1-p_u)}{p_v/(1-p_v)} = \frac{e^{b_0+b_1 u}}{e^{b_0+b_1 v}} = e^{b_1(u-v)} = \exp(b_1(u-v))$$

Als er meerdere onafhankelijke variabelen $x_1, x_2, ..., x_k$ zijn, dan wordt gesproken van multipele logistische regressie. We beschikken dan over de volgende formules.

$$\ln(\text{Odds}) = \ln\left(\frac{p}{1-p}\right) = S = b_0 + b_1 x_1 + b_2 x_2 + ... + b_k x_k$$

$$\text{Kans } p = \frac{e^S}{1+e^S} \quad \text{en} \quad \text{Odds} = \frac{p}{1-p} = e^S = \exp(S) = \exp(b_0 + b_1 x_1 + b_2 x_2 + ... + b_k x_k)$$

Laten we ons nu beperken tot de homogene groep individuen die allen dezelfde x_2-waarde hebben, maar ook allemaal dezelfde x_3-waarde t/m dezelfde x_k-waarde. Voor deze homogene groep is de odds ratio van de waarde $x_1 = u$ t.o.v. de waarde $x_1 = v$:

$$OR = \exp(\text{verschil in score S}) = \exp(b_1(u-v)) = \exp(b_1 \times (\text{verschil in } x_1\text{-waarde}))$$

Dit heet de voor x_2 t/m x_k gecorrigeerde odds ratio.

Appendix bij paragraaf 16.3

Het eenvoudigste model hoort bij een twee-bij-twee tabel zoals tabel 1. In dat geval kunnen de logistische regressie coëfficiënten worden berekend als

$$b_0 = \ln\left(\frac{c}{d}\right) \quad \text{en} \quad b_1 = \ln\left(\frac{ad}{bc}\right)$$

Echter, de computer gebruikt de zeer algemeen toepasbare 'Maximum Likelihood' methode. Met deze ML methode worden de best passende regressie coëfficiënten berekend. De 'likelihood' is de kans op het (in het onderzoek) waargenomen getallenmateriaal, berekend volgens het logistisch regressie model. Deze 'likelihood' wordt zo groot mogelijk gemaakt. U krijgt uit de computer het regressie model dat de grootste 'likelihood' oplevert. Het zo berekende regressie model heeft de eigenschap dat de som van de (uit het model) berekende kansen gelijk is aan de som van de (in het onderzoek) waargenomen fracties.

16.4 De constante bij een andere prevalentie

Deze paragraaf is alleen interessant voor u als uw logistisch regressie model in een andere populatie, met een andere prevalentie, moet worden toegepast. Deze paragraaf is niet nodig voor een goed begrip van de volgende paragrafen.

In tabel 1 in paragraaf 16.1 zagen we een geschatte prevalentie prev = 20/68 = 0,29. Het in de vorige paragraaf berekende logistische regressie model is geldig bij die prevalentie. Kunnen we berekenen welk model van toepassing is bij een andere prevalentie? Ja, gelukkig wel, en dat is bovendien tamelijk eenvoudig. Als we veronderstellen dat de odds ratio niet van de prevalentie afhangt, dan hangt ook de regressie coëfficiënt b_1 niet van de prevalentie af. **Alleen de coëfficiënt b_0 hangt af van de prevalentie** en dat geldt ook voor de grotere modellen in de volgende paragrafen. Als de prevalentie verandert van prev naar PREV, dan moet de oude constante b_0 worden vervangen door de nieuwe constante B_0:

$$B_0 = b_0 + \ln\left(\frac{PREV}{1-PREV}\right) - \ln\left(\frac{prev}{1-prev}\right)$$

Als de oude prevalentie prev = 20/68 wordt vervangen door de nieuwe prevalentie PREV = 0,40, dan moet de oude coëfficiënt b_0 = −2,74 worden vervangen door de nieuwe coëfficiënt B_0 = −2,74 + ln(0,40/0,60) − ln(20/48) = −2,74 + −0,405 − −0,875 = −2,27. Het nieuwe model is dus

$$S = -2,27 + 2,80 \times ECHO \quad \text{en} \quad p = \exp(S) / (1 + \exp(S))$$

Voor een suspecte echo gaat de berekening als volgt: ECHO = 1 geeft de logistische regressie score S = −2,27 + 2,80 = 0,53; exp(S) = exp(0,53) = 1,70 en p_1 = 1,70 / 2,70 = 0,63 is de kans op een carcinoom.

Voor een normale echo maken we de volgende berekening: uit ECHO = 0 volgt de score S = –2,27 zodat exp(S) = exp(–2,27) = 0,103 en p_0 = 0,103 / 1,103 = 0,09 is de kans op een carcinoom.

Natuurlijk stemt dit overeen met de in paragraaf 2.2 berekende kansen; anders zou er een rekenfout zijn gemaakt. Het vervangen van de oude constante b_0 door de nieuwe constante B_0 is in wezen het toepassen van de regel van Bayes. Dit betekent ook dat hier dezelfde vooronderstellingen worden gemaakt als bij het toepassen van de regel van Bayes. De regel van Bayes kan op verschillende manieren worden geschreven en verschijnt hier in een wat andere gedaante dan gebruikelijk is.

Vraagstuk 4
Ga uit van een prevalentie 0,20 en bereken de kans op een carcinoom bij een suspecte en bij een normale echo.

Appendix bij paragraaf 16.4

In deze appendix geef ik een wiskundige afleiding van de formule voor het berekenen van B_0. Voor een niet-statisticus is alleen de eerstvolgende zin interessant en kan de wiskundige afleiding zonder bezwaar worden overgeslagen. Er wordt verondersteld dat de karakteristieke eigenschappen van de groep 'zieken', en ook van de groep 'gezonden', onafhankelijk zijn van de prevalentie; in het voorgaande voorbeeld betekent dit dat sensitiviteit en specificiteit, bij mensen met resp. zonder carcinoom, onafhankelijk zijn van de prevalentie.

Uit de in paragraaf 2.5 gepresenteerde rekenformule voor de post-test kans volgt

$$\text{post-test odds} = \text{LR} \times \text{pre-test odds}$$

Hierin is (prevalentie)/(1 – prevalentie) de pre-test odds en is LR de likelihood ratio die verondersteld wordt onafhankelijk te zijn van de prevalentie.

Hieronder beperk ik me tot de individuen die voor alle onafhankelijke variabelen de waarde nul hebben, x = 0, want dan heb ik alleen te maken met de regressie coëfficiënt b_0. In de formule hierboven kunnen we de oude post-test odds $p_0 / (1-p_0) = \exp(b_0)$ en de oude pre-test odds prev/(1–prev) invullen, maar ook de nieuwe:

$$\exp(b_0) = \text{LR} \times \frac{\text{prev}}{1 - \text{prev}} \quad \text{en} \quad \exp(B_0) = \text{LR} \times \frac{\text{PREV}}{1 - \text{PREV}}$$

Als we deze twee formules op elkaar delen, ontstaat

$$\frac{\exp(B_0)}{\exp(b_0)} = \frac{\text{PREV}/(1-\text{PREV})}{\text{prev}/(1-\text{prev})}$$

en de rest is kinderspel.

16.5 Meer dan twee testuitslagen: aspiratie-cytologie van solide mamma-tumoren

We gaan op een iets andere manier kijken naar het in paragraaf 2.4 behandelde voorbeeld. Het betreft de cytodiagnostiek van 966 solide mammatumoren. De definitieve diagnose werd vastgesteld na histologisch en klinisch vervolgonderzoek.

In de eerste kolom van tabel 2 staat de geschatte kans dat de tumor maligne is, bij die testuitslag. Van de 93 tumoren met testuitslag 'suspect' zijn er 66 maligne. Bij deze testuitslag is er dus een geschatte kans 66/93 = 0,71 dat de tumor maligne is.

Tabel 2.
Uitkomsten van aspiratie-cytologie van solide mamma-tumoren.

Kans op Maligne Tumor	Testuitslag	Definitieve diagnose		Totaal
		Maligne	Benigne	
1,00	Zeker maligne	216	0	216
0,71	Suspect	66	27	93
0,05	Benigne	30	541	571
0,17	Onbevredigend	15	71	86
	Totaal	327	639	966

Uit de gegevens in tabel 2 kunnen we een logistisch regressie model berekenen door gebruik te maken van de volgende indicator variabelen, die ook wel dummy variabelen of kortweg dummies worden genoemd.

ZEKER = 1 bij de testuitslag 'zeker maligne'
          0 bij een andere testuitslag

SUSPECT = 1 bij de testuitslag 'suspect'
             0 bij een andere testuitslag

ONBEV = 1 bij de testuitslag 'onbevredigend'
           0 bij een andere testuitslag

Het aantal dummies moet één minder zijn dan het aantal testuitslagen, zodat we met drie dummies kunnen en moeten volstaan. Ik koos de testuitslag 'benigne' als **referentie-categorie** omdat deze testuitslag
– het meest voorkomt, wat de standaardfouten klein houdt,
– voor de patiënt het gunstigst is, wat de interpretatie vergemakkelijkt.
De nul-één codering is de enige handige codering. Met een andere manier van coderen haalt u zich een hoop ellende op de hals; zie Hosmer and Lemeshow (1989, p. 45-47).

De drie dummies ZEKER, SUSPECT en ONBEV zijn de onafhankelijke variabelen. Er is natuurlijk ook een afhankelijke variabele TUMOR nodig:

TUMOR = 1 maligne
     0 benigne

Tabel 3 toont het logistisch regressie model, zoals dat door standaard computer programmatuur werd berekend. Elke odds ratio in deze tabel is t.o.v. de **referentie-categorie** 'benigne'. Dit is in te zien door te bedenken dat

$$\text{Odds} = p/(1-p) = \exp(\text{score S}) \quad \text{impliceert dat} \quad \mathbf{OR = \exp(\text{verschil in score S})}.$$

Tabel 3.
Het logistische regressie model voor aspiratie-cytologie van solide mamma-tumoren; berekend met standaard programmatuur.

Variabele	Coëff.	SE	OR	95% BI
ZEKER	13,10	11,18	486532	???
SUSPECT	3,79	0,30	44	25 tot 79
ONBEV	1,34	0,34	3,8	2,0 tot 7,4
Constante	−2,89			

Vraagstuk 5
Bereken uit de logistische regressie score
S = 13,10×ZEKER + 3,79×SUSPECT + 1,34×ONBEV + −2,89
de geschatte kansen p = exp(S) / (1 + exp(S)) in de eerste kolom van tabel 2.

  De laatste kolom in tabel 3 bevat het betrouwbaarheidsinterval rondom de odds ratio. Elke odds ratio in deze tabel is t.o.v. de **referentie-categorie** 'benigne'. De odds ratio voor de testuitslag 'zeker maligne', t.o.v. 'benigne', is absurd groot. Echter, uit tabel 2 berekenen we de nog veel grotere odds ratio OR = (216×541)/(30×0) = +∞. Het is beter om altijd de odds ratio te berekenen nadat 0,5 bij elk aantal is opgeteld en dit geeft de odds ratio (216,5×541,5)/(30,5×0,5) = 7688; zie Walter and Cook (1991).
  Bij een oneindig grote odds ratio hoort een oneindig grote regressie coëfficiënt. De regressie coëfficiënt b = 13,10 voor de variabele ZEKER is eigenlijk een wilde slag naar de waarheid: zo'n ontzettend grote regressie coëfficiënt geeft een geschatte kans p die ontzettend dicht bij één ligt, maar een grotere waarde dan b = 13,03 zou p nog dichter bij 1 brengen. Daarom is het best mogelijk dat een ander computer programma een heel andere waarde voor b berekent dan 13,10. Bij een regressie coëfficiënt b > 10 (of b < −10) moet u er op bedacht zijn dat u alleen weet dat de regressie coëfficiënt ontzettend groot moet zijn, maar hoe groot precies is dan volstrekt onduidelijk omdat een logistische kans nooit exact één of nul kan zijn.

Appendix bij paragraaf 16.5: aantal dummies

Veronderstel dat er drie klassen zijn, bijvoorbeeld drie mogelijke testuitslagen of drie behandelingsgroepen. Deze klassen zijn genummerd: 0, 1 en 2. Een onderzoeker doet het fout en gebruikt ten onrechte drie dummies:

$D0 = 1$ voor klasse 0 en $D0 = 0$ voor klassen 1 en 2
$D1 = 1$ voor klasse 1 en $D1 = 0$ voor klassen 0 en 2
$D2 = 1$ voor klasse 2 en $D2 = 0$ voor klassen 0 en 1

Omdat $D0 + D1 + D2 = 1$ kan er iets vreemds gebeuren. De onderzoeker zou de logistische regressie score $S = 7 + 2D0 + 3D1 + 4D2$ kunnen vinden, maar dat kan ook geschreven worden als de score $S = 6 + 1 + 2D0 + 3D1 + 4D2 = 6 + (D0 + D1 + D2) + 2D0 + 3D1 + 4D2 = 6 + 3D0 + 4D1 + 5D2$. Is de regressie coëfficiënt van D2 nu 4 of 5? U ziet dat de regressie coëfficiënten onbepaald zijn omdat er teveel dummies zijn. Dit probleem kan alleen worden opgelost door één van de dummies weg te laten.

Het voorgaande is een bijzonder geval van multicollineariteit, d.w.z. een situatie waarin de onafhankelijke variabelen zo sterk samenhangen dat de regressie coëfficiënten niet goed kunnen worden bepaald.

Appendix bij paragraaf 16.5: iteratie-stappen

De berekening van het best passende model gebeurt in iteratie-stappen. In elke iteratie-stap wordt een beter model berekend uit het model dat resulteerde in de voorgaande iteratie-stap. Als het goed is convergeert dit rekenproces: twee opeenvolgende iteratie-stappen leveren vrijwel precies hetzelfde model op. Maar de regressie coëfficiënt voor de variabele ZEKER wordt steeds groter en er is geen sprake van convergentie. Het gebruikte aantal iteratie-stappen bepaalt dan welke waarde in de computer uitvoer komt te staan. De waarde $b = 13,10$ werd berekend na negen iteratie-stappen. Een goed computer programma geeft een waarschuwing als geen convergentie optreedt.

16.6 Statistische toetsen

De twee belangrijkste statistische toetsen zijn de 'likelihood ratio' toets, kortweg de LR toets genoemd, en de Wald toets. Het is bekend dat de LR toets beter is dan de Wald toets. U kunt dus het beste uw conclusies baseren op de LR toets, maar zelfs de LR toets is beslist onbetrouwbaar als er minder dan tien individuen zitten in één of beide categorieën van de afhankelijke variabele.

De likelihood is de kans op het (in het onderhavige onderzoek) waargenomen getallenmateriaal, berekend uit het logistisch regressie model. Min twee keer de natuurlijke logarithme van de likelihood, $-2LL = -2 \times \ln(\text{likelihood})$, speelt een cruciale rol in de LR toets. In tabel 4 staan de waarden van $-2LL$ voor vijf logistische regressie modellen, berekend met standaard computer programmatuur. Het model in de laatste regel bevat alleen de constante en geen enkele variabele.

In de voorlaatste kolom staat het verschil tussen –2LL voor het model op die regel en –2LL voor het meest uitgebreide model op de eerste regel. Dit verschil volgt bij benadering een chi kwadraat verdeling; de benadering is beter naarmate er meer individuen zijn. Het aantal vrijheidsgraden DF is het verschil in het aantal regressie coëfficiënten, tussen beide modellen. Een **noodzakelijke eis is dat het ene model een uitbreiding is van het andere model:** alle variabelen in het kleine model moeten ook in het grotere model zitten. Met de LR toets kan elke uitbreiding van een model statistisch worden getoetst.

Tabel 4.
De berekening van de chi kwadraat waarde voor de likelihood ratio (LR) toets.

Variabelen in model	–2LL	Verschil	DF
ZEKER SUSPECT ONBEV	426,8	0	0
SUSPECT ONBEV	1169,3	742,5	1
ZEKER ONBEV	628,3	201,5	1
ZEKER SUSPECT	440,2	13,4	1
geen (alleen constante)	1236,6	809,8	3

We bekijken nu het model in tabel 3 dat de variabelen ZEKER, SUSPECT en ONBEV bevat. Dit model vergelijken we met het model dat alleen de variabelen SUSPECT en ONBEV bevat. Met de chi kwadraat waarde 742,5 (DF=1), in de voorlaatste kolom van tabel 4, wordt de nulhypothese $\beta_{ZEKER} = 0$ getoetst. Omdat P << 0,001 verwerpen we deze nulhypothese: het model met de variabelen ZEKER, SUSPECT en ONBEV is significant beter dan het model met de variabelen SUSPECT en ONBEV. Dit betekent dat de betreffende variabele ZEKER een significante bijdrage levert aan de predictie van de variabele TUMOR: er is een significant verschil in kans op een maligniteit tussen de diagnostische testuitslagen 'Zeker maligne' en 'Benigne'; $\exp(b_{ZEKER})$ is immers de odds ratio van 'Zeker maligne' t.o.v. 'Benigne'.

De nulhypothese $\beta_{ZEKER} = \beta_{SUSPECT} = \beta_{ONBEV} = 0$ wordt getoetst met de chi kwadraat waarde 809,8 (DF=3). Ook deze nulhypothese moeten we verwerpen omdat P << 0,001. Dit betekent dat er een significant verband is tussen de diagnostische testuitslag en de definitieve diagnose. Deze conclusie is een open deur, maar u begrijpt nu wel hoe u de LR toets zelf kunt uitvoeren.

Tabel 5.
De Wald toets en de LR toets voor elke variabele in het model
ln(Odds) = 13,10ZEKER + 3,79SUSPECT + 1,34ONBEV + –2,89.

Variabele	X^2_{Wald}	X^2_{LR}	P_{Wald}	P_{LR}
ZEKER	1,4	742,5	0,24	0,00
SUSPECT	164,1	201,5	0,00	0,00
ONBEV	15,4	13,4	0,00	0,00

In de derde kolom van tabel 5 staat de chi kwadraat waarde volgens de LR toets, steeds met DF=1 vrijheidsgraad, en in de vijfde kolom staat de daaruit volgende tweezijdige P-waarde; de éénzijdige P-waarde is de helft van de tweezijdige P-waarde. In de tweede kolom staat de chi kwadraat waarde (Coëfficiënt/SE)^2 volgens de Wald toets, ook met DF=1 vrijheidsgraad, en in de vierde kolom staat de daaruit volgende tweezijdige P-waarde. Voor de variabelen SUSPECT en ONBEV maakt het niet veel uit welke toets u kiest. Voor de variabele ZEKER is de **Wald toets zeer misleidend**. Uit tabel 2 kunt u concluderen dat het verschil tussen 'Zeker maligne' en 'Benigne' veel significanter moet zijn dan het verschil tussen 'Suspect' en 'Benigne' en dit stemt overeen met het gedrag van de LR toets. Omdat de LR toets wordt berekend uit de logistische kansen p, gedraagt de LR toets zich ook goed als de regressie coëfficiënt volslagen onbekend (maar wel heel groot) is. In het algemeen is de LR toets gevoeliger dan de Wald toets; zie Hosmer and Lemeshow (1989, p. 17).

16.7 Coronair vaatlijden en leeftijd; met controle op lineariteit

Hosmer en Lemeshow (1989, paragraaf 1.1) presenteren van 100 patiënten de leeftijd in samenhang met coronair vaatlijden (CHD = Coronary Heart Disease). De hierna volgende analyse is wat uitgebreider dan hun analyse van dit voorbeeld, maar stemt redelijk overeen met de aanbevelingen die zij later in hun boek geven; zie Hosmer en Lemeshow (1989, p. 96-97). De tak-blad grafieken (Engels: stem and leaf displays) in figuur 1 laten alle ruwe gegevens zien. In de rechter grafiek ziet u dat de vijf jongste patiënten met CHD 25, 30, 34, 36 en 37 jaar oud zijn.

```
2 | 034                    2 |
  | 566889                   | 5
3 | 0000022334444          3 | 04
  | 556677889                | 679
4 | 0112223344             4 | 02344
  | 5677899                  | 567889
5 | 012                    5 | 02334
  | 5778                     | 5566677778899
6 | 04                     6 | 012234
                             | 59
```

Zonder CHD   Met CHD

Figuur 1.
Tak-blad grafiek van de leeftijd (in jaren); voor patiënten zonder en met coronair vaatlijden.

In eerste instantie heb ik de leeftijd ingedeeld in decaden. Voor elke decade is een dummy variabele gedefinieerd en dit staat vermeld in het linker deel van tabel 6.

Tabel 6.
Logistische regressie van CHD op leeftijd-decaden.

Variabele	Coëff.	SE
L3 (1 = 30 - 39 jaar; 0 = anders)	0,72	1,16
L4 (1 = 40 - 49 jaar; 0 = anders)	1,76	1,12
L5 (1 = 50 - 59 jaar; 0 = anders)	3,14	1,14
L6 (1 = 60 - 69 jaar; 0 = anders)	3,58	1,32
Constante	−2,20	1,05

−2 Log Likelihood = 109,55

Dit leidt tot het logistisch regressie model in tabel 6. De regressie coëfficiënten hebben een bijna lineair verloop: het rijtje 0,72 1,76 3,14 3,58 lijkt veel op het lineaire rijtje 0,9 1,8 2,7 3,6 waarin elk getal een veelvoud is van het eerste getal; de referentie-klasse van 20 - 29 jaar heeft per definitie een regressie coëfficiënt nul. Dit ongeveer lineaire verloop moet u ook zien in het licht van de tamelijk grote standaardfouten. In figuur 2 is de regressie coëfficiënt b op de verticale as uitgezet, terwijl de gemiddelde leeftijd in de betreffende leeftijdsklasse op de horizontale as is uitgezet. In deze figuur is goed te zien dat de regressie coëfficiënten lineair toenemen; een coëfficiënt b is de logaritme van de odds ratio t.o.v. de laagste leeftijdsklasse. Als er meer variabelen in het model kunnen worden opgenomen, dan dient u de lineariteit na te gaan in het model waarin alle variabelen zijn opgenomen; in paragraaf 16.10 vindt u daarvan een voorbeeld.

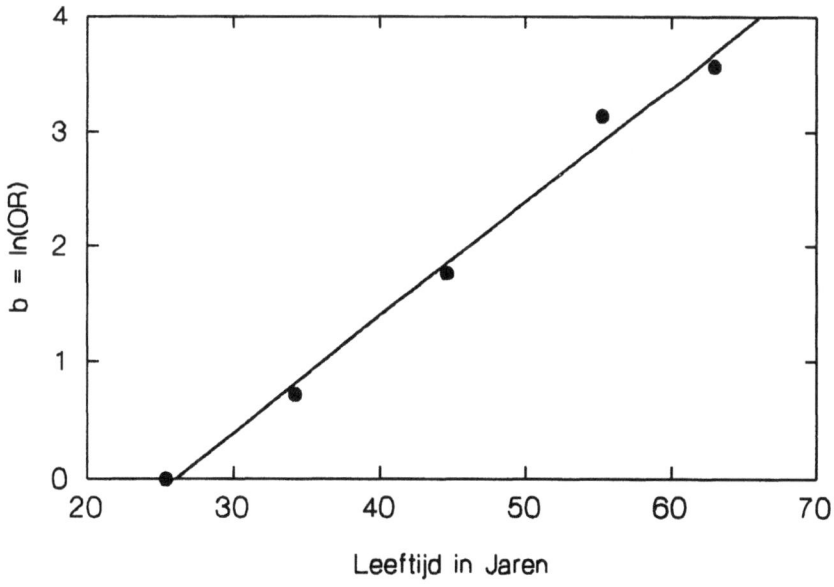

Figuur 2.
De logistische regressie coëfficiënten uitgezet tegen de leeftijd.

Gezien de zeer duidelijke lineariteit stoppen we de leeftijd zelf in het model en het resultaat daarvan staat in tabel 7. Er is geen significant verschil tussen de modellen in de tabellen 6 en 7. De LR toets, met DF=3 vrijheidsgraden, geeft hier zelfs een negatieve chi kwadraat waarde 107,35 − 109,55 = −2,20; dit wijst op een fout. Dit heeft de volgende oorzaak. De LR toets is hier niet correct, omdat het niet mogelijk is om het ene model te schrijven als uitbreiding van het andere model. De LR toets zou wel correct zijn als in tabel 7 de leeftijd in decaden (gecodeerd als 2, 3, 4, 5 en 6) zou zijn gebruikt. Ofschoon de LR toets hier niet correct is, wordt deze toets toch als richtsnoer gebruikt om de relevante vraag te beantwoorden welke van de twee modellen uiteindelijk dient te worden gekozen.

Het logistische regressie model met alleen de constante heeft de −2 Log Likelihood waarde −2LL = 136,66. Voor het model in tabel 7 geeft de LR toets dus de chi kwadraat waarde X^2 = 136,66 − 107,35 = 29,31 met DF = 1 vrijheidsgraad; hieruit volgt P < 0,0001. De coëfficiënt voor leeftijd verschilt dus zeer significant van nul. In figuur 3 ziet u dit model weergegeven. Verder naar links toe komt de logistische kans steeds dichter bij nul. Verder naar rechts toe komt de logistische kans steeds dichter bij één. De logistische kans blijft steeds tussen nul en één in. De logistische curve heeft in het midden, rond de kans een half, een tamelijk lineair verloop.

Tabel 7.
Logistische regressie van CHD op leeftijd.

Variabele	Coëff.	SE
Leeftijd (in jaren)	0,111	0,024
Constante	−5,310	1,134

−2 Log Likelihood = 107,35

Vraagstuk 6
Vergelijk de Wald toets en de LR toets voor leeftijd in het model in tabel 7.
Welke chi kwadraat waarde geeft de LR toets voor leeftijd in het model in tabel 6?

Vraagstuk 7
De 10 mensen in leeftijdsdecade 60-69 jaar zijn gemiddeld 63,0 jaar oud. Hoe groot is de kans op CHD bij deze leeftijd volgens de logistische modellen in de tabellen 6 en 7?
Klopt dit met figuur 3?

Vraagstuk 8
In dit vraagstuk wordt alleen het model in tabel 7 gebruikt. Hoe groot is de kans op CHD op de leeftijd van 40 jaar en op de leeftijd van 50 jaar? Bereken ook de odds op beide leeftijden en de odds ratio van mensen van 50 jaar t.o.v. mensen van 40 jaar. Waarom is deze odds ratio gelijk aan exp(10×0,111)?
Bereken ook het 95% betrouwbaarheidsinterval voor de ware odds ratio exp(10×β) voor een leeftijdsverschil van tien jaar; bereken hiertoe eerst het betrouwbaarheidsinterval voor β, daarna voor 10×β en tenslotte voor exp(10×β).

In figuur 3 zou de score S op de horizontale as kunnen staan. De logistische kans op de verticale as varieert van p = 0 voor S = –∞, via p = 0,5 voor S = 0, naar p = 1 voor S = +∞.

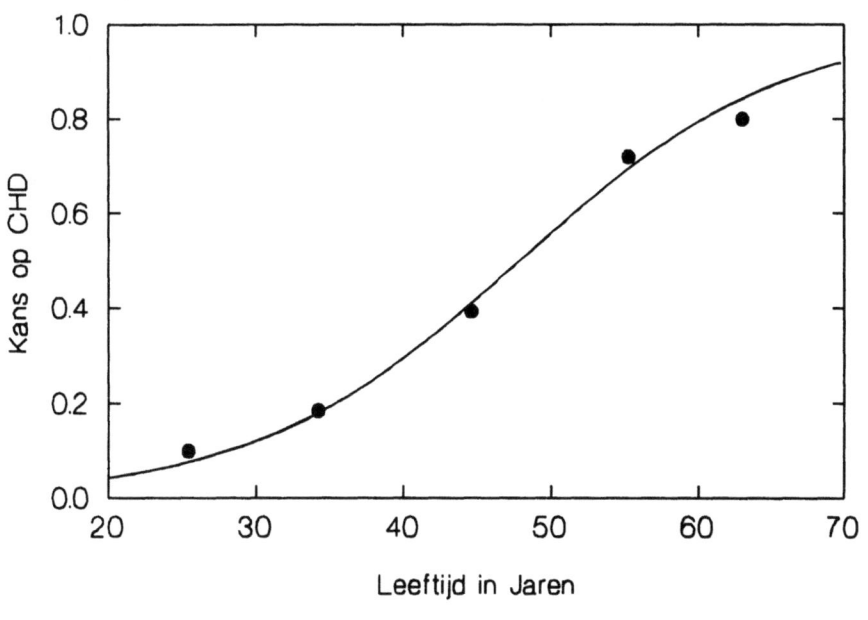

Figuur 3.
De logistische kans op CHD bij een bepaalde leeftijd, volgens tabel 7.

Vraagstuk 9
Huwelijkse staat (nooit getrouwd, getrouwd, gescheiden) kan op verschillende manieren worden gecodeerd. De categorie 'getrouwd' kan als referentie worden gekozen middels
$x_1 = 1$ als 'gescheiden', 0 anders   en $x_2 = 1$ als 'nooit getrouwd', 0 anders.
In het model $S = \ln(\text{Odds}) = b_0 + b_1 x_1 + b_2 x_2$ is $\exp(b_1)$ de odds ratio van 'gescheiden' t.o.v. 'getrouwd' en is $\exp(b_2)$ de odds ratio van 'nooit getrouwd' t.o.v. 'getrouwd'.
Rothman and Greenland (1998, p. 388) bespreken in hun leerzame boek ook de codering
$z_1 = 1$ als 'nooit getrouwd' of 'gescheiden', 0 als 'getrouwd'   en
$z_2 = 1$ als 'nooit getrouwd', 0 anders.
Het model is $S = \ln(\text{Odds}) = b_0 + b_1 z_1 + b_2 z_2$.
Wat zijn $\exp(b_1)$ en $\exp(b_2)$ volgens dit model?

Appendix bij paragraaf 16.7: ED50
Bij dosis-effect relaties geeft een logistisch regressie model de kans op het optreden van een bepaald effect (op de verticale as) bij gekozen doseringen (op de horizontale as). De ED50 is de dosis die bij de helft van de proefdieren een bepaald effect veroorzaakt: een kans p = 0,50 op een effect betekent een score $S = b_0 + b_1 \times \text{DOSIS} = b_0 + b_1 \times \text{ED50} = 0$. Hieruit volgt dat ED50 = $-b_0 / b_1$; zie ook Matthews and Farewell (1988, p.153).

16.8 Een Therapeutisch Experiment;
corrigeren voor een prognostische factor;
de LR toets op interactie (effect-modificatie)

Pocock (1983, p. 215; zie ook p. 198, 206 en 219) bespreekt een therapeutisch experiment waarin metoprolol en placebo worden vergeleken bij patiënten met een acuut myocard infarct (AMI). In tabel 8 staat de sterfte binnen 90 dagen na de toelating tot het experiment. De loting gebeurde op de dag van toelating. De odds is de kans op sterfte gedeeld door de kans om te overleven. In elke leeftijdsklasse is de odds ratio van metoprolol t.o.v. placebo berekend. Omdat bij metoprolol minder sterfte optreedt dan bij placebo, is steeds OR < 1.

Tabel 8.
Sterfte binnen 90 dagen, bij metoprolol en bij placebo.

Leeftijd	Aantal doden / Aantal patiënten (en %)		OR (95% BI)
	Metoprolol	Placebo	
Totaal	40/698 (5,7%)	62/697 (8,9%)	0,62 (0,41 tot 0,94)
40 - 64	21/464 (4,5%)	26/453 (5,7%)	0,78 (0,43 tot 1,40)
65 - 69	11/165 (6,7%)	25/174 (14,4%)	0,43 (0,20 tot 0,90)
70 - 74	8/69 (11,6%)	11/70 (15,7%)	0,70 (0,26 tot 1,87)

We gaan nu drie logistische regressie modellen bekijken die uit tabel 8 kunnen worden berekend. Deze drie modellen gaan we interpreteren en onderling vergelijken.

Tabel 9.
Logistische regressie van sterfte op behandeling.

Variabele	Coëff.	SE	OR (95% BI)
Behandeling (1 = Metoprolol; 0 = Placebo)	−0,473	0,210	
Constante	−2,327	0,133	

−2 Log Likelihood = 724,76

Het eerste model staat in tabel 9 en bevat alleen de behandeling. In dit model wordt nog geen rekening gehouden met de leeftijd. Uit de regressie coëfficiënt b = −0,473 berekenen we de **ruwe (Engels: raw) odds ratio** OR = exp(−0,473) = 0,62. Deze ruwe odds ratio zag u ook al rechts onderaan in tabel 8.

Vraagstuk 10
Uit welke twee-bij-twee tabel kan de ruwe odds ratio 0,62 worden berekend? Bereken uit tabel 9 het 95% betrouwbaarheidsinterval rondom deze odds ratio. Wat is de P-waarde uit de LR toets? Het model met alleen de constante heeft −2 Log Likelihood = 729,95.

Het tweede model staat in tabel 10 en bevat zowel de behandeling als ook de leeftijd. Dit model kan worden geschreven als de sterftekans $p = e^S/(1+e^S) = \exp(S) / (1 + \exp(S))$ met de logistische regressie score $S = -2{,}706 + 0{,}782 \times L65 + 1{,}075 \times L70 + -0{,}468 \times Beh$; hierin is Beh de afkorting van Behandeling.

Voor patiënten van 40 t/m 64 jaar geldt dat $L65 = L70 = 0$ en daarom is de logistische regressie score $S = -2{,}706 + -0{,}468 \times Beh$.

Voor patiënten van 65 t/m 69 jaar geldt dat $L65 = 1$ en $L70 = 0$ en daarom is de regressie score $S = (-2{,}706 + 0{,}782) + -0{,}468 \times Beh = -1{,}924 + -0{,}468 \times Beh$.

Voor patiënten van 70 t/m 74 jaar geldt dat $L65 = 0$ en $L70 = 1$ en daarom is de regressie score $S = (-2{,}706 + 1{,}075) + -0{,}468 \times Beh = -1{,}631 + -0{,}468 \times Beh$.

Binnen elke leeftijdscategorie ziet u dezelfde logistische regressie coëfficiënt $-0{,}468$ voor de behandeling. Uit deze coëfficiënt $b = -0{,}468$ wordt de **gecorrigeerde odds ratio** (Engels: adjusted odds ratio) $OR = \exp(-0{,}468) = 0{,}63$ berekend. In dit model wordt verondersteld dat **binnen elke leeftijdscategorie de ware odds ratio hetzelfde** is; $OR = 0{,}63$ is de geschatte gemeenschappelijke odds ratio, van metoprolol t.o.v. placebo, voor patiënten in dezelfde leeftijdscategorie. Anders gezegd: er wordt verondersteld dat behandeling en leeftijd een **onafhankelijke bijdrage** leveren aan de sterfte; er is dus **geen effect-modificatie**. Door te corrigeren voor de prognostische factor leeftijd kan de gevoeligheid worden verhoogd. Bovendien zijn de conclusies uit het experiment dan minder afhankelijk van de verdeling van de leeftijd in het experiment. In dit voorbeeld zijn de ruwe en de gecorrigeerde odds ratio vrijwel gelijk aan elkaar. In vraagstuk 12 zult u zien dat dit niet vanzelf spreekt, zelfs niet in een experiment met een lotingsprocedure en ook niet als de verdeling van de leeftijd hetzelfde is in beide behandelingsgroepen.

Tabel 10.
Logistische regressie van sterfte op behandeling en leeftijd;
zonder interactie: hetzelfde behandelingseffect voor elke leeftijd.

Variabele	Coëff.	SE	OR (95% BI)
Behandeling (1 = Metoprolol; 0 = Placebo)	−0,468	0,212	
L65 (1 = 65 - 69 jaar; 0 = anders)	0,782	0,232	
L70 (1 = 70 - 74 jaar; 0 = anders)	1,075	0,290	
Constante	−2,706	0,172	

−2 Log Likelihood = 706,22

Het blijkt niet uit dit voorbeeld, maar het corrigeren voor belangrijke prognostische factoren vergroot de gevoeligheid van de statistische toets. Volgens Robinson and Jewell (1991) leidt dit corrigeren meestal tot een odds ratio die verder van één afligt, maar het leidt meestal ook tot een wat grotere standaardfout van de betreffende regressie coëfficiënt.

Vraagstuk 11
Bereken uit tabel 10 het 95% betrouwbaarheidsinterval rondom de odds ratio 0,63. Wat is de P-waarde uit de LR toets? Het model met alleen de leeftijd heeft -2 Log Likelihood $= 711,21$.

Vraagstuk 12
In paragraaf 19.4 worden de resultaten van een ander therapeutisch experiment bekeken. De kans op genezing wordt onderzocht. Er werd een lotingsprocedure gebruikt, gestratificeerd naar ernst van de ziekte. Van 200 licht zieke patiënten worden er 100 met het ene middel behandeld en 100 met het andere middel. Van 120 ernstig zieke patiënten worden er 60 met het ene en 60 met het andere middel behandeld. Zou de ruwe odds ratio substantieel kunnen verschillen van de gecorrigeerde odds ratio? Is het zinvol om te corrigeren voor ernst van de ziekte?

In tabel 10 staat een logistisch regressie model waarin wordt verondersteld dat elke leeftijdscategorie dezelfde odds ratio heeft. Deze veronderstelling kan statistisch worden getoetst door het model in tabel 10 te vergelijken met het model in tabel 11. Het model in tabel 11 kan worden geschreven als de logistische kans $p = e^S/(1+e^S) = \exp(S) / (1 + \exp(S))$ met de logistische regressie score $S = \ln(\text{Odds})$:

$$S = -2,799 + 1,014 \times L65 + 1,119 \times L70 +$$
$$-0,250 \times \text{Beh} + -0,604 \times L65 \times \text{Beh} + -0,101 \times L70 \times \text{Beh}$$

$$S = (-2,799 + 1,014 \times L65 + 1,119 \times L70) +$$
$$(-0,250 + -0,604 \times L65 + -0,101 \times L70) \times \text{Beh}$$

Tabel 11.
Logistische regressie van sterfte op behandeling en leeftijd;
met interactie: het behandelingseffect hangt af van de leeftijd.

Variabele	Coëff.	SE
Behandeling (1 = Metoprolol; 0 = Placebo)	$-0,250$	0,301
L65 (1 = 65 - 69 jaar; 0 = anders)	1,014	0,296
L70 (1 = 70 - 74 jaar; 0 = anders)	1,119	0,389
L65 × Behandeling	$-0,604$	0,485
L70 × Behandeling	$-0,101$	0,583
Constante	$-2,799$	0,202

-2 Log Likelihood $= 704,58$

Vraagstuk 13
Schrijf de score S op voor elk van de drie leeftijdsklassen, door de waarden van L65 en L70 in te vullen. Bereken daaruit de drie odds ratio's. Heeft u deze drie odds ratio's eerder gezien?

De laatste vergelijking boven tabel 11 kan worden geschreven als
$S = b_0 + b_1 \times Beh$ waarin b_0 en b_1 van de leeftijd afhangen:
$b_0 = -2{,}799 + 1{,}014 \times L65 + 1{,}119 \times L70$
$b_1 = -0{,}250 + -0{,}604 \times L65 + -0{,}101 \times L70$
De odds ratio voor de variabele Beh, d.w.z. van de sterfte bij metoprolol t.o.v. placebo, is dus
$OR = \exp(b_1) = \exp(-0{,}250 + -0{,}604 \times L65 + -0{,}101 \times L70)$.
Voor de afzonderlijke leeftijdsklassen berekenen we voor het behandelingseffect
$OR = \exp(-0{,}250) = 0{,}78$ voor 40 - 64 jaar,
$OR = \exp(-0{,}250 + -0{,}604) = \exp(-0{,}854) = 0{,}43$ voor 65 - 69 jaar en
$OR = \exp(-0{,}250 + -0{,}101) = \exp(-0{,}351) = 0{,}70$ voor 70 - 74 jaar.

Volgens dit model hangt het behandelingseffect, d.w.z. de odds ratio, af van de leeftijd. Dit wordt door de meeste epidemiologen **effect-modificatie** genoemd, om te benadrukken dat het effect (de odds ratio) wordt gemodificeerd, terwijl de meeste statistici van **interactie** spreken. De interacties in tabel 11 zijn niet significant; LR toets: $X^2 = 1{,}64$ met DF = 2 en daaruit P = 0,44. Ik zou adviseren om in een medisch tijdschrift de modellen in de tabellen 9 en 10 allebei te presenteren, of alleen de odds ratio's met de bijbehorende betrouwbaarheidsintervallen.

Vraagstuk 14
Voor dit vraagstuk moet u enkele logistische regressie modellen met een computer berekenen. Everitt (1992, p. 87) geeft de gegevens van 1330 patiënten; zie de onderstaande tabel. De doelstelling is te onderzoeken hoe coronair vaatlijden (CHD = Coronary Heart Disease; vernauwde kransslagaders) afhangt van de systolische bloeddruk en de serum cholesterol waarde. Deze doelstelling proberen we te bereiken via de volgende stappen.

14a. Bereken uit de tabel de zestien geschatte kansen op CHD.

Tabel bij vraagstuk 14.
Aantal patiënten met en zonder coronair vaatlijden (CHD), in samenhang met de systolische bloeddruk (in mm Hg) en de serum cholesterol waarde (in mg/100 cc).

Bloeddruk	CHD	Serum cholesterol			
		< 200	200 - 219	220 - 259	≥ 260
< 127	Ja	2	3	3	4
	Nee	117	121	47	22
127 - 146	Ja	3	2	1	3
	Nee	85	98	43	20
147 - 166	Ja	8	11	6	6
	Nee	119	209	68	43
≥ 167	Ja	7	12	11	11
	Nee	67	99	46	33

14b. Definieer de drie indicator (= dummy) variabelen D1, D2 en D3 voor de bloeddruk; neem de klasse '<127 mm Hg' als referentie-klasse. Bereken het logistisch regressie model van CHD op deze drie dummies. Bereken uit dit model de geschatte kansen op CHD; vrijwel zeker kan uw computer programma deze geschatte kansen voor u berekenen.

14c. Definieer de drie indicator (= dummy) variabelen C1, C2 en C3 voor de serum cholesterol waarde; neem de klasse '<200 mg/100 cc' als referentie-klasse. Bereken het logistisch regressie model van CHD op deze drie dummies. Bereken uit dit model de geschatte kansen op CHD.

14d. Bereken het logistisch regressie model van CHD op alle zes hiervoor gedefinieerde dummies. Bereken uit dit model de geschatte kansen op CHD.

14e. Definieer de negen indicator variabelen die de interactie tussen bloeddruk en serum cholesterol vertegenwoordigen. Bereken het logistisch regressie model van CHD op alle vijftien hiervoor gedefinieerde dummies. Bereken uit dit model de geschatte kansen op CHD. Heeft u deze kansen eerder gezien?

14f. Kies het meest adequate model uit. Beargumenteer uw keuze. Interpreteer dit model.

Appendix bij paragraaf 16.8: betrouwbaarheidsinterval

We kijken nog eens naar het model in tabel 11. Hoe kunnen betrouwbaarheidsintervallen worden berekend bij de drie odds ratio's? Zolang er slechts één regressie coëfficiënt bij betrokken is, blijft het eenvoudig. Maar wanneer de odds ratio wordt berekend uit meerdere regressie coëfficiënten, wordt het ingewikkelder en moet u zeer nauwkeurig te werk gaan.

In de leeftijdsklasse 40 - 64 jaar is het eenvoudig, omdat dit de referentie-klasse is. Uit de logistische regressie coëfficiënt $b = -0{,}250$ met standaardfout $SE = 0{,}301$ wordt het 95% betrouwbaarheidsinterval (95% BI) $b \pm 1{,}96 \times SE = -0{,}250 \pm 0{,}590 = -0{,}840$ tot $+0{,}340$ berekend voor de ware regressie coëfficiënt β. Dit interval rekenen we om tot het 95% BI $\exp(-0{,}840) = 0{,}43$ tot $\exp(+0{,}340) = 1{,}40$ voor de ware odds ratio $\exp(\beta)$ en rondom de geschatte odds ratio $\exp(-0{,}250) = 0{,}78$. De betekenis van dit interval van 0,43 tot 1,40 is dat 95% van dergelijke intervallen rondom de ware odds ratio vallen.

In de andere leeftijdsklassen is het wat ingewikkelder. Voor berekeningen met de regressie coëfficiënten b_i en b_j zijn zowel de varianties $Var(b_i)$ en $Var(b_j)$ als ook de covariantie $Cov(b_i, b_j)$ nodig. Als uw computer programma niet de geschatte covariantie $Cov(b_i, b_j)$ van de coëfficiënten b_i en b_j berekent, maar wel de correlatie $R(b_i, b_j)$ tussen de regressie coëfficiënten b_i en b_j, dan helpt de volgende formule u uit de brand.

$$Cov(b_i, b_j) = R(b_i, b_j) \times SE(b_i) \times SE(b_j) \quad \text{met} \quad SE(b_i) = \sqrt{Var(b_i)}$$

In de leeftijdsklassen 65 - 69 jaar en 70 - 74 jaar hebben we te maken met de som van twee coëfficiënten, zeg b_i en b_j. De som $b_i + b_j$ heeft een geschatte variantie

$$SE^2 = Var(b_i + b_j) = Var(b_i) + Var(b_j) + 2Cov(b_i, b_j)$$

en deze formule kan worden herschreven als

$$SE^2 = Var(b_i + b_j) = Var(b_i) + Var(b_j) + 2 \times R(b_i, b_j) \times SE(b_i) \times SE(b_j)$$

In de leeftijdsklasse 65 - 69 jaar hebben we te maken met de coëfficiënten $b_1 = -0,250$ en $b_4 = -0,604$, hun standaardfouten $SE(b_1) = 0,301$ en $SE(b_4) = 0,485$ en ook hun correlatie $R(b_1, b_4) = -0,621$. De som $b_1 + b_4 = -0,250 + -0,604 = -0,854$ heeft dus een geschatte standaardfout

$$SE = \sqrt{0,301^2 + 0,485^2 + 2 \times (-0,621) \times 0,301 \times 0,485} = 0,380$$

Hieruit wordt het 95% BI $-0,854 \pm 1,96 \times 0,380 = -1,599$ tot $-0,109$ berekend voor de som $\beta_1 + \beta_4$ en het 95% BI 0,20 tot 0,90 voor de odds ratio $\exp(\beta_1 + \beta_4)$.

In de leeftijdsklasse 70 - 74 jaar hebben we te maken met de coëfficiënten $b_1 = -0,250$ en $b_5 = -0,101$, hun standaardfouten $SE(b_1) = 0,301$ en $SE(b_5) = 0,583$ en tenslotte hun correlatie $R(b_1, b_5) = -0,516$. Bij de som $b_1 + b_5 = -0,250 + -0,101 = -0,351$ hoort dus een geschatte standaardfout

$$SE = \sqrt{0,301^2 + 0,583^2 + 2 \times (-0,516) \times 0,301 \times 0,583} = 0,499$$

Hieruit wordt het 95% BI $-0,351 \pm 1,96 \times 0,499 = -1,329$ tot $+0,627$ berekend voor de som $\beta_1 + \beta_5$ en het 95% BI 0,26 tot 1,87 voor de odds ratio $\exp(\beta_1 + \beta_5)$.

Tenslotte geef ik u de algemene formule, zodat u ook in andere situaties uit de voeten kunt, eventueel met de hulp van een statisticus. Voor gekozen waarden van de onafhankelijke variabelen x_i heeft de gewogen som $b_1 x_1 + b_2 x_2 + ... + b_k x_k$ een geschatte variantie

$$SE^2 = Var\left(\sum_i b_i x_i\right) = \sum_i x_i^2 Var(b_i) + 2 \sum_{j>i} x_i x_j Cov(b_i, b_j)$$

Hierin zijn de regressie coëfficiënten b_i de toevalsvariabelen en zijn de x_i constante getallen (omdat de x_i-waarden door de onderzoeker werden uitgekozen). Ook de coëfficiënt b_0 kan in de gewogen som meedoen door $x_0 = 1$ te definiëren en te bedenken dat dan geldt $b_0 = b_0 x_0$.

16.9 Risico-factoren voor te laag geboorte-gewicht; Univariate Analyses

Een laag geboorte-gewicht hangt samen met een hogere mortaliteit en morbiditeit. Het wordt beschouwd als een aanwijzing dat de pasgeborene in een minder goede conditie op de wereld is gekomen. Hosmer and Lemeshow (1989) presenteren de gegevens die in 1986 in Massachusetts over 189 baby's werden verzameld. Beneden 2500 g noemen zij het geboorte-gewicht te laag. De geïnteresseerde lezer raad ik aan om de analyse van Hosmer en Lemeshow naast mijn analyse te leggen en te vergelijken.

In tabel 12 beschrijf ik de gebruikte variabelen. Volgens de relevante literatuur zijn deze gegevens van prognostisch belang voor een te laag geboorte-gewicht. De afhankelijke variabele GEWKD is de uit GEWK afgeleide dichotomie.

Tabel 12.
Oorspronkelijke variabelen in het onderzoek naar te laag geboorte-gewicht; zie ook tabel 14.

Variabele	Afkorting
Identificatie-nummer	ID
Geboorte-gewicht (in grammen)	GEWK
Laag geboorte-gewicht (1 = beneden 2500 g 0 = minstens 2500 g)	GEWKD
Leeftijd van de moeder (in jaren)	LFT
Gewicht moeder voor laatste menstruatie (pond)	GEWM
Ras (1 = Blank, 2 = Zwart, 3 = Overig)	RAS
Roken tijdens zwangerschap (1 = ja, 0 = nee)	ROKEN
Aantal eerdere premature bevallingen	PREM
Hypertensie geschiedenis (1 = ja, 0 = nee)	HYPTEN
Prikkelbaarheid baarmoeder (1 = ja, 0 = nee)	PRIKB
Aantal artsvisites in eerste trimester	VISITES

De **doelstelling** is het opbouwen van een logistisch regressie model dat aangeeft wat de oorzaken zijn van een te laag geboorte-gewicht en wat het onderlinge belang is van de prognostische factoren in het model. Strikt genomen geeft een statistisch model slechts aan welke statistische samenhang er (vermoedelijk) is. Het is de verantwoordelijkheid van de onderzoeker om de statistische verbanden al dan niet te interpreteren als oorzakelijke verbanden. Het uiteindelijke model moet aangeven wat het prognostische belang van elke factor is, gegeven de andere prognostische factoren in het model.

De eerste stap van de statistische analyse moet bestaan uit univariate analyses; in een univariate analyse wordt één onafhankelijke variabele onderzocht. Tabel 13 en de figuren 4 en 5 bevatten de ruwe gegevens van elke variabele afzonderlijk. Op grond van deze informatie heb ik de transformaties toegepast die ik in tabel 14 vermeld. In de komende alinea's wordt dit nader besproken. De getransformeerde variabelen zijn gebruikt in de enkelvoudige logistische regressies in tabel 15; een enkelvoudige regressie bevat slechts één onafhankelijke variabele.

Voor het ras zijn de indicator variabelen RAS(1) en RAS(2) nodig. Tabel 14 geeft de definitie van deze twee dummy's.

In tabel 13 zie ik aanleiding om het aantal eerdere premature bevallingen (PREM) te vervangen door de dichotomie wel/niet een eerdere premature bevalling (PREMD); tabel 14 beschrijft deze dummy.

Tabel 13.
Aantal baby's met een goed en met een te laag geboorte-gewicht (rij-percentages).

Variabele		Geboorte-gewicht	
		Goed	Te laag
Totaal		130	59 (31%)
Ras:	Blank	73	23 (24%)
	Zwart	15	11 (42%)
	Overig	42	25 (37%)
Roken:	Wel	44	30 (41%)
	Niet	86	29 (25%)
Premature bevallingen:	0	118	41 (26%)
	1	8	16 (67%)
	2	3	2 (40%)
	3	1	(0%)
Hypertensie geschiedenis:	Ja	5	7 (58%)
	Nee	125	52 (29%)
Prikkelbaarheid baarmoeder:	Ja	14	14 (50%)
	Nee	116	45 (28%)
Visites eerste trimester:	0	64	36 (36%)
	1	36	11 (23%)
	2	23	7 (23%)
	3	3	4 (57%)
	4	3	1 (25%)
	5		
	6	1	(0%)

Voor het aantal artsvisites in het eerste trimester worden de klassen 0, 1, 2, ≥ 3 gebruikt. Van de 12 moeders met minstens 3 artsvisites, kregen 5 moeders (42%) een kindje met een te laag geboorte-gewicht. Zowel 0 als minstens 3 artsvisites geven een hogere kans op een te laag geboorte-gewicht, wat nogal merkwaardig is.

Tabel 14.
Getransformeerde variabelen in univariate logistische regressies; zie ook tabel 12.

Variabele	Afkorting
Ras1 (1 = Zwart, 0 = Blank of Overig)	RAS(1)
Ras2 (1 = Overig, 0 = Blank of Zwart)	RAS(2)
Premature bevallingen (0, ≥ 1)	PREMD
Artsvisites in eerste trimester (0, 1, 2, ≥ 3)	VISITES
Leeftijd moeder (in jaren; > 38 wordt 38)	LFT
Gewicht moeder (in pond; > 200 wordt 200)	GEWM

Figuur 4 toont de verdeling van de leeftijd van de moeder, voor kinderen met een goed en met een te laag geboorte-gewicht. Er is één moeder van 45 jaar. Om te voorkomen dat deze uitschieter teveel invloed heeft op de resultaten, vervang ik de waarde 45 door de waarde 38. Tabel 15 laat een negatieve regressie coëfficiënt van de leeftijd (LFT) zien. Dit betekent dat een hogere leeftijd van de moeder samen gaat met een kleiner risico op een kindje met een te laag geboorte-gewicht. Per leeftijdsjaar is de (ruwe) odds ratio OR = exp(–0,0510) = 0,95. Per leeftijdsdecade is de (ruwe) odds ratio OR = exp(10×–0,0510) = exp(–0,510) = 0,60.

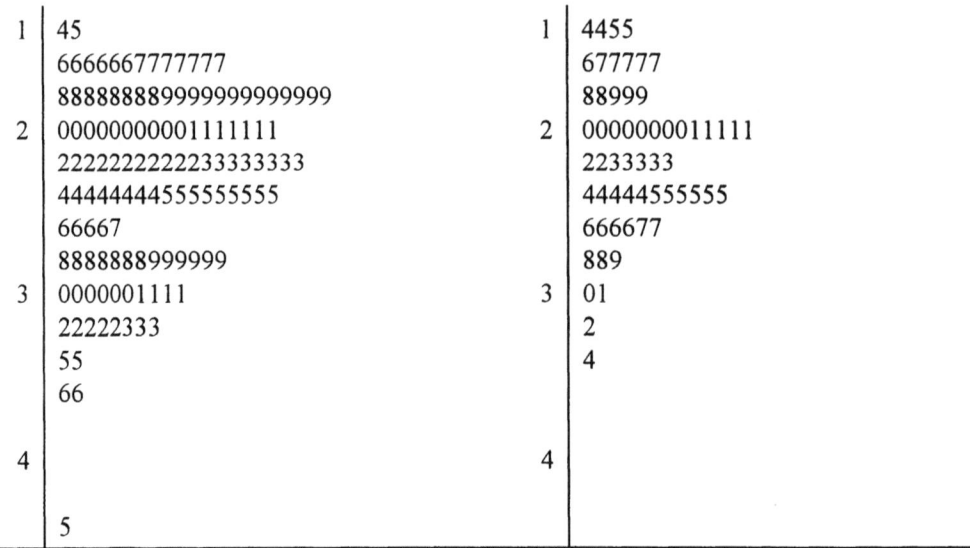

Figuur 4.
Tak-blad grafiek van de **leeftijd van de moeder** (in jaren);
voor babies met goed en voor babies met te laag geboorte-gewicht.

In figuur 5 wordt de verdeling van het gewicht van de moeder beschreven. We zien een handvol zwaargewichten. Om te vermijden dat deze vrouwen een al te zwaar stempel drukken op de conclusies, vervang ik elk gewicht boven de 200 pond door een gewicht van 200 pond. Een zware moeder blijkt gunstig te zijn voor het kind.

```
 8 | 5                                8 | 059
 9 | 000555558                        9 | 124567
10 | 00033557789                     10 | 001223555559
11 | 000000022233355556788999        11 | 00002557
12 | 00000000000011123334455789      12 | 000001258
13 | 0000001223344455578             13 | 000000028
14 | 000177                          14 | 228
15 | 000345588                       15 | 0045
16 | 007899                          16 | 5
17 | 00005                           17 |
18 | 24569                           18 | 77
19 | 0                                19 | 0
20 | 2                                20 | 0
21 | 5                                21 |
22 | 9                                22 |
23 | 5                                23 |
24 | 1                                24 |
25 | 0                                25 |
```

Goed geboorte-gewicht   Te laag geb.-gew.

Figuur 5.
Tak-blad grafiek van het **gewicht van de moeder** (in ponden); voor babies met goed en voor babies met laag geboorte-gewicht.

De voorgaande transformaties werden uitgevoerd alvorens de logistische regressie modellen in tabel 15 werden berekend. In deze tabel betekent een negatieve coëfficiënt een beschermend effect van een hogere leeftijd, een zwaarder gewicht en meer artsvisites. De laatste kolom bevat de P-waarde uit de LR-toets. Alleen bij het aantal artsvisites is de P-waarde uitgesproken groot. De P-waarde 0,082 heeft betrekking op de simultane toets voor de beide dummy's RAS(1) en RAS(2) samen; $X^2 = 5,01$ met DF = 2.

We moeten voorzichtig zijn met conclusies uit tabel 15, omdat de variabelen nog niet voor elkaar zijn gecorrigeerd. Het is nu nog onbekend in welke mate systematische vertekening optreedt door 'confounding'; overigens variëren de correlaties tussen de variabelen in tabel 15 slechts van –0,32 tot +0,22. Hierover zal meer duidelijkheid moeten komen door in een multivariaat logistisch regressie model de onafhankelijke bijdragen van alle factoren te bekijken.

Volledigheidshalve wijs ik u op een zeer ernstig probleem dat eigen is aan niet-experimenteel onderzoek. Het is zeer problematisch om een statistische verband te interpreteren in termen van oorzaak en gevolg. Waarom, bijvoorbeeld, is het ras van belang? In welke mate heeft dit een genetische oorzaak en in welke mate heeft dit een culturele oorzaak (in 1986 in Massachusetts)? Een antwoord op dergelijke vragen is nauwelijks wetenschappelijk te onderbouwen. Bovendien weten we niet hoe redelijk het is om voor elk ras dezelfde grens voor het geboorte-gewicht te hanteren; het geboorte-gewicht wordt hier gebruikt als indicator voor de gezondheid van de pasgeborene.

Tabel 15.
Hellingen in de **univariate** logistische regressie modellen.

Variabele	Coëff.	SE	P_{LR}
LFT	−0,0510	0,0319	0,103
GEWM	−0,0142	0,0064	0,020
RAS(1)	0,845	0,463	0,082
RAS(2)	0,636	0,348	
ROKEN	0,704	0,320	0,027
PREMD	1,463	0,414	0,0004
HYPTEN	1,214	0,608	0,045
PRIKB	0,947	0,417	0,024
VISITES	−0,133	0,172	0,434

16.10 Risico-factoren voor te laag geboorte-gewicht: Keuze van de Codering in de Multivariate Analyses

De keuze van de codering, en dus van het uiteindelijke model, is in belangrijke mate subjectief. Toch wil ik u in deze paragraaf leren dat de keuze van de codering belangrijk genoeg is om er veel aandacht aan te besteden. De modellen in de tabellen 16 en 17 bevatten alle variabelen, maar de kwantitatieve variabelen leeftijd, gewicht en artsvisites zijn op een verschillende manier gecodeerd. De coëfficiënten 0,0 staan niet in de computer uitvoer, maar zijn per definitie nul omdat voor de referentie-categorie geen dummy wordt gebruikt.

Voor de leeftijd van de moeder worden vier dummy's gebruikt in tabel 16 en drie dummy's in tabel 17. Dit leidt tot heel verschillende gewichten, maar er zijn overeenkomsten. In beide tabellen zie ik geen lineair verband. Wel zie ik een relatief groot verschil tussen de laatste twee coëfficiënten: tussen −0,2 en −1,7 in tabel 16 en tussen +0,7 en −0,6 in tabel 17. Mede op grond van figuur 4 besluit ik de grens te leggen tussen 27 en 28 jaar en deze dummy te gebruiken als definitieve codering. Alle definitieve coderingen zijn vermeld in tabel 18. Hosmer and Lemeshow (1989, p. 96) kozen er voor om de leeftijd in jaren, d.w.z. als kwantitatieve variabele, te coderen. U ziet dat ook zeer ervaren statistici het niet noodzakelijk met elkaar eens zijn; overigens leidt dit verschil in codering gelukkig niet tot heel andere conclusies. Volledigheidshalve merk ik op dat in dit geval ook geen lineair verband te zien is met de getransformeerde variabele log(leeftijd).

Tabel 16.
Een multipel regressie model voor de keuze van de codering.

Variabele	Coëff.	SE
Leeftijd moeder ≤ 17 jaar	0,0	
18 - 21 jaar	−0,7	0,6
22 - 25 jaar	−0,4	0,6
26 - 29 jaar	−0,2	0,7
≥ 30 jaar	−1,7	0,8
Gewicht moeder ≤ 109 pond	0,0	
110 - 119 pond	−1,1	0,6
120 - 129 pond	−1,1	0,6
130 - 139 pond	−0,7	0,6
140 - 159 pond	−0,4	0,7
≥ 160 pond	−1,8	0,7
Ras Blank	0,0	
Zwart	1,3	0,6
Overig	0,7	0,5
Roken (ja)	0,8	0,5
≥ 1 premature bevallingen	1,3	0,5
Hypertensie geschiedenis (ja)	1,8	0,8
Prikkelbaarheid baarmoeder (ja)	0,9	0,5
Artsvisites eerste trimester: 0	0,0	
1	−0,7	0,7
2	−1,1	0,8
≥ 3	−0,8	0,8
Constante	−0,1	1,0

−2 Log Likelihood = 187,61

Voor het gewicht van de moeder leg ik een grens bij 110 pond, maar ook bij 160 pond. Deze beslissing baseer ik op de tabellen 16 en 17 en de figuren 5 (in de vorige paragraaf) en 6. In figuur 6 staat op de horizontale as het gewicht van de moeder en op de verticale as de regressie coëfficiënt uit tabel 16. De regressie coëfficiënten voor de middelste vier gewichtsklassen verschillen ongeveer een standaardfout van elkaar, maar de coëfficiënten van de twee buitenste klassen lijken verder weg te liggen; in de laagste klasse zitten 42 vrouwen en in de hoogste klasse 28. In dit geval stemt mijn beslissing gedeeltelijk overeen met die van Hosmer en Lemeshow: zij leggen ook een grens bij 110 pond, maar niet bij 160 pond. In tabel 18 is de gewichtsklasse 110 t/m 159 pond de referentie-categorie. De positieve regressie coëfficiënt +0,73 (SE=0,41) betekent dat een gewicht ≤ 109 pond een hogere kans op een te lichte baby geeft. De negatieve regressie coëfficiënt –1,01 (SE=0,65) betekent dat een gewicht ≥ 160 pond een lagere kans op een te lichte baby geeft; gezien de nogal grote standaardfout is het twijfelachtig of de grens bij 160 pond moet worden gehandhaafd, maar daar kom ik later op terug.

Tabel 17.
Een multipel regressie model voor de keuze van de codering.

Variabele	Coëff.	SE
Leeftijd moeder ≤ 19 jaar	0,0	
20 - 23 jaar	+0,4	0,5
24 - 27 jaar	+0,7	0,5
≥ 28 jaar	–0,6	0,6
Gewicht moeder ≤ 109 pond	0,0	
110 - 129 pond	–1,0	0,5
130 - 149 pond	–0,4	0,5
≥ 150 pond	–1,3	0,6
Ras Blank	0,0	
Zwart	1,2	0,5
Overig	0,8	0,5
Roken (ja)	0,9	0,4
≥ 1 premature bevallingen	1,2	0,5
Hypertensie geschiedenis (ja)	1,4	0,7
Prikkelbaarheid baarmoeder (ja)	0,7	0,5
Artsvisites eerste trimester: 0	0,0	
1	–0,2	0,5
≥ 2	–0,6	0,6
Constante	–1,3	0,7

–2 Log Likelihood = 190,58

Voor de artsvisites geven de tabellen 16 en 17 een zeer onrustig beeld, maar de coëfficiënten zijn klein in verhouding tot de standaardfout. Tabel 13 liet voor deze variabele al een merkwaardige frequentie-verdeling zien. In tabel 18 gebruik ik de meest significante codering. Deze levert nota bene een positieve coëfficiënt op! Het is mij onduidelijk welke codering zinvol is, maar gelukkig is dat geen probleem: de variabele artsvisites is niet significant, ongeacht de codering. Deze variabele gooi ik als eerste uit het model. Dergelijke coderingsproblemen treden gewoonlijk op bij variabelen die niet van prognostisch belang zijn.
 In tabel 18 ziet u dat ik alle variabelen in klassen heb ingedeeld. Daaruit mag u niet concluderen dat ik tegen kwantitatieve informatie ben. In paragraaf 16.7 vond ik dat een kwantitatieve variabele de beste keuze was.

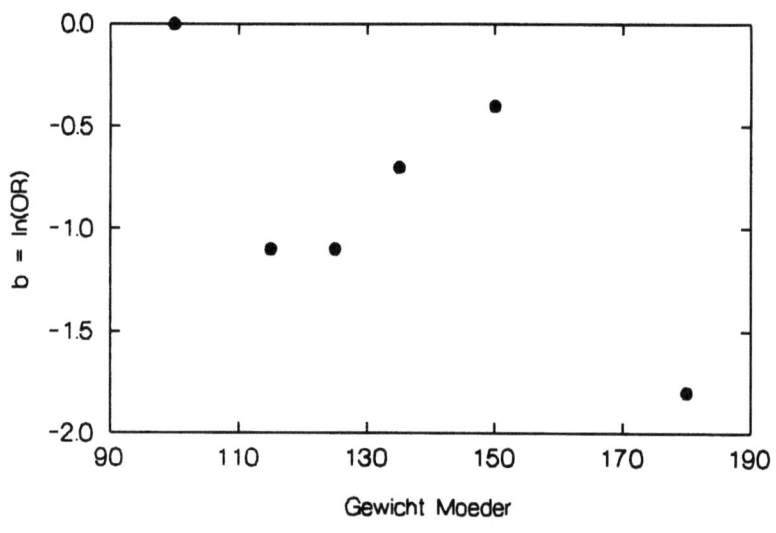

Figuur 6.
Logistische regressie coëfficiënten voor het gewicht van de moeder.

Meestal zijn de standaardfouten (en in iets mindere mate de coëfficiënten) kleiner naarmate het model een kleiner aantal coëfficiënten bevat. Deze ervaring is in overeenstemming met de theorie; zie Robinson and Jewell (1991). Ziet u dit ook in de tabellen 16, 17 en 18?

Tabel 18.
Het multipele regressie model dat alle acht variabelen bevat.

Variabele	Coëff.	SE	OR (95% BI)
Leeftijd moeder ≥ 28 jaar	−0,94	0,53	0,39 (0,14 1,09)
Gewicht moeder ≤ 109 pond	0,73	0,41	2,08 (0,92 4,67)
≥ 160 pond	−1,01	0,65	0,36 (0,10 1,31)
Ras Zwart	1,23	0,54	3,42 (1,18 9,93)
Overig	0,78	0,46	2,19 (0,90 5,33)
Roken (ja)	0,90	0,42	2,45 (1,08 5,54)
≥ 1 premature bevallingen	1,19	0,47	3,27 (1,31 8,18)
Hypertensie voorgeschiedenis (ja)	1,74	0,72	5,71 (1,40 23,3)
Prikkelbaarheid baarmoeder (ja)	0,73	0,47	2,08 (0,83 5,22)
≥ 2 artsvisites eerste trimester	0,35	0,45	1,42 (0,59 3,40)
Constante	−2,10	0,45	

−2 Log Likelihood = 192,42

In dit onderzoek komen acht onafhankelijke variabelen in aanmerking om in het regressie model te worden opgenomen. Met dit beperkte aantal variabelen is het mogelijk om een goede codering te kiezen in een model dat alle variabelen bevat. In een onderzoek met een

veel groter aantal variabelen zou ik eerst het aantal variabelen sterk verminderen door een significantie-grens van bijvoorbeeld 0,20 te gebruiken in een stapsgewijze selectie-procedure. Daarna kan met een hanteerbaar aantal variabelen een verstandige codering worden gekozen.

16.11 Risico-factoren voor te laag geboorte-gewicht: Selectie van variabelen, zonder interacties

In de vorige paragraaf koos ik de codering van elke variabele. Het model in tabel 18 is nu het uitgangspunt. Met de LR toets zal ik nagaan welke variabelen uit het model kunnen worden verwijderd. **Telkens wordt de variabele met de grootste P-waarde verwijderd.**

Het aantal artsvisites in het eerste trimester wil ik kwijt. De LR toets geeft $X^2 = 0,60$ met DF=1 en dus P = 0,44. Het model met zeven variabelen staat in tabel 19. Er is verbluffend weinig verschil tussen de modellen in de tabellen 18 en 19. De geringe verandering in de coëfficiënten en in de OR's ondersteunt de beslissing om de artsvisites uit het model te laten: voor onze conclusies doet het er niet toe of deze variabele wel of niet in het model zit omdat deze variabele kennelijk geen confounder is.

Tabel 19.
Het logistisch regressie model dat zeven variabelen bevat.

Variabele	Coëff.	SE	OR (95% BI)
Leeftijd moeder ≥ 28 jaar	−0,85	0,51	0,43 (0,16 1,16)
Gewicht moeder ≤ 109 pond	0,73	0,41	2,08 (0,92 4,68)
≥ 160 pond	−1,00	0,65	0,37 (0,10 1,32)
Ras Zwart	1,23	0,54	3,41 (1,18 9,87)
Overig	0,76	0,45	2,13 (0,87 5,18)
Roken (ja)	0,88	0,42	2,40 (1,06 5,42)
Eerdere premature bevallingen	1,15	0,46	3,15 (1,27 7,81)
Hypertensie voorgeschiedenis (ja)	1,69	0,71	5,40 (1,35 21,7)
Prikkelbaarheid baarmoeder (ja)	0,73	0,47	2,07 (0,82 5,21)
Constante	−2,01	0,43	

−2 Log Likelihood = 193,02

Vervolgens wordt de prikkelbaarheid van de baarmoeder uit het model verwijderd. Voor deze variabele geeft de LR toets $X^2 = 2,36$ met DF=1 en dus P = 0,12. Het model met zes variabelen staat in tabel 20. In een exploratief onderzoek naar (mogelijke) oorzakelijke verbanden hanteer ik een **significantie-grens 0,20** om niet teveel over het hoofd te zien. Daarom kies ik voor het model in tabel 19. Bovendien hebben de laatste twee variabelen in tabel 20 een wat andere OR gekregen. Daarom beschouw ik de prikkelbaarheid van de baarmoeder als belangrijke **confounder** die ik daarom in het model houd; vaak wordt 10% verandering als grens gehanteerd, maar dat is alleen redelijk in een groot onderzoek. Het model in tabel 19 bevat zowel de significante (P < 0,20) variabelen als de variabelen die nodig zijn om de OR's vrijwel onveranderd te houden. Gezien de brede betrouwbaarheidsintervallen is er zeker behoefte aan een groter onderzoek.

De **standaardfouten voor leeftijd en gewicht zijn kunstmatig laag gemaakt** door de afkapgrenzen zorgvuldig te kiezen, zodat de statistische bewijskracht niet groot is. Toch vind ik deze werkwijze verstandig, omdat daarmee een model wordt verkregen dat goed bij het getallen-materiaal past. De conclusies worden pas geloofwaardig na reproductie in ander onderzoek. Natuurlijk dient eventueel beschikbare informatie uit de literatuur te worden meegewogen in de beslissing over het afkappunt, maar meestal is daar nog niet veel over bekend.

Tabel 20.
Het logistisch regressie model dat zes variabelen bevat.

Variabele	Coëff.	SE	OR (95% BI)
Leeftijd moeder ≥ 28 jaar	−0,89	0,50	0,41 (0,15 1,10)
Gewicht moeder ≤ 109 pond	0,81	0,41	2,24 (1,01 5,00)
≥ 160 pond	−0,91	0,64	0,40 (0,11 1,42)
Ras Zwart	1,17	0,54	3,24 (1,12 9,32)
Overig	0,78	0,45	2,17 (0,90 5,23)
Roken	0,89	0,41	2,42 (1,08 5,45)
Eerdere premature bevallingen	1,27	0,46	3,55 (1,44 8,71)
Hypertensie voorgeschiedenis	1,54	0,70	4,69 (1,18 18,6)
Constante	−1,92	0,42	

−2 Log Likelihood = 195,38

Vraagstuk 15
Een zwangere vrouw is 25 jaar oud, woog vlak voor de zwangerschap 100 pond, is zwart, had eerder een premature bevalling, heeft hypertensie in haar voorgeschiedenis en geen prikkelbare baarmoeder. Wat is, volgens het model in tabel 19, haar kans op een kind met een te laag geboorte-gewicht als zij niet rookt? En als zij wel rookt?

Tabel 21 geeft voor een grote groep aanstaande moeders de kans op een kind met een te laag geboorte-gewicht, berekend volgens het model in tabel 19. Het nadelige effect van roken is duidelijk te zien.

Tabel 21.
De kans op een kind met een te laag geboorte-gewicht voor een zwangere vrouw met een leeftijd ≤ 27 jaar, gewicht ≤ 109 pond, zonder eerdere premature bevalling, zonder hypertensie in de voorgeschiedenis en zonder prikkelbare baarmoeder; volgens het model in tabel 19.

Roken	Ras		
	Blank	Zwart	Overig
Nee	0,22	0,49	0,37
Ja	0,40	0,69	0,59

In tabel 22 kunt u zien dat het model zich acceptabel gedraagt. De vrouwen met logistische kans p tussen 0,20 en 0,40 hebben een gemiddelde logistische kans $\bar{p}$ = 0,28 en dit is de verwachte fractie te lichte kinderen; 25 van deze 74 vrouwen kregen een te licht kind en dus is 25/74 = 0,34 de waargenomen fractie te lichte kinderen.

Tabel 22.
Fractie kinderen < 2500 g en de logistische kans p berekend uit het model in tabel 19.

	$p \leq 0{,}2$	$0{,}2 < p \leq 0{,}4$	$0{,}4 < p \leq 0{,}6$	$0{,}6 < p \leq 0{,}8$	$0{,}8 < p$
Verwacht	0,09	0,28	0,50	0,68	0,83
Waar-	0,07	0,34	0,38	0,75	0,83
genomen	= 4/59	= 25/74	= 13/34	= 12/16	= 5/6

Met de 'Hosmer-Lemeshow goodness of fit test', die lijkt op wat er in tabel 22 gebeurt, kan ook worden nagegaan hoe goed het model in tabel 19 bij de gegevens past; zie Hosmer and Lemeshow (1989, subparagraaf 5.2.2). Een grote P-waarde wijst erop dat het model goed bij de gegevens past. De SPSS programmatuur berekent P = 0,94 en dat geeft een gerust gevoel.

16.12 Risico-factoren voor te laag geboorte-gewicht: Selectie van variabelen, met interacties

Het grote voordeel van een model zonder interacties is de eenvoudige interpretatie. Bovendien zijn er veel mogelijke interacties, zodat er een grote kans is om een fout-significante interactie te vinden. In deze paragraaf zal ik me beperken tot enkelvoudige interacties; dit zijn interacties van de vorm $x_i x_j$, d.w.z. het product van de variabelen x_i en x_j. Als er v variabelen zijn, dan zijn er $v(v-1)/2$ enkelvoudige interacties mogelijk. Als er vele coëfficiënten moeten worden berekend, dan ontstaat er 'bias due to applying large-sample methods to excessively sparse data'; Rothman and Greenland (1998, p. 258).

In het onderzoek naar te laag geboorte-gewicht zijn er v = 8 variabelen in tabel 18. Dus zijn er $8 \times 7/2$ = 28 enkelvoudige interacties mogelijk. De LR toets om alle 28 interacties simultaan te toetsen geeft P = 0,023. Dit betekent dat het model met alle 28 interacties significant beter is dan het model in tabel 18. Als elke interactie afzonderlijk wordt bekeken, dan is er één significante interactie: de interactie tussen het gewicht van de moeder en de prikkelbaarheid van de baarmoeder (P = 0,031). Dit heeft niet veel bewijskracht omdat er gemiddeld $28 \times 0{,}05$ = 1,4 significante interacties te verwachten zijn als de nulhypothese waar is. Als alleen deze interactie wordt toegevoegd aan het model in tabel 18, dan blijft het aantal visites verre van significant.

Laten we ook eens beginnen bij tabel 19. Met 7 variabelen zijn er $7 \times 6/2$ = 21 interacties mogelijk. De simultane LR toets op alle 21 interacties geeft P = 0,051. Als ik elke interactie afzonderlijk bekijk, dan is wederom alleen de interactie tussen gewicht van de moeder en prikkelbaarheid van de baarmoeder significant (P = 0,036). Als de nulhypothese waar is, zijn gemiddeld $21 \times 0{,}05$ = 1,05 significante interacties te verwachten, zodat de statistische bewijskracht gering is. Omdat de interactie vooral betrekking heeft op de grens van 110 pond, laat ik de grens van 160 pond weg. Het resulterende logistische regressie model staat in tabel 23. Het hiërarchie principe schrijft voor dat een model met de interactie tussen Gewicht en Prikkelbaarheid ook de variabelen Gewicht en Prikkelbaarheid zelf moet bevatten; zie paragraaf 15.8.

In het model in tabel 23 hangt het effect van het gewicht van de moeder af van de prikkelbaarheid van de baarmoeder. Meer wiskundig geschreven: de regressie coëfficiënt van het gewicht van de moeder is (1,38 − 2,34×Prikkelbaarheid); er is **effect-modificatie**. Voor Prikkelbaarheid = Nee heeft het gewicht van de moeder een odds ratio OR = exp(1,38) = 3,97 (95% BI van 1,59 tot 9,94) en is het zeer ongunstig als de moeder minder dan 110 pond weegt. Voor Prikkelbaarheid = Ja, echter, heeft het gewicht van de moeder een heel andere odds ratio OR = exp(1,38 − 2,34) = exp(−0,96) = 0,38 (95% BI van 0,07 tot 2,10) en is het dus veel beter als de moeder minder dan 110 pond weegt. Dit lijkt me niet erg plausibel. Bovendien zijn de 95% betrouwbaarheidsintervallen (95% BI) voor de ware odds ratio nogal breed. Het tweede interval ligt ruim rondom 1,00.

Tabel 23.
Het logistisch regressie model dat zeven variabelen bevat, en bovendien de interactie tussen gewicht van de moeder (≥ 28 of ≤ 27) en prikkelbaarheid van de baarmoeder (ja of nee).

Variabele	Coëff.	SE
Leeftijd moeder ≥ 28 jaar	−0,91	0,51
Gewicht moeder ≤ 109 pond	1,38	0,47
Ras Zwart	0,94	0,52
Overig	0,66	0,46
Roken (ja)	0,91	0,42
≥ 1 premature bevallingen	1,17	0,47
Hypertensie voorgeschiedenis (ja)	1,43	0,66
Prikkelbaarheid baarmoeder (ja)	1,55	0,60
(Gewicht m) × (Prikkelbaarheid b)	−2,34	0,98
Constante	−2,20	0,44

−2 Log Likelihood = 189,742

We kunnen ook nog eens op een andere manier aankijken tegen het model in tabel 23. Het effect van de prikkelbaarheid van de baarmoeder is in dit model afhankelijk van het gewicht van de moeder; er is **effect-modificatie**. Voor de variabele Prikkelbaarheid is de regressie coëfficiënt (1,55 − 2,34×Gewicht). Voor moeders van minstens 110 pond heeft Prikkelbaarheid een odds ratio OR = exp(1,55) = 4,71 (95% BI van 1,46 tot 15,2). Maar voor moeders van hoogstens 109 pond heeft Prikkelbaarheid een odds ratio OR = exp(1,55 − 2,34) = exp(−0,79) = 0,45 (95% BI van 0,10 tot 2,07). De betrouwbaarheidsintervallen zijn zeer breed.

Wat zou ik melden in een medisch wetenschappelijk tijdschrift? Voornamelijk het model in tabel 21 en de interpretatie in de tabellen 22, 23 en 24. De significante interactie tussen Gewicht en Prikkelbaarheid zou ik bespreken met de nadrukkelijke toevoeging dat deze bevinding wellicht een fout-significant resultaat betreft. Pas wanneer andere onderzoekers deze bevinding reproduceren, kan er enige wetenschappelijke waarde aan worden gehecht.

Hosmer and Lemeshow (1989, vanaf p. 98) zijn veel minder terughoudend met het vermelden van interacties. Op dit punt is er een meningsverschil tussen hen en mij.

16.13 Overwegingen bij het selecteren van variabelen

Het is niet altijd noodzakelijk om de belangrijkste variabelen statistisch te selecteren. Met name in **etiologisch onderzoek, bijvoorbeeld cohort of patiënt-controle onderzoek,** kan een onderzoeker besluiten om alle mogelijke confounders in het model op te nemen. In ieder geval mag een factor niet uit het model worden verwijderd als één of meer van de volgende voorwaarden geldt; zie ook paragraaf 19.5.
– Het is bekend dat deze factor van prognostisch belang is.
– Deze factor is in de onderzoeksopzet gebruikt; denk aan matching.
– De factor levert een statistisch significante bijdrage, bij een significantiegrens van 0,20.
– Weglaten van deze factor geeft meer dan 10% verandering van de associatie tussen expositie (mogelijke oorzaak) en ziekte (mogelijk gevolg). Echter, Rothman and Greenland (1998, p.258) waarschuwen dat het corrigeren voor teveel confounders de effect schattingen enorm kunnen opblazen (OR > 10 bijvoorbeeld); '... statistical artifacts that lead to very biased final results'.

Als u een model zoekt om de **medische diagnostiek** te verbeteren, dan kunt u ook de volgende richtlijn overwegen. Neem in uw model alleen de statistisch significante variabelen op met een odds ratio OR>2 (of < 1/2), of eis zelfs OR>3 (of < 1/3), zodat alleen variabelen worden gebruikt die een substantiële invloed hebben op de diagnostische kansen. Bovendien raad ik u aan om het uiteindelijke model te evalueren met de **'leaving one out'** methode: stel voor elke persoon een medische diagnose vast op grond van het model dat berekend werd uit de gegevens van alle andere personen; hoeveel patiënten worden correct geclassificeerd, m.a.w. welke (teleurstellende?) predictieve waarden of sensitiviteit en specificiteit zijn hiervan het resultaat? Zonodig kunt u (i.p.v. de 'leaving one out' methode) de 'leaving a group out' methode gebruiken, waarbij de individuen worden opgedeeld in bijvoorbeeld tien willekeurige groepen; voor elke persoon in een groep wordt een medische diagnose gebaseerd op het model dat berekend werd uit de gegevens van de personen uit alle andere groepen bij elkaar.

Onder statistici is er consensus over de volgende **uitgangspunten** voor het selecteren van variabelen, als u beslist wil selecteren.
a. Het is pas zinvol om met de statistische analyse te beginnen wanneer er geen belangrijke gegevens meer ontbreken en het gegevensbestand geen ernstige fouten meer bevat; zie ook hoofdstuk 13. Helaas hechten tal van onderzoekers waarde aan conclusies uit een slecht gegevensbestand.
b. De kwaliteit van het uiteindelijke model hangt sterk af van de inhoudsdeskundigheid van de onderzoeker. De onderzoeker moet vaststellen welke variabelen in aanmerking komen om in het regressie model te worden opgenomen. Als bij voorbaat vaststaat dat een bepaalde variabele van belang is, kan deze variabele in het model worden gezet, ongeacht de statistische significantie van de betreffende regressie coëfficiënt.

Het kan noodzakelijk zijn om variabelen opnieuw te definiëren. Omdat een statistische toets letterlijk niet gevoelig is voor details, kunt u details beter weg laten. In oncologisch onderzoek is metastasering van belang, maar er is geen gevoelige statistische toets om na te - gaan of een metastase in het ene orgaan belangrijker is dan in het andere orgaan; zie ook Feinstein (1987, subparagraaf 8.4.5). Op inhoudelijke gronden moet serieus worden getracht om de details te reduceren tot alleen de kern-informatie over is.

Het voorgaande betekent ook dat (bijna) doublures moeten worden vermeden. Immers, het toeval bepaalt welke van twee hoog gecorreleerde variabelen de meest significante bijdrage levert en daarom in het model wordt opgenomen. U kunt in zo'n geval beter zelf kiezen welke variabele in het model wordt opgenomen. Soms is het verstandig om het aantal variabelen te reduceren door een somscore te gebruiken.

c. Het hiërarchie principe is een noodzakelijke leidraad voor een zinvolle keuze van het uiteindelijke model. Dit principe geeft aan welke statistische toetsen onzinnig zijn, al voert de computer deze toetsen wel uit. Heel in het algemeen gesproken heeft het hiërarchie principe de volgende consequenties voor de praktijk. In een model met de interactie $x_i x_j$ horen ook x_i en x_j zelf te worden opgenomen. De constante hoort ook in het model. Een model dat x_i^2 bevat hoort ook x_i zelf te bevatten. Een model dat x_i^n bevat hoort ook alle lagere orde termen te bevatten. Zie ook paragraaf 15.8.

d. Als bepaalde variabelen in de onderzoeksopzet zijn gebruikt om te stratificeren of te koppelen (Engels: matching), dan dient het model deze variabelen te bevatten. Anders wordt systematische vertekening geïntroduceerd. Onder b werd al opgemerkt dat erkend belangrijke variabelen in het model kunnen worden gehouden, ongeacht de statistische significantie.

De uitgangspunten a en b gaan aan de eigenlijke analyse vooraf. De andere uitgangspunten spelen een rol bij de uitvoering van de analyse strategie. U kunt kiezen uit de volgende statistische strategieën, of zelf uw eigen strategie bedenken.

De **eenvoudigste strategie** is vooral geschikt als er vele (tientallen) variabelen zijn en bestaat uit de volgende stappen.

1. Bekijk de verdeling van elke afzonderlijke variabele, in relatie met de afhankelijke variabele. Deze stap werd in paragraaf 16.9 besproken. De afzonderlijke klassen moeten niet al te leeg zijn en zonodig moeten klassen worden samengevoegd; gebruik bijvoorbeeld de klasse "drie of meer". Transformeer een uitschieter: als de leeftijd loopt van 14 t/m 36 jaar, met een enkele uitschieter van 45 jaar, vervang dan die 45 jaar door bijvoorbeeld 36 jaar. Overweeg een logaritmische transformatie bij een scheve verdeling. Het voorgaande dient onder meer ter vermijding van al te invloedrijke individuen. Een transformatie kan de lineariteit verbeteren, maar ook verslechteren, hetgeen (in het uiteindelijke model) moet worden nagegaan.

2. Controleer in een model dat alle variabelen bevat, maar nog geen interacties, lineariteit en bekijk welke codering het beste is. Deze stap werd in paragraaf 16.10 uitgewerkt. Zorg dat het model niet in strijd is met de huidige stand van de wetenschap, maar vermeld duidelijk welke beslissingen daarvoor nodig zijn. Er moet weinig waarde worden gehecht aan een verrassende bevinding, tenzij deze bevinding door anderen gereproduceerd kan worden. Wees bedacht op de problemen die in paragraaf 16.15 worden beschreven.

Wanneer het volledige model niet kan worden berekend omdat er teveel variabelen zijn, kan de volgende stap tussen de stappen 1 en 2 worden gevoegd.

1½. Gebruik een hoge significantie-grens, bijvoorbeeld 0,20, om die variabelen (stapsgewijze voorwaarts) te selecteren waarmee u stap 2 wilt ingaan; nog zonder interacties.

3. Selecteer stapsgewijs de significante variabelen; de significantie-grens mag groter zijn dan 0,05. Achterwaartse eliminatie is in principe beter dan voorwaartse toevoeging. Door reken-technische problemen is achterwaartse eliminatie helaas niet altijd mogelijk. Hou rekening met uitgangspunt d. In paragraaf 16.11 werd deze stap bekeken.

4. Ga na of er significante interacties zijn, maar beperk u tot de in de vorige stap geselecteerde variabelen. Het is mogelijk om eerst al deze interacties simultaan te toetsen; de nulhypothese is dan dat er geen enkele interactie is. Deze stap 4 is niet beslist noodzakelijk en zou kunnen worden weggelaten als het aantal mogelijke interacties erg groot is.

De **strategie voor één bijzondere variabele** gaat ervan uit dat één van de onafhankelijke variabelen een bijzondere plaats inneemt. In een therapeutisch experiment is de behandeling zo'n bijzondere variabele. Een patiënt-controle onderzoek kan worden uitgevoerd om vooral één bepaalde risico-factor grondig te onderzoeken. Deze strategie bestaat uit de volgende stappen.
1. Als in de vorige strategie.
2. Als in de vorige strategie.
3. Begin met een model waarin alle variabelen zitten, maar ook alle enkelvoudige interacties met de bijzondere variabele; geen andere interacties. Zo'n enkelvoudige interactie is het product van een prognostische factor met de bijzondere variabele (behandeling, expositie) en betekent een effect-modificatie. Pas achterwaartse eliminatie toe op deze interacties met de bijzondere variabele. Het is mogelijk om eerst al deze interacties simultaan te toetsen; de nulhypothese is dan dat er geen enkele interactie is.
4. Pas achterwaartse eliminatie toe op de variabelen die niet in een interactie zitten. Het hiërarchie principe schrijft voor dat een variabele die in een interactie zit ook zelf in het model hoort te zitten. Hou rekening met uitgangspunt e.

De **ruime strategie** verschilt alleen in stap 3 met de vorige strategie. De overige stappen zijn hetzelfde. Deze strategie is alleen geschikt als er zeer weinig variabelen zijn.
3. Begin met een model waarin alle variabelen zitten, maar ook alle enkelvoudige interacties tussen elk tweetal variabelen. Pas achterwaartse eliminatie toe op deze interacties.

Het is ook mogelijk om meervoudige interacties toe te laten en volgens het hiërarchie principe achterwaarts te elimineren: hogere orde interacties vereisen de daarbij betrokken lagere orde interacties. Hoe minder variabelen u heeft, hoe grondiger u te werk kunt gaan. Daarom is uitgangspunt b belangrijk.

16.14 Gepaarde waarnemingen

Er werd een patiënt-controle onderzoek gedaan om te onderzoeken of een bepaalde ziekte verband houdt met een mogelijke risico-factor F. De onderzoeker zocht bij elke patiënt één controle persoon van dezelfde leeftijd, hetzelfde geslacht en dezelfde sociaal economische status (SES). Het spreekt vanzelf dat in de statistische analyse rekening wordt gehouden met de onderzoeksopzet, die tot gepaarde waarnemingen leidt, omdat anders zeer ernstige systematische vertekening zal optreden. Tabel 24 toont de aanwezigheid van de factor F bij de patiënt-controle paren.

Uit deze tabel kan de voor leeftijd, geslacht en SES gecorrigeerde odds ratio worden berekend als OR = b/c = 40/10 = 4; zie bijvoorbeeld Breslow and Day (1980, paragrafen 5.2 en 7.1) of Kleinbaum, Kupper and Morgenstern (1982, blz. 441-442).

In een programma voor Cox regressie analyse kunt u conditionele logistische regressie nabootsen, bijvoorbeeld om te corrigeren voor prognostische factoren die geen rol speelden bij het vormen van paren. De volgende rekentruc werkt ook goed als meerdere controles aan een patiënt werden gekoppeld; het aantal controles per patiënt hoeft niet constant te zijn. Aan elkaar gekoppelde individuen moet u opgeven als een stratum in een gestratificeerde Cox regressie, patiënten (status = 1) hebben een overlevingsduur 1 en controles (status = 0) hebben een gecensureerde overlevingsduur 2; er zijn andere rekentrucs die precies hetzelfde resultaat opleveren.

Tabel 24.
Aanwezigheid (F+) of afwezigheid (F−) van de factor F bij 220 patiënt-controle paren.

Patiënten	Controles		Totaal
	F+	F−	
F+	a = 80	b = 40	120
F−	c = 10	d = 90	100
Totaal	90	130	220

16.15 Reken-technische problemen

De resultaten in de uitvoer van een logistisch regressie programma kunnen om allerlei redenen enorm vertekend zijn. In paragraaf 16.5 liet ik al zien dat de computer ook met een (eindige) oplossing komt als de regressie-coëfficiënt oneindig groot is; verschillende computer programma's kunnen dan heel verschillende coëfficiënten berekenen. Een **zeer grote standaardfout** is een aanwijzing voor een reken-technisch probleem. Het is niet altijd verstandig om de betreffende variabele uit het model te verwijderen en zodoende het probleem op te lossen. Overigens krijgt u ook grote standaardfouten wanneer u teveel variabelen in het model hebt (Engels: overfitting); zie ook Hosmer and Lemeshow (1989, midden p. 83). Het aantal individuen moet minstens tien keer zo groot zijn als het aantal regressie coëfficiënten, omdat de resultaten anders sterk vertekend kunnen zijn. De rekenmethoden voor logistische regressie werken alleen goed bij grote aantallen. In verband hiermee is conditionele logistische regressie nodig bij gepaarde waarnemingen.

Voor elke variabele moeten de verdelingen in de twee groepen elkaar overlappen. Anders is er een oneindig grote coëfficiënt. Dit kunt u controleren in univariate analyses.

In de appendix bij paragraaf 16.5 gaf ik aan dat de coëfficiënten iteratief worden berekend. Een waarschuwing, in de computer uitvoer, dat het iteratieve rekenproces niet convergeerde moet u beschouwen als een foutmelding: de resultaten zijn dan niet te vertrouwen.

Met name bij ernstig scheve verdelingen van kwantitatieve gegevens is het mogelijk dat een individu een **extreme invloed** (Engels: influence) heeft **op de regressie coëfficiënten**. In de handleiding van uw computer programma kunt u vinden welke mogelijkheden er zijn om dergelijke individuen op te sporen. Voor elk individu kunnen delta-beta waarden worden berekend, die aangeven hoeveel de regressie coëfficiënten veranderen als dit individu zou worden weggelaten. Grote delta-beta waarden kunnen het gevolg zijn van ernstige fouten in het gegevensbestand, maar ook van een instabiel model. Het is beslist noodzakelijk om hieraan aandacht te besteden.

Tenslotte verwijs ik u naar de paragrafen 15.13 en 15.14. Wat ik daar besprak is ook geldig voor logistische regressie.

Hoofdstuk 17
AANTAL MENSEN OF PROEFDIEREN IN TWEE GROEPEN, II

Dit hoofdstuk is een vervolg op hoofdstuk 11. Er wordt aangegeven hoe groot twee experimentele groepen moeten zijn om een statistisch bewijs te kunnen leveren voor een systematisch verschil tussen deze groepen. Het vereiste aantal individuen hangt niet alleen af van de opzet van een experiment, maar ook van de wijze waarop de gegevens zullen worden geanalyseerd. Bij het vergelijken van twee onafhankelijke gemiddelden kan een voormeting het vereiste aantal individuen flink reduceren; herhaling van metingen kan het aantal individuen verder omlaag brengen. Voor een kruisproef zijn aanzienlijk minder patiënten nodig. Bij het vergelijken van overlevingsduren zijn minder patiënten nodig naarmate de patiënten langer worden vervolgd. Tenslotte wordt enige aandacht besteed aan niet-experimenteel onderzoek.

17.1 Het vergelijken van twee onafhankelijke gemiddelden, met gebruik van een voormeting

Het voorbeeld in paragraaf 11.2 wordt verder uitgediept. Twee bloeddruk verlagende middelen moeten worden vergeleken in een nog op te zetten experiment. Het verdient aanbeveling om een voormeting te gebruiken, zowel in de statistische analyse als ook in een gestratificeerde lotingsprocedure. Een werkelijk verschil in effect van 3 mm Hg moet kunnen worden aangetoond; de alternatieve hypothese is dus H_A: $\mu_1-\mu_2 = 3$ of $\mu_1-\mu_2 = -3$ mm Hg.

Vlak voor de lotingsprocedure wordt de diastolische bloeddruk X gemeten. Na zes weken behandeling wordt de diastolische bloeddruk Y gemeten. Er wordt verondersteld dat zowel X als Y **in elke groep dezelfde standaardafwijking** $\sigma = 10$ mm Hg hebben. Bovendien wordt **in elke groep dezelfde correlatie** $\rho = 0{,}6$ tussen de voormeting X en de nameting Y verondersteld, en er wordt een normale verdeling verondersteld. In de meeste therapeutische experimenten ligt de correlatie tussen 0,5 en 0,7. Als er niets over bekend is, is $\rho = 0{,}5$ misschien een acceptabele keuze.

Er zijn drie statistische analyse mogelijkheden:
– Alleen de nameting Y wordt gebruikt in de twee-steekproeven t-toets;
  de variantie van Y is σ^2.
– De verandering Y–X wordt gebruikt in de twee-steekproeven t-toets;
  de variantie van Y–X is $\sigma^2_{verandering} = 2(1-\rho)\sigma^2$.
– Met multipele regressie analyse wordt de voormeting als prognostische factor gebruikt;
  zie ook paragraaf 15.10. De regressie vergelijking is:

  voorspelde $Y = b_0 + b_1 G + b_2 X$

  waarin G = 0 voor de ene en G = 1 voor de andere groep. De coëfficiënt b_1 is het waargenomen verschil in gemiddelde tussen de twee behandelingsgroepen, gecorrigeerd voor de voormeting. De residuele variantie van Y op X is $\sigma^2_{residu} = (1-\rho^2)\sigma^2$.

In de tweede en in de derde analyse mogelijkheid wordt elk individu met zichzelf vergeleken. Daardoor is vooral de intra-individuele variatie van belang. Niveau-verschillen tussen individuen spelen dan een ondergeschikte rol.

Hierna wordt de vermenigvuldigingsfactor $21{,}0 = 2 \times 10{,}5$ gebruikt om een gevoeligheid 0,90 te bereiken; zie tabel 1 in paragraaf 11.1. Het benodigde aantal patiënten of proefdieren hangt ook af van de gekozen statistische analyse.

Met een lotingsprocedure, tweezijdige significantie-grens 0,05 en gevoeligheid 0,90 is het vereiste aantal patiënten per groep

$$\text{nameting Y:} \quad n_1 = n_2 \geq 21{,}0 \times \frac{\sigma^2}{(\mu_1 - \mu_2)^2} + 0{,}96$$

$$\text{verandering Y-X:} \quad n_1 = n_2 \geq 21{,}0 \times \frac{\sigma^2_{\text{verandering}}}{(\mu_1 - \mu_2)^2} + 0{,}96 = 21{,}0 \times \frac{2(1-\rho)\sigma^2}{(\mu_1 - \mu_2)^2} + 0{,}96$$

$$\text{regressie Y op X:} \quad n_1 = n_2 \geq 21{,}0 \times \frac{\sigma^2_{\text{residu}}}{(\mu_1 - \mu_2)^2} + 0{,}96 = 21{,}0 \times \frac{(1-\rho^2)\sigma^2}{(\mu_1 - \mu_2)^2} + 0{,}96$$

De alternatieve hypothese H_A: $\mu_1 - \mu_2 = 3$ mm Hg, $\sigma = 10$ mm Hg en $\rho = 0{,}6$ vereist per groep $n_1 = n_2 = 235$ voor de eerste, $n_1 = n_2 = 188$ voor de middelste en $n_1 = n_2 = 151$ voor de laatste analyse mogelijkheid. De regressie analyse (= covariantie-analyse) is het meest gevoelig en vereist altijd de minste patiënten: als $\rho < 1{,}0$ dan is $1-\rho^2 = (1+\rho)(1-\rho) < 2(1-\rho)$.

Tabel 1.
Het aantal voor de tweede (kolom 2) en de derde (kolom 3) methode gedeeld door het aantal voor de eerste methode, afhankelijk van de correlatie ρ; voor grote groepen.

ρ	$2(1-\rho)$	$1-\rho^2$
0,1	1,8	0,99
0,2	1,6	0,96
0,3	1,4	0,91
0,4	1,2	0,84
0,5	1,0	0,75
0,6	0,8	0,64
0,7	0,6	0,51
0,8	0,4	0,36
0,9	0,2	0,19

De verschillen, in benodigde aantallen individuen, tussen de drie analyse methoden hangen sterk af van de correlatie ρ tussen de voormeting X en de nameting Y. Tabel 1 laat dit zien. In de tweede kolom staat het aantal patiënten voor de tweede methode gedeeld door het aantal patiënten voor de eerste methode; de additionele factor 0,96 wordt hier verwaarloosd. De tweede methode is alleen gevoeliger bij een correlatie $\rho > 0{,}5$. In de derde kolom staat het aantal patiënten voor de derde methode gedeeld door het aantal patiënten voor de eerste methode. **De derde methode is altijd het meest gevoelig,** maar het verschil met de tweede methode is gering als $\rho > 0{,}8$.

Appendix bij paragraaf 17.1: herhaalde metingen

Frison en Pocock (1992) geven formules voor de situatie dat er meerdere voor- en nametingen zijn; zie ook Schouten (1999b). Er wordt verondersteld dat elke meting een variantie σ^2 heeft, dat er een gemiddelde correlatie ρ_{pre} is tussen twee voormetingen, een gemiddelde correlatie ρ_{post} tussen twee nametingen, en een gemiddelde correlatie ρ_{mix} tussen een voormeting en een nameting. Deze vooronderstellingen worden niet gebruikt in de statistische analyse.

Voor elk individu wordt het gemiddelde Y van de r nametingen berekend en ook het gemiddelde X van de p voormetingen; de r is van 'repeated' en de p is van 'pre-treatment measurements'. De nametingen gebeuren gedurende de behandeling. Het verdient aanbeveling om de berekening van de gemiddelde nameting Y te beperken tot die tijdstippen waarop **bij voorbaat een maximaal verschil** in behandelingseffect te verwachten valt; dat geeft vermoedelijk een gevoeligheid die vrijwel maximaal is. In de rekenformules wordt verondersteld dat **al bij de eerste nameting een maximaal verschil in behandelingseffect** aanwezig is. Alle voormetingen gebeuren voor de lotingsprocedure, zodat geen selectie-vertekening op kan treden en onvoldoende meewerkende patiënten nog voor de lotings-procedure kunnen worden uitgesloten.

We bekijken de volgende drie statistische analyse mogelijkheden:
– De individuele gemiddelden Y worden gebruikt in de twee-steekproeven t-toets.
– De verandering Y–X wordt gebruikt in de twee-steekproeven t-toets; de verandering Y–X
 is de gemiddelde nameting minus de gemiddelde voormeting, berekend voor elk individu afzonderlijk. De variantie van Y–X is veel kleiner dan $2(1-\rho)\sigma^2$.
– Met een programma voor multipele regressie wordt de gemiddelde voormeting X
 als prognostische factor gebruikt. De regressie vergelijking is:

$$\text{voorspelde } Y = b_0 + b_1 G + b_2 X$$

waarin G = 0 voor de ene groep en G = 1 voor de andere groep. De regressie-coëfficiënt b_1 is het waargenomen verschil in gemiddelde tussen de twee behandelingsgroepen, gecorrigeerd voor eventuele verschillen in de voormeting. De residuele variantie van Y op X is nu veel kleiner dan $(1-\rho^2)\sigma^2$.

De volgende drie formules geven aan hoeveel patiënten of proefdieren in elke groep nodig zijn, afhankelijk van de gekozen statistische analyse.

Met een lotingsprocedure, tweezijdige significantie-grens 0,05 en gevoeligheid 0,90 is het vereiste aantal patiënten per groep:

$$\text{Nameting Y:} \quad n_1 = n_2 \geq 21{,}0 \times \frac{\sigma^2}{(\mu_1 - \mu_2)^2} \times \left(\rho_{post} + \frac{1 - \rho_{post}}{r} \right) + 0{,}96$$

Verandering Y–X:

$$n_1 = n_2 \geq 21{,}0 \times \frac{\sigma^2}{(\mu_1 - \mu_2)^2} \times \left((\rho_{post} - \rho_{mix}) + (\rho_{pre} - \rho_{mix}) + \frac{1 - \rho_{post}}{r} + \frac{1 - \rho_{pre}}{p} \right) + 0{,}96$$

Regressie Y op X:

$$n_1 = n_2 \geq 21{,}0 \times \frac{\sigma^2}{(\mu_1 - \mu_2)^2} \times \left(\rho_{post} + \frac{1 - \rho_{post}}{r} - \frac{\rho_{mix}^2}{\rho_{pre} + \frac{1 - \rho_{pre}}{p}} \right) + 0{,}96$$

Er worden, bijvoorbeeld, p = 3 voormetingen en r = 5 nametingen verricht. De alternatieve hypothese is H_A: $\mu_1 - \mu_2 = 3$ mm Hg, en verder wordt σ = 10 mm Hg, $\rho_{pre} = 0{,}70$, $\rho_{post} = 0{,}65$ en $\rho_{mix} = 0{,}60$ verondersteld. Dit leidt tot de aantallen $n_1 = n_2 = 170$ (i.p.v. 235 als r = 1) voor de eerste analyse mogelijkheid, $n_1 = n_2 = 76$ (i.p.v. 188 als p = r = 1) voor de middelste analyse mogelijkheid en $n_1 = n_2 = 65$ (i.p.v. 151 als p = r = 1) voor de laatste analyse mogelijkheid. Voor de regressie analyse (= covariantie-analyse) zijn altijd de minste patiënten nodig, maar het verschil met de middelste mogelijkheid is hier gering. Het aantal voormetingen is ongeveer even belangrijk als het aantal nametingen.

17.2 Twee gemiddelden in de kruisproef

In hoofdstuk 7 werden de voor- en nadelen van de kruisproef besproken. In deze paragraaf gebruik ik hetzelfde voorbeeld als in de vorige paragraaf. Twee bloeddruk verlagende middelen A en B moeten worden vergeleken in een nog op te zetten experiment. Een werkelijk verschil in effect van 3 mm Hg moet aantoonbaar zijn. De alternatieve hypothese is dus H_A: $\mu_A - \mu_B = +3$ of $\mu_A - \mu_B = -3$ mm Hg.

Er is een groep met volgorde AB en een groep met volgorde BA. Na zes weken behandeling met middel A wordt de diastolische bloeddruk X gemeten en na zes weken behandeling met middel B wordt de diastolische bloeddruk Y gemeten. Zowel X als Y hebben een standaardafwijking σ = 10 mm Hg binnen elke groep. Bovendien wordt binnen elke volgorde-groep een correlatie ρ = 0,60 tussen de metingen X en Y verondersteld, en er wordt een normale verdeling van de verandering X–Y verondersteld. In de meeste therapeutische experimenten ligt de correlatie tussen 0,5 en 0,7; als er helemaal niets over bekend is, lijkt mij dat ρ = 0,5 een veilige keuze is. De verschillen X–Y en Y–X worden gebruikt in de twee-steekproeven t-toets, zoals beschreven in paragraaf 7.3. De variantie van X–Y, en van Y–X, is $\sigma_{verschil}^2 = 2(1-\rho)\sigma^2$. De volgende formule geeft aan hoeveel patiënten in elke groep nodig zijn; zie ook Campbell and Machin (1990, p. 149).

Met tweezijdige significantie-grens 0,05 en gevoeligheid 0,90 is het vereiste aantal patiënten per groep

$$n_{AB} = n_{BA} \geq 21{,}0 \times \frac{\sigma_{verschil}^2}{4(\mu_A - \mu_B)^2} + 0{,}96 = 10{,}5 \times \frac{\sigma^2}{(\mu_A - \mu_B)^2} \times (1 - \rho) + 0{,}96$$

De alternatieve hypothese H_A: $\mu_A - \mu_B = 3$ mm Hg, samen met de veronderstellingen σ = 10 mm Hg en ρ = 0,60, leiden tot $n_{AB} = n_{BA} = 48$ patiënten in elke volgordegroep, dus 96 in totaal. Dit is **slechts een kwart van het aantal patiënten** dat in de vorige paragraaf nodig was voor de middelste analyse mogelijkheid, waarbij de verandering in de twee-steekproeven t-toets zou worden gebruikt. De kruisproef blijkt zeer efficiënt te zijn. Echter, er kleven methodologische problemen aan de kruisproef, zodat de kruisproef toch weinig wordt toegepast.

Er wordt verondersteld dat het periode-effect weg wordt gecorrigeerd, zoals werd uitgelegd in paragraaf 7.3. Sommige onderzoekers negeren het periode-effect en voeren een gepaarde t-toets uit op X en Y. **Voor de gepaarde t-toets is het vereiste aantal** patiënten $n_{totaal} = 10,5 \times \sigma^2_{verschil}/\mu^2_{verschil} + 1,92$ met $\mu_{verschil} = \mu_A - \mu_B$. U kunt narekenen dat $n_{totaal} = n_{AB} + n_{BA}$. Voor het vereiste aantal patiënten maakt het dus niet uit of het periode-effect wordt gecorrigeerd of genegeerd, omdat bij het negeren van het periode-effect wordt verondersteld dat er geen periode-effect is.

Appendix bij paragraaf 17.2: herhaalde metingen

Het aantal patiënten kan sterk worden verminderd door meermalen gedurende een behandelingsperiode te meten. In de nu volgende formules wordt verondersteld dat elke meting een variantie σ^2 heeft, dat er een correlatie ρ_{same} is tussen twee metingen in dezelfde behandelingsperiode, en een correlatie ρ_{mix} tussen twee metingen in verschillende behandelingsperioden. Deze vooronderstellingen worden niet gebruikt in de statistische analyse.

Voor elk individu wordt het gemiddelde X van de r metingen tijdens behandeling A berekend en ook het gemiddelde Y van de r metingen gedurende behandeling B. Het is verstandig alleen aan het eind van elke behandelingsperiode te meten, op tijdstippen waarop een maximaal verschil in behandelingseffect is te verwachten. In de rekenformules wordt verondersteld dat **al bij de eerste meting een maximaal verschil in behandelingseffect** aanwezig is. De verschillen X–Y en Y–X worden gebruikt in de twee-steekproeven t-toets, zoals beschreven in paragraaf 7.3. De volgende formule geeft aan hoeveel patiënten in elke volgordegroep nodig zijn.

Met tweezijdige significantie-grens 0,05 en gevoeligheid 0,90 is het vereiste aantal patiënten per volgordegroep

$$n_{AB} = n_{BA} \geq 10,5 \times \frac{\sigma^2}{(\mu_1 - \mu_2)^2} \times \left(\rho_{same} - \rho_{mix} + \frac{1 - \rho_{same}}{r} \right) + 0,96$$

Deze formule werd afgeleid door Schouten (1999b). Met r = 3 herhaalde metingen in elke behandelingsperiode, en al een volledig behandelingseffect bij de eerste meting, leidt de alternatieve hypothese H_A: $\mu_A - \mu_B = 3$ mm Hg, $\sigma = 10$ mm Hg, $\rho_{same} = 0,70$ en $\rho_{mix} = 0,60$ tot het aantal van $n_{AB} = n_{BA} = 25$ patiënten in elke volgordegroep, dus 50 in totaal; met r = 1 meting in elke behandelingsperiode zijn in totaal 96 patiënten nodig.

In een experiment met twee parallelle groepen, waarbij de verandering in de twee-steekproeven t-toets wordt gebruikt, zijn veel meer patiënten nodig. Als $\rho_{same} = \rho_{pre} = \rho_{post}$ wordt verondersteld, dan zijn er in totaal $n_1 + n_2 = 190$ patiënten nodig met p = r = 3 metingen vooraf en achteraf, terwijl er in totaal $n_1 + n_2 = 376$ patiënten nodig zijn met slechts p = r = 1 meting vooraf en achteraf. Dit is bijna vier keer zoveel als in de vorige alinea voor de kruisproef werd berekend.

17.3 Het vergelijken van twee overlevingskansen met de logrank toets

Het is meestal niet verstandig om de overlevingskans na een bepaalde tijdsduur, bijvoorbeeld een jaar, te bekijken. Bijna altijd is het meer adequaat om de overlevingsduren zelf, in de **logrank toets**, te gebruiken voor het vergelijken van twee behandelingsgroepen. De onderstaande formules komen uit het lezenswaardige artikel van Freedman (1982).

In de formules wordt gerekend met de te verwachten **overlevingskans** π na de gemiddelde vervolgduur T van alle patiënten. Volgens de alternatieve hypothese H_A is er een kans π_1 voor de patiënten in de ene groep en een kans π_2 voor de patiënten in de andere groep, om de tijdsduur T te overleven. De sterftekansen zijn dus $(1-\pi_1)$ en $(1-\pi_2)$. In de rekenformules is het van cruciaal belang overlevingskans en sterftekans niet te verwisselen; dit in tegenstelling met paragraaf 11.3. Op het moment dat het onderzoek wordt afgesloten, is te verwachten dat nog $n_1\pi_1$ patiënten in leven zijn in groep 1 en nog $n_2\pi_2$ patiënten in groep 2.

**Met tweezijdige significantie-grens 0,05 en gevoeligheid 0,90
is het vereiste aantal patiënten per groep**

$$n_1 = n_2 = \frac{d_1 + d_2}{2 - \pi_1 - \pi_2} \quad \text{met totale sterfte} \quad d_1 + d_2 = 21{,}0 \times \frac{\lambda^2}{2}$$

$$\text{en} \quad \lambda = \frac{\ln(\pi_1) + \ln(\pi_2)}{\ln(\pi_1) - \ln(\pi_2)} = \frac{\ln(\pi_1 \times \pi_2)}{\ln(\pi_1/\pi_2)}$$

Het totale aantal sterfgevallen d_1+d_2, in beide groepen samen, is van wezenlijk belang voor de gewenste gevoeligheid en niet zozeer het totale aantal patiënten; er zijn dus minder patiënten in het experiment nodig als de patiënten langer worden vervolgd. De **vermenigvuldigingsfactor** $21{,}0 = 2 \times 10{,}5$ in deze formules is alleen juist voor de logrank toets met tweezijdige significantiegrens 0,05 en gevoeligheid 0,90. Tabel 1 in paragraaf 11.1 bevat de vermenigvuldigingsfactor voor enkele andere keuzen van de gevoeligheid.

De alternatieve hypothese H_A: $\pi_1 = 0{,}50$ en $\pi_2 = 0{,}70$ werd opgesteld in het voorbeeld in paragraaf 11.3 en daar werd het vereiste aantal patiënten $n_1 = n_2 = 126$ per groep berekend. Volgens de formules in de huidige paragraaf is

$$\lambda = \frac{-0{,}69315 + -0{,}35667}{-0{,}69315 - -0{,}35667} = \frac{0{,}69315 + 0{,}35667}{0{,}69315 - 0{,}35667} = 3{,}12$$

Het benodigde aantal sterfgevallen is $d_1+d_2 = 102$ in beide groepen samen en dit komt overeen met $n_1 = n_2 = 128$ patiënten in elke groep. De twee methoden leiden in dit geval tot praktisch hetzelfde aantal patiënten. De formules in de huidige paragraaf hebben de neiging om iets hoger uit te vallen dan nodig is voor de gewenste gevoeligheid. De logrank toets is gevoeliger dan de in paragraaf 9.1 behandelde chi kwadraat toets en vereist dus minder patiënten; de aantallen uit de formules in paragraaf 11.3 mogen daarom gekozen worden als dat leidt tot een lager aantal patiënten. De twee methoden leiden tot substantieel verschillende aantallen als de overlevingskansen π_1 en π_2 beneden 0,30 liggen, d.w.z. als de sterftekansen $(1-\pi_1)$ en $(1-\pi_2)$ boven 0,70 liggen.

Appendix bij paragraaf 17.3: ongelijke aantallen

Er kunnen goede redenen zijn om de ene groep wat groter te maken dan de andere groep. Volgens Hsieh (1992) is het efficiënt om de grootte van de groepen zo te kiezen dat het te verwachten **aantal sterfgevallen in beide groepen ongeveer even groot** zal zijn. Als de verhouding $n_2 / n_1 = \gamma = (1-\pi_1)/(1-\pi_2)$ wordt gekozen, dus $n_2 = \gamma \times n_1$, dan kunnen de volgende formules worden gebruikt. Een waarschuwing is hier op zijn plaats: in deze formules is het van essentieel belang dat de groepen 1 en 2 niet door elkaar worden gebruikt; u dient zeer nauwkeurig te werk te gaan.

Met tweezijdige significantie-grens 0,05 en gevoeligheid 0,90 is het vereiste aantal patiënten in groep 1

$$n_1 = \frac{d_1 + d_2}{(1-\pi_1) + \gamma(1-\pi_2)} \quad \text{met totale sterfte} \quad d_1 + d_2 = 21,0 \times \frac{\lambda^2}{2\gamma}$$

$$\text{en} \quad \lambda = \frac{\ln(\pi_1) + \gamma \ln(\pi_2)}{\ln(\pi_1) - \ln(\pi_2)} = \frac{\ln(\pi_1 \times \pi_2^\gamma)}{\ln(\pi_1/\pi_2)}$$

Voor overlevingskansen $\pi_1 = 0,50$ en $\pi_2 = 0,70$ en dus relatief risico $\gamma = (1-\pi_1)/(1-\pi_2) = 0,50/0,30 = 1,67$ vinden we (middels $\lambda=3,83$) het totale aantal sterfgevallen $d_1+d_2 = 92$ en de aantallen patiënten $n_1 = 92$ en $n_2 = 1,67 \times 92 = 154$, samen $n_1+n_2 = 246$. Het te verwachten aantal sterfgevallen in het onderzoek is inderdaad gunstiger dan bij de keuze van twee even grote groepen patiënten.

17.4 Onderzoek zonder lotingsprocedure

In een onderzoek zonder lotingsprocedure, bijvoorbeeld cohort of patiënt-controle onderzoek, is het noodzakelijk om te corrigeren voor mogelijke confounders. Volgens Hsieh, Bloch and Larsen (1998) zijn grotere aantallen vereist wanneer een lotingsprocedure ontbreekt. Het vereiste aantal individuen moet worden vermenigvuldigd met de variantie inflatie factor VIF van de groepsindicator G; VIF = $1/(1 - R^2)$ met R de ware multipele correlatie in een lineaire regressie van G op de mogelijke confounders. Naarmate de groepsindeling (naar behandeling of expositie) meer van de confounders afhangt, zal de VIF groter zijn; loting zorgt dat VIF = 1.

Veronderstel dat met lineaire regressie de samenhang tussen een expositie variabele en een uitkomst variabele wordt onderzocht. De precisie wordt verbeterd door het opnemen van een covariaat die samenhangt met de uitkomst, zoals paragraaf 17.1 aangeeft. Maar de precisie wordt verslechterd door het opnemen van een covariaat die samenhangt met de expositie.

17.5 Ruwe odds ratio in patiënt-controle onderzoek

De formules in paragraaf 11.3 kunnen ook worden toegepast bij de voorbereiding van patiënt-controle onderzoek. Als OR de in de alternatieve hypothese gestelde odds ratio is, en π_1 is de kans op expositie onder de controles, dan is

$$\pi_2 = \frac{\pi_1 \times OR}{1 + \pi_1 \times (OR - 1)}$$

de kans op expositie onder de patiënten. De kansen π_1 en π_2 kunnen worden ingevuld in de formules in paragraaf 11.3 voor het verkrijgen van het vereiste aantal patiënten en controles; zie bijvoorbeeld Schlesselman (1982, p. 145). De lezer kan gemakkelijk verifiëren dat de ware odds raio gelijk is aan OR = $[\pi_2/(1-\pi_2)] / [\pi_1/(1-\pi_1)]$.

Als voorbeeld beschouwen we het verband tussen een myocard infarct en roken (minsten één sigaret per dag). In de controle groep zal 40% roken, dus π_1 = 0,40. Een ware odds ratio OR = 2, als goede benadering van het relatieve risico, moet statistisch te bewijzen zijn. Uit de bovenstaande formule volgt π_2 = 0,57 en dit moet worden ingevuld in de formules in paragraaf 11.3; $\bar{\pi}$ = 0,485. Met éénzijdige significantie-grens 0,05 en gevoeligheid 0,90 berekenen we $n_1 = n_2 = 17,1 \times 0,485 \times 0,515/(0,17^2)$ = 148 patiënten en 148 controles.

Er moet helaas een **ernstige kanttekening** worden gemaakt. Het voorgaande geldt voor een ruwe odds ratio en kan veel te laag uitvallen als het een gecorrigeerde odds ratio betreft; zie Robinson and Jewell (1991). Er moeten minstens 148 patiënten en 148 controles zijn, maar wellicht veel meer. Zie ook de voorgaande paragraaf.

17.6 Meer dan twee vergelijkingen

Er kunnen meerdere effectmaten zijn en/of er kunnen meer dan twee behandelingsgroepen zijn, zodat meer dan één statistische toets wordt uitgevoerd. Als er in totaal k statistische toetsen worden uitgevoerd, moet een onderzoeker kiezen uit de volgende twee mogelijkheden:
- De onderzoeker accepteert bij elk van de k toetsen een kans 0,05 op een fout-significant resultaat (als de nulhypothese waar is).
- De onderzoeker eist een kans 0,05 dat ergens in het onderzoek een fout-significant verschil wordt gevonden (als alle nulhypothesen waar zijn). Door de veel kleinere Bonferroni significantie-grens α = 0,05/k te gebruiken, is er een kans 0,05 dat één of meer van de k te onderzoeken verschillen ten onrechte significant wordt (als alle nulhypothesen waar zijn). Het is gelukkig niet zo dat het vereiste aantal patiënten dan zeer veel groter wordt.

Ik schrijf u niet voor welke keuze u moet maken. Omdat uw keuze een rol speelt in de berekening van het aantal patiënten, dient deze keuze te worden vastgelegd in het onderzoeksprotocol.

Hoofdstuk 18
Schema's voor het Kiezen van een Statistische Toets

De schema's in dit hoofdstuk geven een indruk van de meest gebruikte statistische toetsen voor het vergelijken van gemiddelden, medianen of fracties (geschatte kansen). In elk schema moet een rij en een kolom worden gekozen. Vaak is het ook mogelijk om een betrouwbaarheidsinterval te berekenen. Zowel toets als interval kunnen zinvol zijn.

18.1 Keuze van een statistische toets

Bij een verstandige onderzoeksopzet (Engels: design) is later een goede statistische analyse en een overzichtelijke presentatie van de resultaten mogelijk. Bij de keuze van de juiste statistische toets moet onderscheid worden gemaakt tussen de volgende proefopzetten:
- **Onafhankelijke groepen: twee of meer groepen van individuen.**
  Ieder individu zit in slechts één van de groepen; alle waarnemingen in een groep zijn statistisch onafhankelijk.
- **Gepaarde waarnemingen in één groep individuen.**
  Elk individu wordt met zichzelf vergeleken. Er zijn ook gepaarde waarnemingen als er gepaarde individuen zijn, zoals bij 'pair-matching' in patiënt-controle onderzoek).

Bij twijfel dient u toetsen voor gepaarde waarnemingen te gebruiken, omdat deze toetsen ook acceptabele eigenschappen hebben als er even grote onafhankelijke groepen zijn. Toetsen voor onafhankelijke groepen hebben slechte eigenschappen als er gepaarde waarnemingen zijn.

Ook is belangrijk hoe de uitkomstmaat voor elk individu wordt vastgesteld. Bij een **intervalschaal** betekent een bepaald verschil steeds hetzelfde: het verschil tussen 45 en 55 is even groot als het verschil tussen 80 en 90, zoals bij temperatuur, bloeddruk of gewicht. Bij een **ordinale schaal** zijn de waarden betekenisvol geordend van laag naar hoog, of van weinig naar veel, zoals bij een visuele analoge schaal, de Apgar score of een zevenpuntsschaal; een intervalschaal is ook een ordinale schaal. Bij een **dichotome schaal** zijn er maar twee mogelijkheden, zoals bij succes/mislukking van een therapie of het wel/niet optreden van een infarct. Een dichotome schaal is een bijzonder geval van een nominale schaal die twee of meer antwoordmogelijkheden of klassen heeft.

Basis-schema	*Intervalschaal*, normale verdeling, gemiddelden	*Ordinale schaal*, van laag naar hoog, medianen	*Dichotome schaal*, wel of niet, fracties
Twee onafhankelijke groepen	Twee-steekproeven t-toets; hoofdstuk 6. Schema 1	Rang(nummer)toets van (Wilcoxon-) Mann-Whitney; hoofdstuk 6. Schema 1	Chi kwadraat toets; hoofdstuk 9. Schema 3
Eén groep, gepaarde waarnemingen	Gepaarde t-toets; hoofdstuk 5. Schema 2	Rang-teken-toets van Wilcoxon; hoofdstuk 5. Schema 2	Toets van McNemar; hoofdstuk 8. Schema 4

In het uitzonderlijke geval dat er gepaarde waarnemingen zijn bij een deel van de patiënten, en een twee-steekproeven situatie bij een ander deel van de patiënten, kan een statisticus de resultaten van beide delen optimaal combineren; zie bijvoorbeeld Fleiss (1981, paragraaf 10.1 en 1986, paragraaf 6.1).

Schema 1 betreft het vergelijken van de gemiddelde waarde of de mediaan tussen twee of meer onafhankelijke groepen. Hoe kiest u de meest relevante kolom? Bij parametrische toetsen wordt in elke groep een normale verdeling verondersteld en vaak bovendien gelijke varianties in de betreffende populaties (homoskedasticiteit). Rang(nummer)toetsen zijn goede niet-parametrische toetsen en die vereisen minder vooronderstellingen. Als elke groep minstens dertig individuen bevat, kan gerust een t-toets worden gebruikt, tenzij er een groep is met extreme niet-normaliteit. Als er een groep is met minder dan dertig individuen, dan geldt het **advies: gebruik een rangnummertoets in het geval dat**
- er een groep is met minder dan tien individuen.
- een groep een uitzonderlijk grote (of kleine) waarde bevat, zodat het gemiddelde substantieel verandert door de grootste (of kleinste) waarde weg te laten. Alle waarden horen in de analyse te worden opgenomen.
- ernstige scheefheid blijkt omdat voor minstens één groep
  – een histogram of tak-blad grafiek dit laat zien, of
  – er een belangrijk verschil is tussen het gemiddelde en de mediaan, of
  – alle waarden positief zijn en de standaardafwijking groter is dan het gemiddelde.

Toetsen voor situaties met censurering (in de laatste kolom) mogen ook worden toegepast als geen censurering optreedt. Er is sprake van censurering als voor sommige waarden alleen een ondergrens bekend is. De overlevingsduur van iemand die nog leeft is een voorbeeld van een gecensureerde waarneming; zie hoofdstuk 10.

Prognostische factoren kunnen in de analyse worden gebruikt om de gevoeligheid van de statistische toets te vergroten (in experimenteel onderzoek) en om systematische vertekening te verminderen (in niet-experimenteel onderzoek); er worden dan wel bepaalde vooronderstellingen gemaakt. Factoren die van zwak prognostisch belang zijn kunnen meer kwaad dan goed in de analyse. Het is verstandig om in experimenteel onderzoek weinig (of zelfs geen) prognostische factoren te gebruiken in de lotingsprocedure; zie bijvoorbeeld Pocock (1983, p. 81) en Fleiss (1981, p. 106). Het is fout om een prognostische factor wel te gebruiken in de lotingsprocedure en niet in de statistische analyse; zie ook Fleiss (1986, paragraaf 6.3). Het gebruik van prognostische factoren heeft in de statistische analyse meer effect dan in de lotingsprocedure, maar u kunt het ene doen en het andere niet laten.

Bijna altijd is het individu (patiënt of proefdier) de eenheid van onderzoek. In de tijd herhaalde metingen kunnen voor elk individu eerst in één getal worden samengevat; zie ook de paragrafen 19.2 en 6.6 en (de appendices bij) de paragrafen 17.1 en 17.2.

18.2 Globale analyse strategie

De statistische analyse van een groot onderzoek hoort eenvoudig te beginnen en omvat het bekijken van veel meer tabellen en grafieken dan uiteindelijk worden gepubliceerd. Eerst moet duidelijk worden afgesproken welke gegevens in de statistische analyse worden betrokken, om te voorkomen dat de statistische analyse een paar keer opnieuw moet gebeuren.

Schema 1.
Twee of meer groepen:
onafhankelijke gemiddelden of medianen

	Intervalschaal, parametrisch; normale verdelingen, gemiddelden	*Ordinale schaal*, niet-parametrisch; rangtoetsen, medianen	*Tijdsduren, met censurering;* rangtoetsen, overlevingscurven
Twee onafhankelijke groepen	twee-steekproeven t-toets	toets van Wilcoxon-Mann-Whitney	log-rank toets
met prognostische factoren: i) gestratificeerd	twee-weg of meer-weg variantie-analyse	Van Elteren: gestratificeerde (Wilcoxon-) Mann-Whitney	gestratificeerde log-rank toets
ii) regressie-analyse	Lineaire regressie	Logistische of Cox regressie	Cox regressie
Meer dan twee onafhankelijke groepen	Bonferroni-Hochberg(-Shaffer) één-weg variantie-analyse	Bonferroni-Hochberg(-Shaffer) toets van Kruskal-Wallis	Bonferroni-Hochberg(-Shaffer) log-rank toets
Meer dan twee geordende onafhankelijke groepen	Pearson correlatie Lineaire regressie	rangcorrelatie van Spearman of Kendall Logistische of Cox regressie	log-rank toets voor trend Cox regressie
	Voor het vergelijken van de eerste met de laatste groep kunt u bovenaan dit schema terecht. Een gesloten toetsingsprocedure kan daarop volgen; zie 6.6.		

Schema 2.
Eén groep, gepaarde waarnemingen:
afhankelijke gemiddelden of medianen

	Intervalschaal, parametrisch; normale verdeling, gemiddelden	*Ordinale schaal*, niet-parametrisch; rangtoetsen, medianen
Twee afhankelijke groepen (gepaarde waarnemingen)	gepaarde t-toets = t-toets voor gepaarde waarnemingen	rang-teken-toets van Wilcoxon
Meer dan twee afhankelijke groepen (herhaalde metingen of gepaarde waarnemingen)	Bonferroni-Hochberg (-Shaffer) twee-weg variantie-analyse voor aselect gepermuteerde blokken (manova) Hotelling's T^2 voor één steekproef op verschillen met eerste meting (manova)	Bonferroni-Hochberg (-Shaffer) toets van Friedman
Meer dan twee geordende afhankelijke groepen	gepaarde t-toets, waarbij individuele hellingen worden vergeleken met nul; dit is equivalent met een lineair contrast in MANOVA Voor het vergelijken van het eerste met het laatste gemiddelde kunt u bovenaan dit schema terecht. Een gesloten toetsingsprocedure kan daarop volgen; zie 6.6.	rang-teken-toets, waarbij individuele hellingen worden vergeleken met nul

Vaak is het nuttig om met een statisticus te overleggen welke aanpak de voorkeur verdient. Er kunnen goede redenen zijn om van de hierna volgende richtlijnen af te wijken.

Opeenvolgende stappen in de analyse:
a)   Uitgebreide controle en verbetering van de gegevens, in een zo vroeg mogelijke stadium, zoals aangegeven in hoofdstuk 13. Dit hoort gebeurd te zijn zodra de laatste gegevens binnen zijn, omdat anders onnodige vertraging optreedt.

Schema 3.
Twee of meer groepen:
Onafhankelijke fracties succes of overleving

	individuen even lang vervolgd	verschillende evaluatie-duren
Twee onafhankelijke fracties (geschatte kansen)	chi-kwadraat toets,	logrank toets
met prognostische factoren: i) gestratificeerd	toets van Mantel-Haenszel	gestratificeerde logrank toets
ii) regressie-analyse	Logistische regressie	Cox regressie
Meer dan twee onafhankelijke fracties	Bonferroni-Hochberg (-Shaffer) chi-kwadraat toets	Bonferroni-Hochberg (-Shaffer) logrank toets
Meer dan twee geordende onafhankelijke fracties	chi-kwadraat toets voor trend Logistische regressie	logrank toets voor trend Cox regressie
	Voor het vergelijken van de eerste met de laatste groep kunt u bovenaan dit schema terecht. Een gesloten toetsingsprocedure kan daarop volgen; zie 6.6.	

b) Eenvoudige analyses, zonder rekening te houden met prognostische factoren. Bij veel experimenteel onderzoek is het niet noodzakelijk dat de analyse dieper graaft.

c) Analyses waarin telkens één prognostische factor wordt betrokken. Eerst wordt voor elke behandelingsgroep de verdeling van de prognostische factor beschreven. Vervolgens wordt de prognostische factor gebruikt in een gestratificeerde analyse of een regressie analyse. Er wordt gekeken of effect-modificatie optreedt. De statistische vooronderstellingen worden gecontroleerd en extreme individuen worden opgespoord.

d) Regressie-analyse waarin de belangrijkste prognostische factoren worden betrokken. Veel aandacht dient te worden besteed aan het controleren van het statistische model en aan het opsporen van invloedrijke individuen.

Schema 4.
Eén groep, gepaarde waarnemingen: afhankelijke fracties succes

Twee afhankelijke fracties (geschatte kansen)	chi kwadraat toets van McNemar, of teken-toets van McNemar
Meer dan twee afhankelijke fracties	Bonferroni-Hochberg(-Shaffer) toets van Cochran
Meer dan twee geordende afhankelijke fracties	analoog aan meer dan twee afhankelijke geordende gemiddelden Voor het vergelijken van de eerste met de laatste fractie kunt u bovenaan dit schema terecht. Een gesloten toetsingsprocedure kan daarop volgen; zie paragraaf 6.6.

Schema 5.
Maten voor samenhang (associatie) of Overeenstemming binnen één groep (gepaarde waarnemingen)

	Samenhang	*Overeenstemming*
Indeling in twee klassen	coëfficiënt phi = Pearson correlatie	Cohen's kappa
Meer dan twee klassen	Cramèr's coëfficiënt C asymmetrische lambda van Goodman en Kruskal	Cohen's kappa Cohen's gewogen kappa
Geordende klassen of ordinale metingen	rangcorrelatie van Spearman of Kendall	Cohen's gewogen kappa
Kwantitatieve metingen	Pearson correlatie	intraclass correlatie

Hoofdstuk 19
METHODOLOGIE VAN WETENSCHAPPELIJK ONDERZOEK

Dit hoofdstuk is een vervolg op hoofdstuk 1. In de eerstvolgende paragraaf wordt aandacht besteed aan regressie naar het gemiddelde. Patiënten bij wie een nogal hoge bloeddruk werd gemeten vertonen ook zonder behandeling een schijnbare verbetering. Naarmate de oorspronkelijke bloeddruk hoger was is de schijnbare verbetering groter. Dit fenomeen, van regressie naar het gemiddelde, kan een forse bijdrage leveren aan het placebo-effect. Wanneer regressie naar het gemiddelde op kan treden, is het volkomen zinloos om een meting voor en na de behandeling met elkaar te vergelijken in een statistische toets. In een therapeutisch experiment, met een lotingsprocedure, kan de voormeting het beste als covariaat worden gebruikt.

In de daarop volgende paragrafen vindt u een gevarieerd aanbod aan onderwerpen. Er wordt benadrukt dat de patiënt de eenheid van onderzoek is omdat in vele statistische toetsen wordt verondersteld dat de waarnemingen in een steekproef onafhankelijk van elkaar werden verkregen. Er wordt uitgelegd dat de resultaten in twee ziekenhuizen niet zomaar mogen worden vergeleken en dat in een experiment ook de prognostische factoren in alle behandelingsgroepen op precies dezelfde manier moeten worden beoordeeld, omdat anders informatie-vertekening optreedt. De odds ratio blijkt een eigenaardig karakter te hebben. Nogmaals wordt beklemtoond dat elk niet-experimenteel onderzoek een hachelijke onderneming is die gemakkelijk tot verkeerde conclusies kan leiden.

19.1 Regressie naar het gemiddelde

Een huisarts controleert jaarlijks de bloeddruk van zijn oudere patiënten. Bij patiënten met een te hoge waarde wordt na een maand weer de bloeddruk gemeten. Het valt dan te verwachten dat gemiddeld genomen verbetering optreedt, ook als deze patiënten niet worden behandeld en geen informatie krijgen over de hoogte van hun bloeddruk. De verklaring is gelegen in het feit dat bij iedereen de bloeddruk op en neer schommelt. Wanneer een gezonde persoon toevallig eens een wat hogere bloeddruk heeft, zal de bloeddruk daarna weer dalen naar het voor hem gebruikelijke niveau. Dit fenomeen staat bekend als regressie naar het gemiddelde en mag worden beschouwd als een wiskundige stelling: wanneer personen met een hoge waarde worden geselecteerd, dan zullen de meesten bij een tweede meting een waarde hebben die dichter bij het gemiddelde ligt. Dit geldt niet alleen voor de bloeddruk, maar voor alles wat aan mensen kan worden gemeten en in de tijd varieert rondom een persoonlijk gemiddelde.

Figuur 1 bevat hypothetische gegevens van 40 mannen die zowel half mei als half juni werden gemeten. De **diastolische bloeddruk** is gemakshalve steeds op een veelvoud van tien afgerond. De waarden in mei staan op de horizontale as en de waarden in juni staan op de verticale as. In de figuur staan aantallen mannen, bijvoorbeeld 4 mannen die zowel in mei als in juni een bloeddruk van 90 mm Hg hadden. Eigenlijk is deze figuur een kruising tussen een figuur en een tabel.

Zowel in mei als in juni was de gemiddelde bloeddruk 85 mm Hg. Sterker nog, in beide maanden is de frequentie-verdeling precies gelijk: Figuur 1 is symmetrisch t.o.v. de diagonaal mei = juni. Toch kunnen we de volgende regressie-paradox vaststellen. Van de 9 mannen die in **mei** een bloeddruk van 100 of 110 mm Hg hadden, hadden de meesten in juni een lagere bloeddruk, dichter bij het gemiddelde 85 mm Hg. Maar van de 9 mannen die in **juni** een bloeddruk van 100 of 110 mm Hg hadden, hadden de meesten in mei een lagere bloeddruk. De

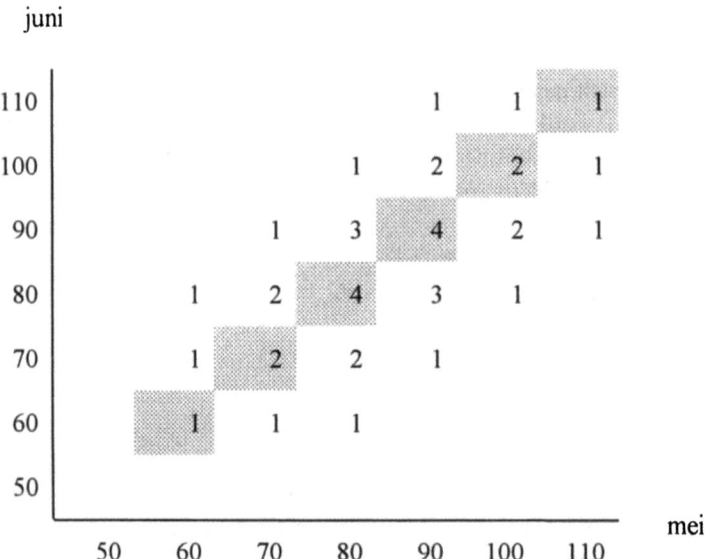

Figuur 1.
Diastolische bloeddruk in mei (in mm Hg op de horizontale as) en in juni (in mm Hg op de verticale as) bij 40 mannen van 20 jaar.

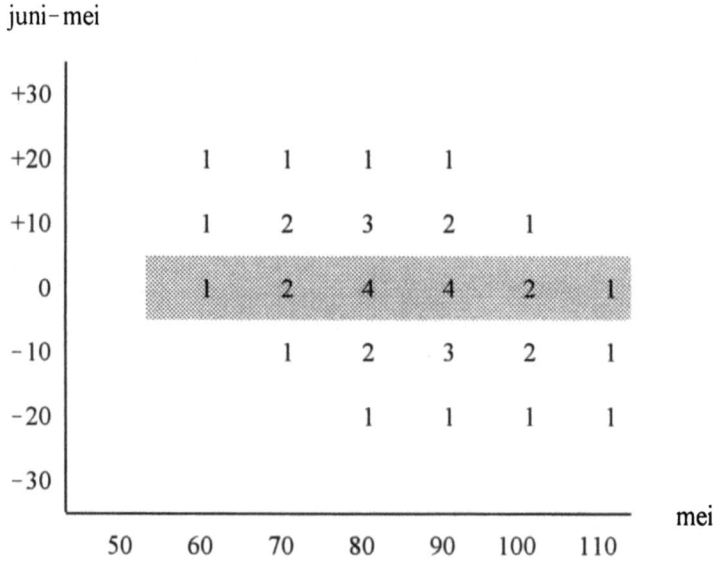

Figuur 2.
Verschil in diastolische bloeddruk (juni-mei in mm Hg op de verticale as) en uitgangswaarde (mei in mm Hg op de horizontale as).

verklaring van deze schijnbare tegenspraak is dat het in de twee voorgaande zinnen niet om dezelfde mannen gaat. Het is van belang in welke maand de selectie op hoge bloeddruk plaats vindt! U kunt voor uzelf nagaan dat regressie naar het gemiddelde ook optreedt na selectie op lage bloeddruk. Het voordeel, voor de dokter, van dit fenomeen is dat zelfs een volstrekt waardeloze therapie de patiënt toch lijkt te helpen. Het betekent dat een controle groep beslist noodzakelijk is bij de evaluatie van een nieuwe geneeswijze, en niet alleen als het om de verlaging van bloeddruk gaat.

In figuur 2 zijn dezelfde gegevens nog eens op een andere manier gepresenteerd. De negatieve correlatie tussen de verandering (op de verticale as) en de beginwaarde (op de horizontale as) moet worden beschouwd als een artefact, nl. het gevolg van regressie naar het gemiddelde; zie ook Altman (1991, subparagraaf 11.3.5). Hieruit mag dus niet worden geconcludeerd dat een middel beter helpt bij de meest ernstige patiënten. In de appendix bij paragraaf 5.1 kwam een hiermee verwante valkuil aan de orde.

Regressie naar het gemiddelde treedt ook op bij bloedverwanten. Korte moeders hebben gemiddeld langere dochters, maar korte dochters hebben gemiddeld ook langere moeders.

Appendix bij paragraaf 19.1: differentiële regressie naar het gemiddelde

Nog boeiender wordt het hiervoor beschreven fenomeen als we gaan kijken naar differentiële regressie naar het gemiddelde, zoals beschreven door Anderson et al. (1980, paragraaf 5.3). In de figuren 3 resp. 4 staat de **systolische bloeddruk** in mei en in juni van mannen van 35 resp. 60 jaar oud; deze figuren bevatten hypothetisch getallenmateriaal. Beide figuren zijn symmetrisch rondom de diagonaal mei = juni, maar mannen van 60 jaar hebben een aanmerkelijk hogere bloeddruk dan mannen van 35 jaar. Laten we onze aandacht eens concentreren op mannen die in mei een bloeddruk van 140 mm Hg hadden. Voor deze mannen hangt het regressie-effect af van de leeftijd. Voor mannen van 35 jaar treedt een verlaging van de bloeddruk op van 140 naar gemiddeld 135 mm Hg, maar voor mannen van 60 jaar treedt een verhoging van de bloeddruk op van 140 naar gemiddeld 145 mm Hg. De daling voor 35-jarigen en de stijging voor 60-jarigen is een regressie-effect en als zodanig een artefact. Door dit fenomeen zijn mannen van 60 jaar met een bloeddruk van 140 mm Hg niet eerlijk vergelijkbaar met mannen van 35 jaar met een bloeddruk van 140 mm Hg.

De argumentatie in de voorgaande alinea gaat in het algemeen op als een evaluatie-criterium Y (bijvoorbeeld de bloeddruk na behandeling) op de verticale as wordt afgezet en een prognostische factor X (bijvoorbeeld de bloeddruk voor behandeling) op de horizontale as. Dit maakt duidelijk hoe moeilijk het is om in niet-experimenteel onderzoek te corrigeren voor verschillen in prognostische factoren. Dit corrigeren gebeurt onvoldoende als niet met alle belangrijke factoren rekening wordt gehouden, bijvoorbeeld omdat een factor onbekend is. Wat betreft het voorbeeld in de voorgaande alinea: als de bloeddruk in juni het evaluatie-criterium is, dan is het in een niet-experimenteel onderzoek onvoldoende om alleen voor de bloeddruk in mei te corrigeren. Er dient ook voor leeftijd te worden gecorrigeerd. Als het enigszins mogelijk is moet niet-experimenteel onderzoek worden vermeden en experimenteel onderzoek worden verricht. Anders gezegd: indien mogelijk behoren vergelijkbare groepen te worden gevormd middels een lotingsprocedure.

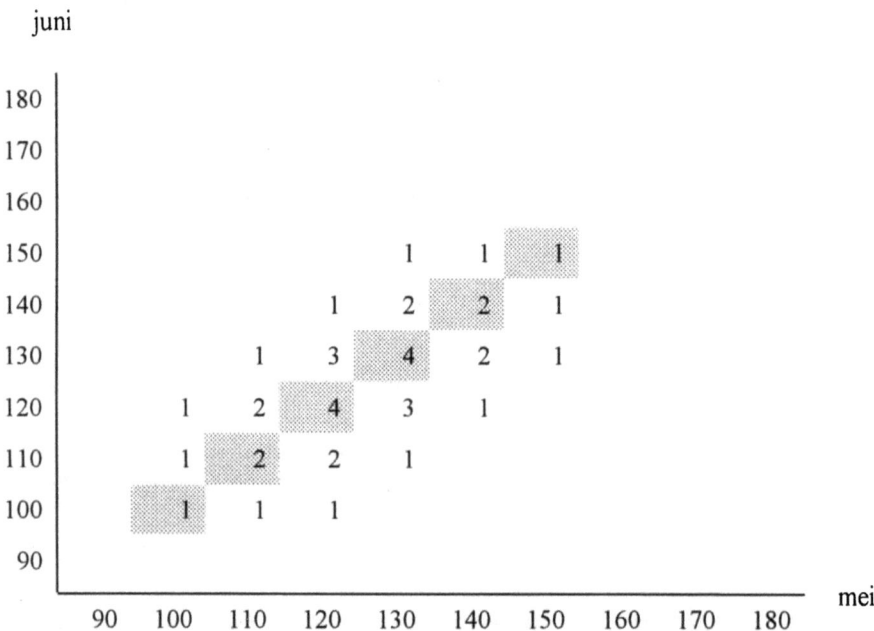

Figuur 3.
Systolische bloeddruk (mm Hg) in mei en juni bij 40 mannen van 35 jaar.

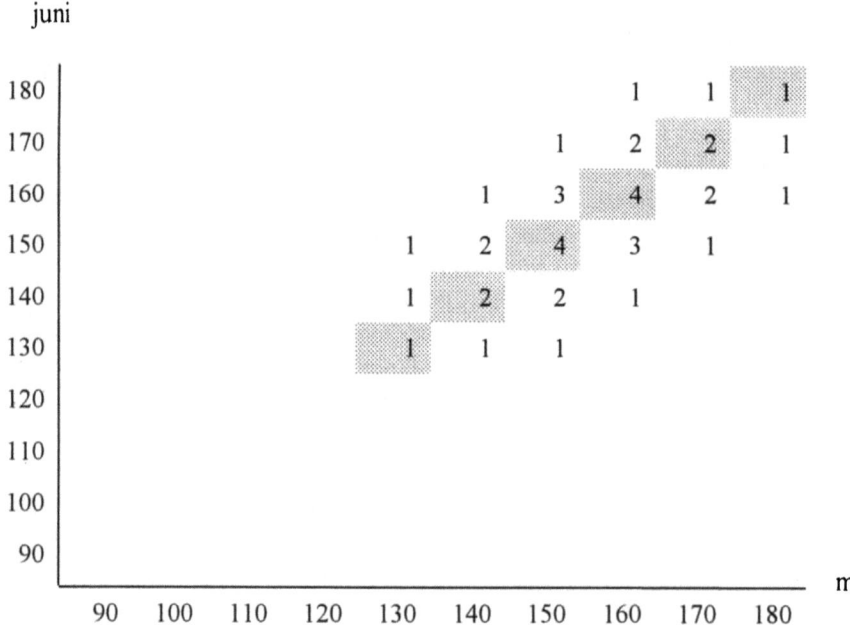

Figuur 4.
Systolische bloeddruk (mm Hg) in mei en juni bij 40 mannen van 60 jaar.

19.2 De patiënt is de eenheid van onderzoek

De formule SE = SD/√n, die wordt gebruikt in alle toetsen en betrouwbaarheidsintervallen, veronderstelt dat de waarnemingen statistisch onafhankelijk zijn. Deze veronderstelling geldt niet voor meerdere waarnemingen aan dezelfde patiënt, omdat waarnemingen aan dezelfde patiënt meer op elkaar lijken dan waarnemingen aan verschillende patiënten. Een opinie-peiler zal niemand twee keer vragen op welke politieke partij hij of zij zal stemmen, om zodoende het dubbele aantal antwoorden te krijgen; de ondervraagde is de eenheid van onderzoek en niet het antwoord. Wanneer de verdeling van de bloeddruk in een bepaalde populatie wordt onderzocht, is de patiënt de eenheid van onderzoek en niet de bloeddrukmeting; de variatie binnen een patiënt is immers veel kleiner dan de variatie tussen patiënten.

In een therapeutisch experiment is de patiënt de eenheid van onderzoek, die middels een lotingsprocedure aan een therapie wordt toegewezen, en niet een been, oor of wrat. De onderzoeker die dit niet onderkent kan volstrekt onjuiste conclusies trekken en is bezig zichzelf en anderen te bedriegen. Vaak is de meest praktische handelwijze om eerst voor ieder individu de evaluatie in een enkel getal samen te vatten, *bijvoorbeeld* door te middelen of door het meest aangedane been of de grootste wrat te beschouwen. De eerste alinea in paragraaf 6.6 laat zien hoe ernstig misleidend een verkeerde analyse kan zijn. Als in een tijdschriftartikel het aantal waarnemingen groter is dan het aantal individuen, moet de lezer bedacht zijn op een ernstig onjuiste statistische analyse.

Bij **'cluster randomization'** wordt niet een patiënt, maar bijvoorbeeld een hele praktijk middels loting aan een therapie toegewezen. In die onderzoeksopzet is de praktijk de eenheid van onderzoek en niet de patiënt. De formules in de appendix bij paragraaf 17.1 kunnen worden gebruikt om het benodigde aantal clusters uit te rekenen; een cluster van individuen neemt dan de plaats in van een patiënt met herhaalde metingen.

19.3 Vertekening door verschil in beoordeling van een prognostische factor

In een therapeutisch experiment spreekt het vanzelf dat alle behandelingsgroepen op dezelfde wijze en door dezelfde beoordelaars worden geëvalueerd. Maar ook de prognostische factoren, die in de statistische analyse worden gebruikt, moeten op dezelfde wijze worden vastgesteld.

Tabel 1 laat de tweejaarsoverleving zien van patiënten met kanker; het betreft hypothetisch getallenmateriaal. De ziekenhuizen A en B worden met elkaar vergeleken. Bij elke patiënt werd van te voren beoordeeld of de prognose goed, matig of slecht was. In elk van de drie prognostische klassen (goed, matig of slecht) is de overleving in ziekenhuis B veel beter dan in ziekenhuis A. Wanneer ik aan kanker lijd, ga ik naar ziekenhuis A! U ook?

Tabel 1.
Tweejaarsoverleving bij patiënten met kanker.

Ziekenhuis	Prognose		
	Goed	Matig	Slecht
A	85%	45%	15%
B	95%	65%	25%

Fout! De conclusie aan het eind van de vorige alinea is niet gerechtvaardigd. Sterker nog, alle patiënten in tabel 1 komen uit hetzelfde ziekenhuis en kregen dezelfde behandeling. Van elke patiënt werd van te voren door de beoordelaars A en B de prognose vastgesteld. Een verschil in beoordeling van de prognose leidde in de vorige alinea tot de verkeerde conclusie. In tabel 2 ziet u de prognose die bij alle 100 patiënten aan het begin van het onderzoek werd vastgesteld door de twee beoordelaars A en B. Bij 20 patiënten was de prognose goed volgens beide beoordelaars en van deze 20 patiënten bleven er 19 leven; deze 19/20 ziet u links boven in tabel 2.

Tabel 2.
Tweejaarsoverleving bij 100 patiënten met kanker.

Prognose volgens beoordelaar B	Prognose volgens beoordelaar A			Totaal
	Goed	Matig	Slecht	
Goed	19/20			19/20 (95%)
Matig	15/20	11/20		26/40 (65%)
Slecht		7/20	3/20	10/40 (25%)
Totaal	34/40 (85%)	18/40 (45%)	3/20 (15%)	55/100

Volgens beoordelaar A hadden 40 patiënten een goede prognose, van wie er 34 (85%) na twee jaar nog leefden; 34/40 links onder in tabel 2. Maar volgens beoordelaar B hadden slechts 20 patiënten een goede prognose, van wie er 19 (95%) na twee jaar nog leefden; 19/20 rechts boven in tabel 2. Patiënten met een goede prognose hebben slechtere overlevingskansen als de prognose door A werd vastgesteld dan als de prognose door B werd vastgesteld (85% versus 95%). Hetzelfde geldt voor patiënten met een slechte prognose (15% versus 25%) en voor de patiënten met een matige prognose (45% versus 65%). Terwijl het bij A en B om **dezelfde 100 patiënten** gaat!

Alle gegevens in alle therapie-groepen moeten op dezelfde manier worden beoordeeld en verzameld om informatie-vertekening te voorkomen. Dus niet alleen het behandelingsresultaat, maar ook de prognostische factoren moeten in alle groepen patiënten op dezelfde wijze worden bepaald. Het voorgaande betoog is een variatie op de artikelen van Feinstein et al. (1985) en Bunt et al. (1995). De gedachtengang is ook te vinden in Hill and Hill (1991, p. 267).

Het is van belang een indeling in klassen zoveel mogelijk te standaardiseren, ofschoon het hiervoor beschreven probleem er niet mee kan verdwijnen. Hill and Hill (1991, p. 268) bevelen aan om bij het beoordelen van patiënten gebruik te maken van standaard voorbeelden van **grensgevallen** tussen twee opeenvolgende klassen. Daarnaast verdient het aanbeveling om regelmatig na te gaan of er een goede overeenstemming is tussen de beoordelaars.

19.4 De 'odds ratio' heeft zijn eigen aard

Als twee behandelingsgroepen worden vergeleken door te kijken naar de odds ratio, dan kunnen er merkwaardige dingen gebeuren die de interpretatie bemoeilijken. Deze merkwaardige dingen treden niet op als wordt gekeken naar een verschil in gemiddelde waarde, naar een verschil in kans op genezing of naar de verhouding van de geneeskansen. Uit een gefingeerd voorbeeld zal blijken hoe eigenaardig de odds ratio zich gedraagt.

In een therapeutisch experiment wordt gestratificeerde loting toegepast om 200 licht zieke patiënten en 120 ernstig zieke patiënten gelijkelijk te verdelen over de behandelingsgroepen A en B. Zodoende bevat elke behandelingsgroep 100 licht zieken en 60 ernstig zieken. Er is dus **geen verband tussen behandeling en ernst van de ziekte**. Tabel 3 laat zien hoeveel patiënten binnen vier weken genezen zijn. Bij de licht zieken resulteert behandeling A in 90 genezen en 10 niet genezen patiënten en resulteert behandeling B in 65 genezen en 35 niet genezen patiënten. De odds (kansverhouding) is 90/10 = 9 voor behandeling A en 65/35 = 1,86 voor behandeling B. Het quotiënt van beide kansverhoudingen is de odds ratio 9/1,86 = 4,8. Ook voor de ernstig zieken is de odds ratio 4,8. Echter, voor de totale groep blijkt de odds ratio slechts 2,4 te zijn!

Tabel 3.
Genezing binnen vier weken in een therapeutisch experiment.

Behandeling	Licht zieken	Ernstig zieken	Alle patiënten
A	90/100	12/60	102/160
B	65/100	3/60	68/160
Odds Ratio	4,8	4,8	2,4

Er is een ruwe odds ratio 2,4 en een (met Mantel-Haenszel of logistische regressie) gecorrigeerde odds ratio 4,8 zonder dat de prognostische factor (ernst van de ziekte) samenhangt met de expositie (behandeling). Breslow and Day (1980, p. 95) geven een goede uiteenzetting van dit probleem: in het voorgaande voorbeeld is er een voor behandeling gecorrigeerd verband tussen ernst van de ziekte en genezing en er is een voor genezing gecorrigeerd verband tussen ernst van de ziekte en behandeling.

Het in tabel 3 gepresenteerde fenomeen kan zich voordoen in een klinische proef met een lotingsprocedure (Engels: randomized clinical trial): wanneer de patiënten worden onderverdeeld in subgroepen, dan kan de odds ratio in elke subgroep hoger zijn dan de odds ratio in de totale groep. Dit fenomeen wordt geen 'confounding' genoemd, omdat de eerlijke vergelijkbaarheid van de behandelingsgroepen niet wordt verstoord door de prognostische factor; zie ook de volgende paragraaf. In een klinische proef met lotingsprocedure, maar zonder gestratificeerde loting, is mijn aanbeveling om de analyse zonder prognostische factoren aan te vullen met een analyse waarin prognostische factoren zijn gebruikt. Na gestratificeerde loting moeten de voor de stratificatie gebruikte variabelen altijd in de statistische analyse worden verdisconteerd.

19.5 Gevaren van niet-experimenteel onderzoek, confounding

In een goed therapeutisch experiment wordt zo goed mogelijk gezorgd, dat een waargenomen verschil in behandelingseffect alleen kan zijn veroorzaakt door een verschil in behandeling. Andere mogelijke oorzaken worden zoveel mogelijk uitgesloten, door na te streven dat behandelingsgroepen eerlijk vergelijkbaar zijn betreffende prognostische factoren voor het behandelingsresultaat. Selectie-vertekening wordt bestreden door een lotingsprocedure en 'intention to treat' analyse. Informatie-vertekening wordt bestreden door blindering en gestandaardiseerde meetprocedures.

Als experimenteel onderzoek ongeschikt is om een wetenschappelijke vraag te beantwoorden, is niet-experimenteel onderzoek gerechtvaardigd, bijvoorbeeld cohort onderzoek of patiënt-controle onderzoek. Echter, in niet-experimenteel onderzoek kan een oorzaakgevolg relatie niet éénduidig worden vastgesteld: er kan altijd een andere oorzakelijke factor zijn die met de onderzochte factor samenhangt en zo de onderzochte relatie verstoort. In een patiënt-controle onderzoek kan **selectie-vertekening** optreden als patiënten een grotere kans hebben om in het onderzoek te komen indien zij aan een bepaalde expositie werden blootgesteld, zeker als dit voor de controles anders ligt; in een cohort onderzoek kan het uitvallen van een individu afhangen van de expositie- en ziekte-status. In een cohort onderzoek kan **informatie-vertekening** optreden als de onderzochte ziekte eerder wordt ontdekt bij mensen met de expositie dan bij mensen zonder de expositie; in een patiënt-controle onderzoek treedt informatie-vertekening op als een beroep op het geheugen wordt gedaan ('recall bias'). Systematische vertekening bestrijdt u door een goede opzet en zorgvuldige uitvoering van het onderzoek, en de juiste statistische analyse.

Expositie-groepen zijn niet eerlijk vergelijkbaar als de te onderzoeken expositie verstrengeld ('confounded') is met andere prognostische factoren; zie paragraaf 1.2 voor een eenvoudig voorbeeld. Vertekening door verstrengeling ('confounding bias') kan worden verminderd door 'matching' in de onderzoeksopzet te combineren met een adequate statistische analyse; matching zonder de bijbehorende analyse is onvoldoende en daarom fout. Rothman (1986, hoofdstuk 13), en Rothman and Greenland (1998, hoofdstuk 10), leggen prachtig uit dat confounding bias niet alleen door matching kan worden verholpen. De statistische analyse moet rekening houden met **in de onderzoeksopzet gebruikte variabelen:** als in een patiënt-controle onderzoek wordt gezorgd dat de leeftijdsverdeling hetzelfde is voor patiënten en controles ('group matching'), dan moet toch in de statistische analyse voor leeftijd worden gecorrigeerd; als bij elke patiënt een controle wordt gezocht ('pair matching'), dan dient de statistische analyse er rekening mee te houden dat er gepaarde waarnemingen zijn; in experimenteel onderzoek moet de analyse rekening houden met factoren die in een gestratificeerde loting werden gebruikt.

De statistische methoden (gestratificeerde analyse, regressie-analyse) om te 'corrigeren voor verstorende prognostische factoren (mogelijke confounders)' vereisen onder meer de volgende vooronderstellingen:
- De prognostische factoren worden foutloos gemeten of beoordeeld; zie Anderson et al. (1980, p. 150), Breslow and Day (1980, p. 106) en Fleiss (1981, p. 195). Voor leeftijd en geslacht kan dit (bijna) waar zijn, maar voor vele andere factoren helemaal niet.
- Het gebruikte wiskundig statistische model is voldoende realistisch; een multipele regressie analyse ligt het meest voor de hand.

- Alle belangrijke prognostische factoren zijn bekend en worden in het statistische model opgenomen. Maar het is fout om in de analyse te corrigeren voor een factor F die wordt beïnvloed door de expositie E of de onderzochte ziekte Z, omdat een dergelijke correctie juist systematische vertekening kan veroorzaken i.p.v. verhelpen.

Het kan lastig zijn om uit te maken voor welke factoren wel en voor welke factoren juist niet moet worden gecorrigeerd, teneinde een zo zuiver mogelijk beeld te krijgen van het verband tussen de mogelijke oorzaak E en het mogelijke gevolg Z (bijvoorbeeld expositie E en ziekte Z, of expositie E en kwantitatieve uitkomst Z, of medische behandeling E en uitkomst Z). Hoe kan een confounding factor F worden herkend? Volgens de experts Greenland, Pearl and Robins (1999) heeft een **confounder F alle drie de volgende eigenschappen**.

1. Er is een verband tussen de factor F en de expositie E, na correctie voor andere confounders. Bijvoorbeeld: de ongezonde gewoonten roken (E) en vet eten (F) gaan vaak samen; beide zijn van invloed op het krijgen van een infarct.
   Deze eigenschap betekent dat de expositie-groepen niet eerlijk vergelijkbaar zijn betreffende de factor F.
2. Er is een verband tussen de factor F en de uitkomst Z, na correctie voor de expositie E en andere confounders. Anders gezegd: in een groep mensen met dezelfde waarde van E is er een verband tussen F en Z. Het kan, bijvoorbeeld, bekend zijn dat een ziekte Z mede wordt veroorzaakt door een factor F, ook bij mensen die niet aan de expositie E worden bloot gesteld.
   Deze eigenschap betekent dat de factor F van prognostisch belang is voor de uitkomst Z, onafhankelijk van de expositie E.
3. De factor F wordt niet door de expositie E of de uitkomst Z veroorzaakt of beïnvloed en is dus ook geen intermediaire factor.
   Op deze eigenschap wordt verderop dieper ingegaan.

De punten 1 en 2 samen betekenen dat de expositiegroepen verschillend zijn betreffende de prognostische factor F voor de uitkomst Z; daarom is F een confounder. De genoemde correctie voor andere confounders vereist achterwaartse eliminatie van covariaten, in een multipele regressie analyse; zie echter de waarschuwing waarmee de eerste alinea in paragraaf 16.13 eindigt. Zeker bij logistische en Cox regressie is het onvoldoende (en wellicht nutteloos) om alleen de ruwe verbanden F met Z en F met E te bekijken.

In de vorige paragraaf bleek de odds ratio sterk te veranderen door te corrigeren voor een prognostische factor die hetzelfde verdeeld was in beide behandelingsgroepen. Het corrigeren voor deze factor, die geen confounder is, kan gebeuren om de gevoeligheid van de statistische toets te verbeteren en om te bevorderen dat de conclusies niet afhangen van de verdeling van deze factor in dit onderzoek. Het corrigeren voor een belangrijke prognostische factor F is noodzakelijk (tegen confounding bias) als F een confounder is en is nuttig (betere 'power') als F geen confounder is.

De statistische analyse is het meest objectief als in het onderzoeksprotocol staat welke mogelijke confounders in het model worden opgenomen, zonder enige selectie van variabelen. Als u beslist factoren wilt selecteren, dan is mijn **advies** om een significantiegrens van minstens 0,20 te hanteren voor de bijdrage van elke factor, ongeacht of de onderzochte associatie veel of weinig verandert; in een logistische regressie kan de LR toets worden gebruikt bij het achterwaarts selecteren van factoren. Dit advies tracht systematische vertekening te vermijden en bevordert bovendien een grote gevoeligheid van de statistische toets. Als het voor (de sterkte van) het verband tussen E en Z uitmaakt of voor de mogelijke confounder F wordt gecorrigeerd, dan moet voor F worden gecorrigeerd; meer dan 10% verandering kan als grens worden gehanteerd in een onderzoek met een voldoende groot aantal mensen.

Om te vermijden dat systematische vertekening juist wordt veroorzaakt door voor F te corrigeren, mag niet voor F worden gecorrigeerd in de volgende gevallen.

a) De expositie E veroorzaakt of beïnvloedt de factor F. In een onderzoek naar het verband tussen roken (E) en hart- en vaatziekten (Z) mag u niet corrigeren voor longafwijkingen (F) die door het roken worden veroorzaakt.

b) De uitkomst Z veroorzaakt of beïnvloedt de factor F. In etiologisch onderzoek mag u niet corrigeren voor een symptoom (F) van de onderzochte ziekte (Z).

c) De factor F is een intermediaire factor tussen oorzaak E en gevolg Z. In etiologisch onderzoek mag u niet corrigeren voor een mogelijke voorbode (F) van de onderzochte ziekte (Z).

In één zin samengevat: Het oorzakelijke verband tussen E en Z moet worden gecorrigeerd voor een andere oorzaak F van Z, zeker als dit corrigeren uitmaakt, mits F niet door E of Z wordt veroorzaakt of beïnvloed. Helaas kan het in de praktijk van het niet-experimentele onderzoek onduidelijk zijn welk argument het zwaarst dient te wegen; in zo'n geval is systematische vertekening onvermijdelijk. Corrigeren voor een prognostische factor die geen confounder is, kan een smaller betrouwbaarheidsinterval of een hogere gevoeligheid opleveren.

De voorgaande regels gelden ook voor experimenteel onderzoek. Na de loting gemeten factoren kunnen zijn beïnvloed door de therapie of door de gevolgen van de therapie en mogen daarom niet als covariaat worden gebruikt. Mag, bijvoorbeeld, in een regressie analyse voor **therapie-trouw** F worden gecorrigeerd, in experimenteel onderzoek naar het verband tussen therapie E en resultaat Z? Of mag therapie-trouw als effect modificator in het regressie model worden opgenomen? Nee, beslist niet! Als (een bijwerking van) de therapie van invloed is op de therapie-trouw, dan geldt (a). Als sommige patiënten de therapie staken omdat te weinig verbetering wordt ervaren, dan geldt (b). In therapeutische experimenten dient alleen te worden gecorrigeerd voor factoren die al voor de loting bekend zijn; zie ook paragraaf 20.1 (k). In uw eigen onderzoek kunt u controleren of een bepaalde wijze van analyseren tot systematische vertekening leidt: dit kan blijken wanneer die wijze van analyseren leidt tot een belangrijk verschil op de voormeting (als afhankelijke variabele in de regressie analyse), terwijl de groepen goed vergelijkbaar zijn op de voormeting. De voorgaande bezwaren, tegen het gebruik van therapie-trouw als covariaat of effect-modificator, gelden niet als de therapie-trouw werd gemeten tijdens een **inloopperiode** ('run-in period') voor de lotingsprocedure.

Het is eveneens onjuist om therapie-trouw te gebruiken als maatstaf voor de therapie-dosis, waarbij controle patiënten een dosis nul ontvangen, als de therapie-dosis niet middels loting tot stand kwam.

19.6 Ontbrekende waarden

Er bestaan geen bevredigende statistische methoden om ontbrekende gegevens te hanteren. Nooit kan worden uitgesloten dat systematische vertekening optreedt, door het selectief ontbreken van bepaalde gegevens. Daarom moet alles worden gedaan om te voorkomen dat gegevens ontbreken; zie hoofdstuk 13.

Hoe kunt u voorkomen dat een eindmeting ontbreekt in een therapeutisch experiment?
– U kunt meermalen meten, aan het einde van een evaluatie-periode. Het gemiddelde van herhaalde metingen hoeft niet te ontbreken zodra één van de herhaalde metingen ontbreekt. Bovendien heeft het gemiddelde van herhaalde metingen een kleinere toevallige meetfout. Natuurlijk moet u bedenken hoe belastend het voor een patiënt is om herhaald te worden gemeten.
– U kunt de statistische analyse beperken tot één meting aan het einde van een evaluatieperiode. Wanneer er toch herhaald werd gemeten, kan de eindmeting worden voorspeld uit de voorgaande metingen (aan hetzelfde individu). Het eenvoudigst is om de ontbrekende eindmeting gelijk te nemen aan de voorlaatste meting (Engels: last observation carried forward = LOCF). Bij een ongeveer lineaire trend is het beter om, voor elk individu, de ontbrekende eindmeting te voorspellen uit de voorgaande metingen, bijvoorbeeld met een lineaire regressie van meting y op tijd x.

Wat kunt u doen als enkele eindmetingen ontbreken in een therapeutisch experiment?
– Een uitkomstmaat kan ontbreken omdat de behandeling slecht beviel, wegens bijwerkingen of gebrek aan verbetering. Dergelijke **uitval om een ongunstige reden** kan in de statistische analyse worden verwerkt. Zie vraagstuk 1 in paragraaf 9.2 en zie de voorlaatste alinea in paragraaf 1.4.
– Een ontbrekende eindmeting kan met multipele regressie worden voorspeld uit andere variabelen; Laüter (1996) toont aan dat de indeling in behandelingsgroepen hierbij niet mag worden gebruikt.
– De statistische analyse kan worden beperkt tot de individuen bij wie de eindmeting niet ontbreekt.

Wat kunt u doen met ontbrekende waarde op een prognostische factor?
Volgens Greenland and Finkle (1995) hebben de geavanceerde statistische methoden veel betere eigenschappen dan de eenvoudige statistische methoden. Maar helaas beschikken de meeste onderzoekers niet over faciliteiten om de geavanceerde methoden te kunnen toepassen. Daarom bespreek ik hierna enkele eenvoudige manieren om met ontbrekende gegevens om te gaan, wanneer het niet lukte om alle gegevens te verzamelen. Met een ervaren statisticus kunt u overleggen welke aanpak in uw onderzoek het meest adequaat is.
– De statistische analyse kan worden beperkt tot de individuen bij wie geen gegeven ontbreekt. Deze aanpak is alleen acceptabel als de meeste personen over blijven.
– Een ontbrekende waarde kan met multipele regressie worden voorspeld uit andere variabelen; Laüter (1996) toont aan dat de indeling in behandelingsgroepen (expositie-groepen in cohort onderzoek, patiëntengroep of controlegroep in patiënt-controle onderzoek) hierbij niet mag worden gebruikt. Deze methode werkt slecht bij scheve verdelingen. De methode kan worden gebruikt voor een dichotomie door de voorspelde waarde af te ronden op nul of één.
– Een ontbrekende waarde op een covariaat kan worden vervangen door nul en een aparte indicator variabele geeft aan of de waarde wel (= 1) of niet (= 0) ontbreekt. Greenland and Finkle (1995) concluderen dat deze methode buitengewoon slecht werkt, terwijl deze methode helaas vaak wordt gebruikt.

19.7 Leugens, grote leugens en ... statistieken

Er wordt wel eens beweerd dat met statistiek bijna alles te bewijzen valt en het is helaas waar dat statistiek af en toe wordt misbruikt. De meeste leugens gebeuren niet opzettelijk, maar vinden hun oorzaak in gebrek aan methodologische kennis en inzicht. Daarom moeten de leugens, en niet de leugenaars, worden bestreden.

In tal van medische tijdschriftartikelen blijkt de statistische analyse niet juist te zijn uitgevoerd. Daarom kunnen medische onderzoekers niet uit hun eigen tijdschriften leren hoe de statistische analyse dient te gebeuren. Sommige fouten zijn bijna onuitroeibaar omdat medische onderzoekers elkaar nadoen en niet de statistische literatuur als richtlijn nemen. Ook komt het voor dat aan het einde van een artikel een statisticus wordt bedankt voor adviezen die niet alle werden opgevolgd; het komt zelfs voor dat de betreffende statisticus de uiteindelijke tekst pas na publicatie (of helemaal nooit) heeft gezien. Wanneer u een statisticus bedankt aan het einde van uw artikel, behoort u de naar het tijdschrift te sturen versie aan deze statisticus ter goedkeuring voor te leggen; wanneer u dat te lastig vindt, is het eerlijker de statisticus niet te bedanken en de verantwoordelijkheid zelf te dragen.

Helaas zijn er meer beunhazen dan statistici. Een statistische **beunhaas** is iemand die ten onrechte denkt dat hij anderen goede statistische adviezen kan geven. Met de beste bedoelingen houdt een beunhaas zichzelf en anderen voor de gek. Hoe kunt u een deskundige statisticus van een beunhaas onderscheiden? Ervaring speelt een belangrijke rol, maar een grote ervaring biedt geen garantie voor voldoende kennis en inzicht. Statistische deskundigen zullen u bijna altijd naar de statistische literatuur verwijzen, terwijl statistische beunhazen meestal naar de niet-statistische literatuur verwijzen. Kent u een beunhaas in uw directe omgeving? Beunhaast u zelf wel eens op statistisch gebied?

In 1999 zal worden begonnen met een registratie-systeem voor biostatistici. Aan de te registreren biostatisticus zullen theoretische eisen en ervaringseisen worden gesteld. Ofschoon de gestelde eisen zeker niet te hoog zullen zijn, verwacht ik dat beunhazen zich niet zullen kwalificeren.

In een medisch ethische commissie, die een protocol voor een wetenschappelijk onderzoek dient te beoordelen, hoort een statisticus te zitten. Is het ethisch aanvaardbaar wanneer een niet-statisticus pretendeert voldoende statistische kennis te hebben?

Hoofdstuk 20
ONDERZOEKSPROTOCOL
VOOR EEN THERAPEUTISCH EXPERIMENT

Een goed onderzoeksprotocol is een volledige handleiding voor de organisatie en uitvoering van een onderzoek, inclusief de analyse en de verslaglegging. Het protocol moet alle belangrijke afspraken bevatten, zodat niets over het hoofd wordt gezien. Een bondig protocol is bovendien een goede basis voor een eerste versie van het artikel of proefschrift waarin het experiment wordt beschreven. De belangrijkste besluiten betreffen:
- het type patiënt dat in het onderzoek zal worden opgenomen en hoe dergelijke patiënten kunnen worden geworven en geselecteerd
- de te vergelijken behandelingen
- de wijze waarop het behandelingsresultaat bij een patiënt zal worden vastgesteld
- de wijze waarop het behandelingsresultaat in elke behandelingsgroep zal worden samengevat; denk aan grafieken en tabellen
- de statistische toets om de behandelingsgroepen met elkaar te vergelijken
- het aantal patiënten en waarom dit aantal patiënten nodig is

Wanneer hierover beslissingen zijn genomen, kunnen andere aspecten van het onderzoek zinvol worden besproken aan de hand van opeenvolgende versies van het protocol.

In een voorstudie (Engels: pilot study) kan worden nagegaan of effect-maten en prognostische factoren betrouwbaar kunnen worden vastgesteld. Uit een voorstudie moet ook blijken of de uitleg duidelijk is en of voldoende mensen willen meedoen.

20.1 De inhoud van een protocol

Hierna noem ik de onderwerpen die in een protocol aan de orde kunnen komen. Vooral de statistische aspecten krijgen aandacht, omdat die voor u het lastigst zijn. In de volgende paragrafen vindt u voorbeelden van mogelijke teksten.

a) Achtergrond.
De aanleiding tot het onderzoek wordt uiteengezet, in relatie tot de huidige stand van de wetenschap. Het is verstandig om dit onderdeel van het protocol te moderniseren, zodra een nieuw verschenen artikel daartoe aanleiding geeft.

b) Vraagstelling.
In één of twee zinnen wordt de vraagstelling samengevat: het type patiënt, de behandeling(en) en het te meten effect worden genoemd. Naast de hoofdvraagstelling kunnen er nevenvraagstellingen zijn.

c) Onderzoeksopzet.
Genoemd wordt welke behandeling een groep patiënten ondergaat, dat er een lotingsprocedure is en wie geblindeerd worden. Krijgt elke groep één therapie of betreft het een kruisproef?

De proefopzet is het belangrijkst voor de geloofwaardigheid van de uiteindelijke onderzoeksresultaten. Een slechte proefopzet kan niet worden hersteld met een geavanceerde statistische analyse.

d) Selectie-criteria.
Natuurlijk mag een patiënt alleen tot het experiment worden toegelaten als onbekend is wat voor deze patiënt de beste behandeling is. Meewerkende therapeuten moeten bereid zijn om altijd de lotingsuitslag voor een toegelaten patiënt te accepteren.

De toelatings- en uitsluitingscriteria bepalen voor welke toekomstige patiënten de onderzoeksresultaten zullen gelden. De selectie-criteria mogen **niet al te beperkend** zijn, zodat een voor de praktijk relevante groep patiënten wordt geselecteerd. Als in de statistische analyse rekening wordt gehouden met prognostische factoren, dan is heterogeniteit op die factoren niet zo belangrijk; hierbij wordt verondersteld dat het effect hetzelfde is voor alle waarden van de prognostische factor.

Selectie-vertekening kan optreden door toelating van patiënten die eerder slecht reageerden op één van de te vergelijken therapieën. Patiënten die goed reageerden op die therapie zijn immers ondervertegenwoordigd, hetgeen die therapie bij voorbaat benadeeld.

In paragraaf 1.1 worden nog enkele andere punten besproken.

e) Lotingsprocedure.
Van elke toegelaten patiënt worden eerst de algemene gegevens en de beginwaarden vastgelegd. Daarna bepaalt een lotingsprocedure welke behandeling een patiënt krijgt.

In een dubbelblind onderzoek kunnen aselecte permutaties worden gebruikt om even grote groepen te maken. Zonder blindering dient een andere lotingsprocedure te worden gebruikt, bijvoorbeeld onzuivere munt loting.

Als de loting in strata gebeurt, dienen alle strata te worden genoemd en de te verwachten verdeling van de patiënten over de strata. In de stratificatie dienen alleen factoren te worden gebruikt die van groot prognostisch belang zijn voor het behandelingsresultaat. Als een prognostische factor belangrijk genoeg is om in de lotingsprocedure te worden gebruik, dan is deze factor zeker belangrijk genoeg om in de statistische analyse te worden gebruikt. Echter, in de statistische analyse mogen ook nog andere prognostische factoren worden gebruikt. In een gestratificeerde analyse worden binnen elk stratum de behandelingsgroepen vergeleken, waarna de bewijskracht over alle strata gebundeld wordt. De belangrijkste statistische **reden voor gestratificeerde loting** is om de (gestratificeerde of regressie) analyse efficiënter te maken. Voor de medische onderzoeker is het plezierig als hij kan laten zien dat de behandelingsgroepen goed vergelijkbaar zijn, maar het is belangrijker dat de vergelijking binnen de strata gebeurt.

In een kruisproef met meer dan twee behandelingen bepaalt de lotingsprocedure welke statistische analyse mogelijk is; zie paragraaf 7.4.

Williams and Davis (1994) constateren dat in de meeste artikelen niet duidelijk staat welke lotingsprocedure werd toegepast. Zij geven het volgende voorbeeld van een volledige beschrijving die toch weinig ruimte vraagt: 'The randomization was balanced by blocks of four and stratified according to center with a central-computer-generated random-number table'.

f) Blindering.
De blindering kan betrekking hebben op de patiënt, op de behandelaar en op de evaluator van het behandelingsresultaat. Er dient te worden aangegeven hoe de blindering wordt gerealiseerd.

g) Beschrijving van de behandelingen.
De therapie dient zo volledig mogelijk te worden beschreven: duur van de therapie, dosering, wijze van toediening, co-medicatie. Hoe wordt de therapie-trouw nagegaan? Is therapie-trouw, in een inloop-periode voor de loting, een selectie-criterium? Wat te doen wanneer een patiënt de therapie niet kan verdragen? Patiënten die de behandeling staken, of overstappen op een andere behandeling, moeten volgens het 'intention to treat' principe ook worden geëvalueerd en in de analyse worden betrokken.

Het is 'good clinical practice' om elke patiënt regelmatig te controleren. In het protocol dient te worden vastgelegd welke acties worden ondernomen wanneer een patiënt afwijkend op de behandeling reageert.

h) Ethiek.
De patiënten worden mondeling en schriftelijk voorgelicht over de lotingsprocedure en de behandelingen. Door een handtekening onder de uitleg te zetten bevestigt de patiënt dat hij deze uitleg begrepen heeft en aan het onderzoek wil deelnemen. Iedere patiënt, en ook iedere arts, moet volledig vrij zijn om niet deel te nemen aan het onderzoek.

i) Evaluatie van het behandelingsresultaat bij elke patiënt.
Op basis van de evaluatie van de behandelingsresultaten wordt uitgemaakt welke behandeling de voorkeur verdient. De evaluatie dient zoveel mogelijk te worden gestandaardiseerd. Gespecificeerd dient te worden op welke wijze en op welk moment een patiënt wordt geëvalueerd. De gevoeligheid van de statistische toets wordt nauwelijks beter van metingen die gebeuren op een moment dat het behandelingseffect nog niet maximaal is; zie Schouten (1999b). Herhaalde beginmetingen (voor de loting) en herhaalde eindmetingen (aan het einde van de behandelingsperiode) kunnen wel zinvol zijn; zie paragraaf 17.1, met de appendix.

Het 'intention to treat' principe gebiedt dat bij elke toegelaten patiënt aan het einde van de behandelingsperiode het behandelingsresultaat wordt geëvalueerd, maar het is niet altijd mogelijk om dat te realiseren.

Er moet worden afgesproken wat het **behandelingsresultaat bij uitvallers** is. Er kan, bijvoorbeeld, worden afgesproken dat het behandelingsresultaat zo slecht mogelijk is bij patiënten die de behandeling staakten. In vraagstuk 1 in paragraaf 9.2 wordt bij uitvallers de behandeling als mislukt beschouwd. In paragraaf 1.4 werd, direct na de vraagstukken, gewezen op een andere manier waarop de statistische analyse kan gebeuren: in het besproken experiment gaf het nieuwe middel minder uitval om een ongunstige reden ($P_1 = 0,172$) en bovendien een betere gemiddelde score bij de overgebleven patiënten ($P_1 = 0,042$), en samen leidt dit tot de gecombineerde P-waarde $P_1 = 0,172 \times 0,042 \times [1 - \ln(0,172 \times 0,042)] = 0,043$ en dus $P_2 = 0,09$.

In paragraaf 6.8 wordt beschreven hoe een gevoelige **samenvattende effect-maat** kan worden gebruikt in de statistische analyse; zie ook vraagstuk 1 in paragraaf 9.2.

De begincondite van elke patiënt wordt vastgesteld voordat met de behandeling wordt begonnen. Het gaat hierbij om factoren die van prognostisch belang zijn voor het uiteindelijke behandelingsresultaat. De belangrijkste prognostische factoren kunnen in de statistische analyse worden gebruikt, mits deze factoren voor de loting worden gemeten of beoordeeld.

De volgende drie punten dienen logisch aan te sluiten op de manier waarop elke patiënt wordt geëvalueerd.

j) Evaluatie van het behandelingsresultaat in elke groep.
Dit is eigenlijk het begin van de statistische analyse. Van een kwalitatieve effectmaat wordt per behandelingsgroep een frequentie-verdeling (kruistabel) gemaakt. Van een kwantitatieve effectmaat wordt per behandelingsgroep een histogram (of tak-blad grafiek) gemaakt. Afhankelijk van het onderhavige onderzoek kan het verloop in de tijd grafisch worden weergegeven, of kunnen correlatie-diagrammen (Engels: scatter plots) het verband tussen twee variabelen laten zien. Bij een enigszins normale verdeling, in elke behandelingsgroep, worden gemiddelden en standaardafwijkingen berekend; de standaardafwijking toont de variabiliteit tussen de individuen en de standaardfout toont hoe precies het gemiddelde kan worden geschat. Bij een scheve verdeling worden medianen en kwartielen (of andere percentielen) gegeven; het verschil tussen de hoogste en de laagste waarde (Engels: range) is een minder fraaie maat, omdat dit verschil groter is naarmate de steekproef groter is. Natuurlijk worden de behandelingsgroepen alvast oppervlakkig met elkaar vergeleken.

Als het gaat om overlevingskansen, worden Kaplan-Meier overlevingscurven getekend. Dit is ook adequaat als het onderzoek gaat over de kans op een bepaalde (ernstige) gebeurtenis bij een patiënt, terwijl de vervolgduur niet hetzelfde is voor alle patiënten.

k) Statistische analyse.
In eerste instantie wordt de juiste statistische toets gekozen, zonder daarbij prognostische factoren te betrekken: chi kwadraat toets, logrank toets, t-toets of rangnummer-toets. Ook het betrouwbaarheidsinterval voor het verschil in effect tussen twee behandelingen wordt gegeven. Er wordt geanalyseerd volgens het 'intention to treat' principe: alle terecht toegelaten patiënten zitten in de analyse en wel in de door het lot bepaalde behandelingsgroep. Voor een éénduidige interpretatie van de resultaten is het voordelig om één belangrijkste effect-maat te hebben, of een gering aantal effectmaten te combineren.

In tweede instantie kunnen één of enkele belangrijke prognostische factoren worden gebruikt in een gestratificeerde analyse of een regressie-analyse. Dit vergroot de gevoeligheid van de statistische toets en maakt de conclusies minder afhankelijk van de verdeling van de prognostische factoren in het onderzoek. Vaak is alleen de voormeting van voldoende prognostisch belang. Het gebruik van prognostische factoren is in de statistische analyse nuttiger dan in de lotingsprocedure. Het is inconsequent, en statistisch onjuist, om een factor wel (voldoende belangrijk te vinden om) te betrekken in de lotingsprocedure en niet in de statistische analyse. Bij de **keuze van de prognostische factoren** in de analyse moet u letten op het prognostisch belang voor het behandelingsresultaat, en niet op een verschillende verdeling in de behandelingsgroepen:

- Het prognostisch belang van een factor bepaalt de grotere gevoeligheid van de statistische toets. De grotere gevoeligheid wordt ook bereikt bij een gelijke verdeling van de prognostische factor in de behandelingsgroepen.
- Zonder prognostisch belang is het zinloos om te corrigeren voor een verschillende verdeling in de behandelingsgroepen. Het prognostisch belang bepaalt of het zinvol is om te corrigeren voor toevallige of systematische vertekening, welk corrigeren ook belangrijk kan zijn bij een gelijke verdeling in de behandelingsgroepen. Voor de odds ratio in een logistisch regressie model kan het veel uitmaken of een factor wel of niet in het model is opgenomen, ook als die factor precies dezelfde verdeling heeft in beide behandelingsgroepen; zie ook de paragrafen 9.5, 9.6 en 19.4. In lineaire regressie analyse, voor het vergelijken van twee gemiddelden, is het mogelijk dat twee prognos-

tische factoren ieder apart dezelfde verdeling in de behandelingsgroepen hebben, maar niet als ze in combinatie (bivariaat) worden bekeken; zie ook Anderson et al. (1980, paragraaf 5.1) en paragraaf 6.7.

In het onderzoeksprotocol hoort te staan welke prognostische factoren in de analyse zullen worden gebruikt, zodat de significantie (van het verschil in behandelingsresultaat) niet achteraf te beïnvloeden is door de keuze van de factoren in de analyse. Tevens kan worden onderzocht of effect-modificatie (interactie tussen behandelingsgroep en prognostische factor) optreedt.

Wanneer een behandeling onplezierig is, of wanneer een gunstig resultaat uitblijft, kan dit de **therapie-trouw** ongunstig beïnvloeden. Therapie-trouw in de statistische analyse behandelen als prognostische factor kan daarom tot ernstige vertekening leiden. Rosenbaum (1984) schrijft: **'*In randomized experiments*, adjustments for posttreatment concomitant variables should be avoided when estimating treatment effects, ..., since the adjustments themselves can introduce a bias where none existed previously.'** De CPMP Working Party on efficacy of medicinal products (1995, p. 1676), die de officiële Europese richtlijnen opstelt, geeft de volgende algemene richtlijn: **'It is not advisable to adjust the main analyses for covariates measured after randomization.'** Zie ook paragraaf 19.5. Therapie-trouw mag wel als covariaat of effect-modificator in de statistische analyse worden gebruikt als de therapie-trouw werd gemeten tijdens een inloopperiode ('run-in period') voor de loting.

Als patiënten worden geselecteerd op het moment dat hun ziekte opspeelt, kan een schijnbare verbetering optreden door regressie naar het gemiddelde. Maar ook in andere gevallen is het natuurlijk beloop niet precies bekend en kan spontane verbetering optreden. Daarom is het zinloos om te toetsen of er binnen een behandelingsgroep een significant verschil is tussen begin- en eindwaarde. Alleen een vergelijking tussen behandelingsgroepen is methodologisch verantwoord.

l)   Aantal patiënten.

Met betrekking tot de belangrijkste effect-maat dient de onderzoeker aan te geven welk verschil in behandelingseffectiviteit statistisch bewezen moet kunnen worden. Het gaat hierbij niet om het waar te nemen verschil in het onderzoek, maar om het hypothetisch te verwachten verschil dat de onderzoeker klinisch relevant vindt.

Bij een kwantitatieve effect-maat zijn minder patiënten nodig als één of meer metingen voor de loting worden verricht en als er meerdere metingen zijn vanaf het moment dat een maximaal behandelingsresultaat valt te verwachten.

m)   Interim analyses: tussentijds statistisch toetsen.

Het kan wenselijk zijn om voor het eind van het onderzoek na te gaan of al een statistisch significant verschil is bereikt. Het voordeel van tussentijds toetsen is dat er, gemiddeld genomen, minder patiënten nodig zijn. Dit geldt vooral wanneer het verschil in behandelingseffect groter blijkt te zijn dan werd voorzien. Tussentijds stoppen kan ook gebeuren omdat er geen of een te klein verschil in behandelingseffect is.

Bij tussentijdse analyses moeten veel lagere significantie-grenzen worden gehanteerd. In het protocol dient te staan welke significantie-grenzen worden gehanteerd en op welk moment in de studie. Ook moet worden vermeld wie inzage krijgen in de tussentijdse analyses, bijvoorbeeld alleen de statisticus of alleen een externe begeleidingscommissie. Meestal wordt in totaal twee tot vijf keer een analyse uitgevoerd.

n) Voortgangsbewaking.
Voortdurend moet worden nagegaan of alles volgens plan verloopt. Regelmatig, bijvoorbeeld elk kwartaal, dient er een overzicht te zijn van de belangrijkste gegevens: per groep het aantal toegelaten patiënten en histogrammen of frequentie-verdelingen van de prognostische factoren die in de statistische analyse zullen worden gebruikt. Dit is noodzakelijk om fouten te beperken en het ontbreken van gegevens te vermijden.

In het regelmatig te verschijnen voortgangsverslag wordt ook melding gemaakt van uitvallers en andere afwijkingen van het protocol; ook therapie-trouw kan een interessant gegeven zijn. Wat voor soort mensen weigeren met het experiment mee te doen en vermindert dat de representativiteit van het experiment? Kreeg elke patiënt wel de door het lot aangewezen behandeling?

o) Opslag en controle van gegevens
Er wordt beschreven hoe de gegevens worden verzameld en welke controles worden uitgevoerd om foutieve of ontbrekende gegevens te vermijden. In paragraaf 13.2 staat waarop u minstens hoort te controleren. Veel onderzoekers zijn slordig en krijgen een verzameling gegevens vol fouten, hetgeen de conclusies ernstig kan beïnvloeden.

De gegevensformulieren vormen een bijlage bij het protocol.

p) Afwijkingen van het protocol
Vermeld dient te worden dat een patiënt uit het onderzoek wordt verwijderd als de behandeling niet middels loting werd toegewezen. Ook dient een patiënt uit het onderzoek te worden verwijderd als volledig objectief blijkt dat de toelating tot het experiment ten onrechte gebeurde, mits dit wordt vastgesteld voordat het behandelingsresultaat bij de betreffende patiënt werd geëvalueerd.

Volgens het 'intention to treat' principe moet een patiënt gewoon verder worden gevolgd en geëvalueerd na een eventuele verandering van (of stoppen met) de therapie.

q) Verantwoordelijkheden.
Eén ervaren onderzoeker moet de dagelijkse leiding hebben. Bij een groot onderzoek moet er een coördinatie-centrum zijn, een interne begeleidingscommissie waarin de voortgangsbewaking wordt besproken, en een externe begeleidingscommissie waarin de interim analyses worden besproken. De samenstelling van deze commissies dient te worden vermeld in een bijlage, waarin steeds de nieuwe adressen en telefoonnummers zijn te vinden. Verder wordt genoemd wie de lotingslijst maakt, wie de medicamenten levert, wie adviseert en wie welke taken uitvoert.

r) Bijlagen.
– Lijst van te publiceren artikelen.
– Samenstelling van commissies, met adressen en telefoonnummers van de leden.
– Brieven aan deelnemende patiënten.
– Brieven aan deelnemende artsen.
– Gegevensformulieren.
– Budget.
– Tijdpad.
– Literatuur.

20.2 Een experiment met twee bloeddruk verlagende middelen

De hierna volgende stukken tekst vormen zeker geen volledig protocol. Alleen de belangrijkste effectmaat wordt bekeken.

b) Vraagstelling.
Hoe groot is het verschil in gemiddelde daling van de bloeddruk tussen Felodipine (5 mg/dag) en Metoprolol (50 mg/dag), bij mannen met matige hypertensie?

c) Onderzoeksopzet.
Er worden 302 patiënten in het experiment opgenomen. Zij beginnen met een placebo inloopperiode van twee weken, om de voorgaande behandeling uit te wassen en om de therapietrouw te bekijken. Daarna worden de patiënten middels loting verdeeld over twee groepen. De ene groep krijgt vier weken Felodipine en de andere groep krijgt vier weken Metoprolol; dit gebeurt dubbelblind.

d) Selectie-criteria.
– Voorlopige selectie voor de inloop-periode: man, 30 tot 69 jaar, bij drie opeenvolgende bezoeken aan de huisarts een diastolische bloeddruk boven 95 mm Hg.
– Definitieve selectie na de inloop-periode: voldoende therapie-trouw, diastolische bloeddruk (24-uurs gemiddelde) 95 tot 114 mm Hg.

e) Lotingsprocedure.
Van elke toegelaten patiënt moeten eerst de algemene gegevens en de beginwaarden worden vastgelegd. Pas daarna bepaalt een lotingsprocedure de behandeling.
De diastolische bloeddruk bij toelating wordt gebruikt om vier strata te vormen: 95 tot 99 mm Hg, 100 tot 104 mm Hg, 105 tot 109 mm Hg, 110 tot 115 mm Hg. Toevallige permutaties (van wisselende omvang) worden gebruikt om in elk stratum twee even grote groepen te krijgen.

f) Blindering volgens 'double-dummy'.
De met Felodipine behandelde patiënten krijgen een Metoprolol-placebo. De met Metoprolol behandelde patiënten krijgen een Felodipine-placebo.

i) Evaluatie van de behandeling bij elke patiënt.
Na twee weken inloop-periode, maar juist voor de lotingsprocedure, en na vier weken behandeling wordt de diastolische bloeddruk (24-uurs gemiddelde) gemeten. De belangrijkste effect-maat is de verandering in diastolische bloeddruk.
Wanneer geen meting verricht kon worden na vier weken behandeling, wordt de therapie als een mislukking beschouwd. Met een goed 'informed patient consent' zal worden getracht om dergelijke uitval te voorkomen. Voor de andere patiënten wordt een succes gedefinieerd als: een bloeddrukverlaging ≥ 10 mm Hg, of een uiteindelijke bloeddruk ≤ 94 mm Hg.
Er wordt verondersteld dat verlaging van de bloeddruk leidt tot verlaging van het risico op een infarct. Bloeddrukverlaging is een surrogaat (Engels: 'proxy') uitkomst voor het optreden van een infarct. Een onderzoek naar het optreden van een infarct vereist veel meer patiënten.

j) Evaluatie van de behandeling in elke groep.
De twee behandelingsgroepen worden vergeleken in een grafiek: op de horizontale as de bloeddruk aan het einde van de inloop-periode, op de verticale as de verandering van de bloeddruk; regressie naar het gemiddelde zorgt voor een sterke negatieve correlatie. De **analyse wordt begonnen met een grafiek waarin de groepen niet worden onderscheiden,** om een extreme waarde te transformeren zonder te weten in welke groep die extreme waarde voorkomt; zie vraagstuk 3a in paragraaf 15.9. Van elke groep wordt de gemiddelde verandering (met SD en SE) berekend. Tevens wordt vermeld bij hoeveel patiënten de therapie een succes is, een mislukking, of dat de patiënt uitviel (en waarom).

Het voorgaande gebeurt ook apart voor elk van de vier strata.

k) Statistische analyse.
Met de twee-steekproeven t-toets wordt de gemiddelde verandering in diastolische bloeddruk vergeleken. Met de chi-kwadraat toets wordt het percentage succesvolle therapieën vergeleken. Zie ook vraagstuk 1 in paragraaf 9.2 en de voorlaatste alinea in paragraaf 1.4.

In een lineair regressie model wordt naast de therapie alleen de volgende prognostische factor opgenomen: de begin-bloeddruk, gemeten vlak voor de loting.

Er wordt tweezijdig getoetst en bij elke toets wordt een 95% betrouwbaarheidsinterval gepresenteerd.

l) Aantal patiënten.
Een verschil in effectiviteit van 3 mm Hg wordt medisch relevant geacht. Volgens voorgaand onderzoek heeft de verandering in diastolische bloeddruk (24-uurs gemiddelde) een standaardafwijking van 8 mm Hg. De gewenste gevoeligheid is 0,90. De tweezijdige significantie-grens is 0,05. Volgens paragraaf 11.2 zijn er dan 151 patiënten per groep nodig, dus 302 in totaal.

In het te schrijven tijdschriftartikel zal ook de residuele variantie worden vermeld, in de lineaire regressie analyse die in punt (k) werd genoemd. Dit maakt een betere berekening mogelijk van het benodigde aantal patiënten in toekomstig onderzoek; zie de paragrafen 11.2 en 17.1.

20.3 Een protocol voor een experiment over de preventieve waarde van aspirine bij non-valvulair atrium fibrilleren

Om didactische redenen vormen de hierna volgende protocol-fragmenten een vereenvoudigde weergave van de werkelijke onderzoekspraktijk.

b) Vraagstelling.
Het betreft patiënten met niet-reumatisch atrium fibrilleren. Kan een lage dosis aspirine (acetylsalicilzuur 75 mg/dag) herseninfarcten en sterfte voorkomen, zonder hersenbloedingen te veroorzaken?

c) Onderzoeksopzet.
Middels loting worden de patiënten verdeeld over twee groepen. De ene groep krijgt aspirine en de andere groep een placebo. Het is een dubbelblind onderzoek.

e) Lotingsprocedure.
Van elke toegelaten patiënt moeten eerst de algemene gegevens en de beginwaarden worden vastgelegd. Pas daarna bepaalt een lotingsprocedure de behandeling.

Ongeveer 1500 patiënten worden verdeeld over twee groepen, middels aselecte permutaties (van wisselende omvang): 900 patiënten krijgen aspirine en 600 patiënten krijgen het placebo.

h) Ethiek.
In dit onderzoek gaat het om zeer ernstige gebeurtenissen. Daarom is het van ethisch belang om het aantal patiënten zo klein mogelijk te houden. Om die reden zullen interim analyses worden uitgevoerd met een stopregel voor een éénzijdige toets; bij wijze van hoge uitzondering wordt niet tweezijdig getoetst. Het experiment zal worden gestopt zodra duidelijk is dat aspirine niet significant beter zal zijn dan placebo.

i) Evaluatie per patiënt.
Sterfte, herseninfarct en hersenbloeding worden als gelijkwaardige gebeurtenissen beschouwd. Niet alleen het optreden van zo'n gebeurtenis wordt vastgelegd, maar ook de datum (dag, maand, jaar) waarop de gebeurtenis optreedt; in de analyse zal de tijdsduur (in dagen, vanaf de loting) tot een gebeurtenis worden gebruikt.

j) Evaluatie van de behandeling in elke groep.
In een grafiek wordt van elke behandelingsgroep de Kaplan-Meier curve weergegeven. Een Kaplan-Meier curve geeft voor elke vervolgduur aan wat de kans is op een ernstige gebeurtenis (sterfte of herseninfarct of hersenbloeding). Wanneer een patiënt met de medicatie stopt, wordt deze patiënt toch gewoon verder vervolgd; dit wordt niet als statistische censurering beschouwd, maar in feite genegeerd.

Het 'intention to treat' principe wordt gevolgd. Wanneer een patiënt van behandeling verandert, blijft deze patiënt toch tot de oorspronkelijke groep behoren. Ook de patiënten die na de loting niet met de therapie beginnen, blijven behoren tot de door loting toegewezen groep.

k) Statistische analyse.
Er wordt nu verder gegaan op de in punt (j) aangewezen weg. De Kaplan-Meier curves, die de kans op een ernstige gebeurtenis weergeven, worden vergeleken middels de logrank toets. Er wordt éénzijdig statistisch getoetst omdat de medicatie niet zal worden toegepast als zij niet beter is dan een placebo. Bovendien zorgen de interim analyses dat er geen significant resultaat in de onverwachte richting kan optreden; zie ook de discussie over dit problematische onderwerp in paragraaf 11.1. Middels Cox regressie zal toch een tweezijdig 95% betrouwbaarheidsinterval worden berekend voor het relatieve risico van aspirine t.o.v. placebo. Om ethische redenen wordt geaccepteerd dat toets en interval niet overeenstemmen.

In een Cox regressie model worden geslacht en leeftijd als prognostische factoren opgenomen. Over de waarde van prognostische factoren is weinig bekend, maar een exploratieve analyse kan hierover wellicht meer inzichten verschaffen; gedacht wordt aan de factoren ... Er zal worden gekeken naar de prognostische waarde van elke factor, in combinatie met de andere factoren, en naar mogelijke effect-modificatie.

l) Aantal patiënten.
De afgelopen jaren was de incidentie 5% per jaar. Uitgaande van een gemiddelde vervolgduur van drie jaar, wordt in de placebo groep bij 15% van de patiënten een ernstige gebeurtenis verwacht. Hopelijk kan dit in de aspirine groep worden gereduceerd tot 10%. Volgens Hsieh (1992) is het dan efficiënt om de aspirine groep anderhalf keer zo groot te maken als de placebo groep. Ook om ethische redenen is dit wenselijk.

De logrank toets wordt gebruikt met éénzijdige significantie-grens 0,05. De gewenste gevoeligheid is 0,90. Volgens Freedman (1982) en Hsieh (1992) vereist dit 180 ernstige gebeurtenissen in totaal bij 1500 patiënten in het onderzoek: 600 patiënten in de placebo groep en 900 patiënten in de aspirine groep. Voor de gewenste gevoeligheid 0,90 moeten 180 ernstige gebeurtenissen worden afgewacht; het gaat niet zozeer om het aantal patiënten.

De berekening gaat als volgt. Er zijn kansen $\pi_1 = 0,85$ en $\pi_2 = 0,90$ om gebeurtenisvrij te blijven. Er zijn dus kansen $1-\pi_1 = 0,15$ en $1-\pi_2 = 0,10$ dat een gebeurtenis optreedt. Voor de gewenste verhouding $\gamma = n_2/n_1$ wordt $\gamma = (1-\pi_1)/(1-\pi_2) = 0,15/0,10 = 1,5$ aanbevolen, zodat $n_2 = 1,5 \times n_1$. Zie de appendix bij paragraaf 17.3 voor de rekenformules. Via het tussenresultaat $\lambda = 5,608$ wordt het vereiste aantal gebeurtenissen $d_1+d_2 \geq 179,3$ berekend en dit wordt $d_1+d_2 = 180$. Deze gebeurtenissen zullen, volgens de hypothetische verwachtingen in de eerste alinea, ongeveer gelijk worden verdeeld over de $n_1 = 600$ patiënten met de placebo en de $n_2 = 900$ patiënten met aspirine.

m) Interim analyses: tussentijds toetsen (volgens paragraaf 12.4).
In dit experiment moeten in totaal 180 ernstige gebeurtenissen worden afgewacht. Na 45, na 90 en na 135 ernstige gebeurtenissen wordt de logrank toets uitgevoerd met achtereenvolgende éénzijdige significantie-grenzen 0,001, 0,008 en 0,017; na een significant verschil zal het experiment worden gestopt. Het experiment zal ook worden gestopt als P > 0,80, P > 0,38 respectievelijk P > 0,17 na 45, 90 respectievelijk 135 ernstige gebeurtenissen. Deze éénzijdige stopregel van Snapinn (1992; parameters $p_{rej} = 0,90$ en $p_{acc} = 0,20$) heeft het voordeel dat in de uiteindelijke analyse niet hoeft te worden gecorrigeerd voor het gebruik van een stopregel. Bovendien kan met een ander experiment worden begonnen zodra duidelijk is dat geen significant verschil meer te verwachten is. De bedoeling is om te stoppen zodra de conclusie voldoende duidelijk is en om door te gaan zolang de conclusie nog onvoldoende duidelijk is, waarbij echter een maximum wordt opgelegd aan het totale aantal gebeurtenissen.

Appendix bij paragraaf 20.3
In later onderzoek zou de preventieve werking van acetylsalycilzuur (aspirine) met anticoagulantia (Warfarine) kunnen worden vergeleken. Het is dan nog belangrijker om een veroorzaakte hersenbloeding (als bijwerking) en een niet voorkomen herseninfarct op gelijkwaardige wijze in de statistische analyse op te nemen.

Met de 'double dummy' techniek kan de patiënt worden geblindeerd door de dosering van iemand met Warfarine-placebo net zo te wijzigen als de voorgaande patiënt met Warfarine. Als de onderzoeker dit niet goed uitvoerbaar acht, kan de beoordeling van de eindgebeurtenis nog blind gebeuren.

Bij de toelating van een patiënt moet onbekend zijn welke therapie hij zal krijgen. Zonder blindering mogen geen aselecte permutaties worden gebruikt, maar wel onzuivere munt loting.

20.4 Beoordeling van een artikel over een therapeutisch experiment

De in paragraaf 20.1 genoemde aspecten van een onderzoeksprotocol leiden tot de volgende vragen ter beoordeling van een (gepubliceerd of nog te publiceren) artikel.

a) Is het onderzoek een zinvolle aanvulling op het werk van anderen?
b) Is er een duidelijke vraagstelling die al blijkt uit de samenvatting en uit de titel van het artikel? Bevat het artikel een goed antwoord op deze vraagstelling?
c) Is het een goed opgezet vergelijkend onderzoek, met loting en blindering?
d) Zijn de geselecteerde patiënten representatief voor de medische praktijk buiten dit onderzoek? Heeft de generaliseerbaarheid van de conclusies te lijden van de patiënten die weigerden mee te doen?
e) Wordt de lotingsprocedure beschreven? Indien van toepassing: welke strata zijn gebruikt en zijn deze strata van prognostisch belang voor het behandelingsresultaat?
f) Wie zijn geblindeerd en op welke wijze?
g) Zijn de behandelingen zodanig beschreven dat u uw eigen patiënten precies zo zou kunnen behandelen?
h) Zijn de patiënten eerlijk voorgelicht en ondervinden zij geen nadeel van het onderzoek? Zou u zelf bereid zijn om als patiënt mee te doen?
i) Hoe wordt het behandelingsresultaat bij elke patiënt vastgesteld?
j) Is duidelijk wat het verschil in resultaat is tussen de behandelingen? Is duidelijk of een gepresenteerd getal de standaarddeviatie of de standaardfout voorstelt en is nagegaan of de verdeling statistisch normaal is binnen elke groep? Is het 'intention to treat' principe gevolgd: zijn alle toegelaten patiënten geëvalueerd en zijn de door loting bepaalde groepen vergeleken? Een afname van 10% naar 5% (ernstige gebeurtenissen) kan een reductie met 5% of met 50% worden genoemd; is duidelijk wat de noemer is?
k) Is de juiste statistische toets, met bijbehorend betrouwbaarheidsinterval, gekozen? Wordt niet de ernstige fout gemaakt om (in de tijd) herhaalde waarnemingen als onafhankelijke waarnemingen te beschouwen? Zijn er zoveel P-waarden berekend dat statistische significantie geen bewijskracht meer heeft? Worden ook de niet-significante verschillen genoemd? Indien van toepassing: Is op de juiste wijze rekening gehouden met de belangrijkste prognostische factoren?
l) Zijn de groepen groot genoeg om een klinisch relevant verschil statistisch te kunnen bewijzen? Is er een argumentatie voor de grootte van de groepen?
m) Indien van toepassing: Zijn interim analyses op statistisch verantwoorde wijze gebeurd?
n, o) Ontbreken veel gegevens of zijn er merkwaardige verdelingen of resultaten die op fouten wijzen?
p) Worden protocol-afwijkingen eerlijk besproken of dood gezwegen?

Tot slot wijs ik u op de hoofdstukken 9 en 10 in Gardner and Altman (1989) die de statistische richtlijnen voor auteurs en de statistische vragenlijstjes voor referenten van de British Medical Journal bevatten.

ANTWOORDEN OP VRAAGSTUKKEN

Hoofdstuk 1

1. Deze jonge onderzoeker moet een betere lotingsprocedure toepassen, bijvoorbeeld middels een computer programma. De patiënten op maandag, dinsdag en woensdag zijn niet noodzakelijk vergelijkbaar met de patiënten op de andere dagen. Bovendien mag de behandeling niet bekend zijn voordat besloten is of de patiënt wel/niet tot het experiment wordt toegelaten.

2. De pre-operatieve sterfte moet worden meegeteld omdat niet volledig zeker is dat de pre-operatieve sterftekans exact hetzelfde is in beide groepen.

3a. In de statistische analyse horen alleen de 42 patiënten bij wie de behandeling bepaald werd door een lotingsprocedure. Het experiment heeft alleen betrekking op patiënten voor wie niet duidelijk is wat de beste behandeling is.
3b. De 30 patiënten die met nitraat begonnen moeten worden vergeleken met de 40 patiënten die met propranolol begonnen. Deze vergelijking kan het aantal angineuze aanvallen betreffen in een van te voren afgesproken periode. Er wordt onderzocht welke behandelingsstrategie de voorkeur verdient. Er wordt niet onderzocht welk stofje het beste werkt tegen angina pectoris, maar dat valt ook niet te onderzoeken zonder dat systematische vertekening kan optreden.

4. Dit is een slecht uitgevoerd experiment. Zodra van één patiënt de behandeling bekend is, is van alle patiënten de behandeling bekend. In slechts weinig experimenten kan de blindering van alle patiënten worden gehandhaafd.

Hoofdstuk 2

1. U kunt het beste een tabel maken zoals tabel 3 in paragraaf 2.2.
Eerst de **huisartsenpraktijk**. Van elke 10000 mensen hebben er $0,005 \times 10000 = 50$ syphilis en van deze 50 patiënten krijgen er $50 \times 0,80 = 40$ een positieve testuitslag. Er zijn $10000 - 50 = 9950$ mensen zonder syphilis, van wie er $9950 \times 0,99 = 9850$ een negatieve testuitslag krijgen en dus 100 een positieve testuitslag. Er zijn $40+100 = 140$ positieve testuitslagen en PW+ = $40/140 = 0,29$. Er zijn $10+9850 = 9860$ negatieve echo's en PW– = $9850/9860 = 0,999$.
Nu de **specialistenpraktijk**. Van elke 10 000 mensen hebben er $0,20 \times 10000 = 2000$ syphilis en van deze 2000 patiënten krijgen er $2000 \times 0,80 = 1600$ een positieve testuitslag. Er zijn $10000 - 2000 = 8000$ mensen zonder syphilis, van wie er $8000 \times 0,99 = 7920$ een negatieve testuitslag krijgen en dus 80 een positieve testuitslag. Er zijn $1600 + 80 = 1680$ positieve testuitslagen en PW+ = $1600/1680 = 0,95$. Er zijn $400 + 7920 = 8320$ negatieve testuitslagen en PW– = $7920/8320 = 0,95$. Een hogere prevalentie geeft een betere PW+ en slechtere PW–.

1 (vervolg). De formules in paragraaf 2.3 geven voor de huisartsenpraktijk
PW+ = $(0,005 \times 0,80)/(0,005 \times 0,80 + 0,995 \times 0,01) = 0,004/(0,004+0,00995) = 0,29$.
PW– = $(0,995 \times 0,99)/(0,005 \times 0,20 + 0,995 \times 0,99) = 0,98505/(0,001 + 0,98505) = 0,99$.
De formules in paragraaf 2.3 geven voor de specialistenpraktijk
PW+ = $(0,20 \times 0,80)/(0,20 \times 0,80 + 0,80 \times 0,01) = 0,16/(0,16 + 0,008) = 0,95$.
PW– = $(0,80 \times 0,99)/(0,20 \times 0,20 + 0,80 \times 0,99) = 0,792/(0,04 + 0,792) = 0,95$.

2. Maak eerst een tabel zoals tabel 6 in paragraaf 2.4. Van elke 10 000 solide mammatumoren zijn er (gemiddeld genomen) 2000 maligne en 8000 benigne. De 2000 maligne tumoren leiden tot de volgende testuitslagen: 1320 'zeker', 400 'suspect', 180 'benigne' en 100 'onbevredigend'. De 8000 benigne tumoren leiden tot de volgende testuitslagen: 0 'zeker', 320 'suspect', 6800 'benigne' en 880 'onbevredigend'. De post-test kans op een maligniteit is 1320/(1320+0) = 1,00 bij de testuitslag 'zeker', 400/(400+320) = 0,56 bij 'suspect', 180/(180+6800) = 0,03 bij 'benigne' en 100/(100+880) = 0,10 bij 'onbevredigend'.

2 (vervolg). De Prev × LR waarden zijn ∞ 0,956 0,0216 en 0,0826. De post-test kansen op maligniteit zijn 1,00 0,54 0,03 en 0,09. De verschillen berusten op afrondfouten in de eerdere berekeningen.

3. Dit gaat analoog aan tabel 9 in paragraaf 2.6. Van elke 10 000 patiënten zijn er 500 hypo-, 9200 eu- en 300 hyperthyroïde. De 500 hypothyroïde patiënten hebben de volgende T4 testuitslagen: 480 te laag, 20 normaal en 0 te hoog. De 9200 euthyroïde patiënten hebben de volgende T4 testuitslagen: 276 te laag, 8740 normaal en 184 te hoog. De 300 hypothyroïde patiënten hebben de volgende T4 testuitslagen: 0 te laag, 18 normaal en 282 te hoog. Het voorgaande resulteert in de volgende kansen op een juiste diagnose:
PW(te laag) = 480/(480+276+0) = 0,63
PW(normaal) = 8740/(20+8740+18) = 0,996
PW(te hoog) = 282/(0+184+282) = 0,61.

Hoofdstuk 3

1. 50% positief: p_e = (0,50×0,50) + (0,50×0,50) = 0,50.
30% positief: p_e = (0,70×0,70) + (0,30×0,30) = 0,58.
10% positief: p_e = (0,90×0,90) + (0,10×0,10) = 0,82.
De toevallige overeenstemming is groot als een categorie vaak wordt gebruikt; ook twee leken zullen het dan vaak met elkaar eens zijn.

2. In de 2×2-tabel staan de waargenomen aantallen 30, 12, 6 en 12.
De waargenomen overeenstemming is p_o = (30+12)/60 = 0,70.
De toevallige overeenstemming is p_e = (0,70×0,60) + (0,30×0,40) = 0,54.
Kappa = (0,70−0,54)/(1,00−0,54) = 0,35.

3. Vrouwen kunnen spontaan genezen of, door beoordelingsfouten, schijnbaar genezen. Er dient een vergelijkend experiment te gebeuren.

4. Waargenomen overeenstemming p_o = (23+42+49)/200 = 0,57.
Toevallige overeenstemming p_e = (0,20×0,20) + (0,30×0,40) + (0,50×0,40) =
= 0,04+0,12+0,20 = 0,36. Kappa = (0,57−0,36)/(1,00−0,36) = 0,33.

5. Eerst de prevalentie van 50%, bij mensen die van deze ziekte verdacht worden. Van elke 1000 mensen, hebben er 500 de ziekte en dit leidt tot de aantallen in het linker deel van de volgende tabel.

	500 patiënten met ziekte				500 patiënten zonder ziekte		
	B+	B–	Totl.		B+	B–	Totl.
A+	420	30	450	A+	20	30	50
A–	30	20	50	A–	30	420	450
Totl.	450	50	500	Totl.	50	450	500

Er zijn ook 500 mensen zonder de ziekte en dat leidt tot de aantallen in het rechter deel van de tabel. Als de aantallen in de linker tabel worden opgeteld bij de aantallen in de rechter tabel, dan ontstaat het linker deel van de hierna volgende tabel. Hieruit kan worden berekend dat $p_o = 0,88$ en $p_e = 0,50$ zodat kappa $= 0,76$.

	Prevalentie 0,50				Prevalentie 0,10		
	B+	B–	Totl.		B+	B–	Totl.
A+	440	60	500	A+	120	60	180
A–	60	440	500	A–	60	760	820
Totl.	500	500	1000	Totl.	180	820	1000

Bij een prevalentie van 10% ontstaat op analoge wijze het rechter deel van de voorgaande tabel. Hieruit kan worden berekend dat $p_o = 0,88$ en $p_e = 0,70$; kappa $= 0,59$.

Beide artsen hebben sensitiviteit 0,90 en specificiteit 0,90. Bij een prevalentie 0,50 leidt dit tot PW– $= 0,90$ en PW+ $= 0,90$. Bij een prevalentie 0,10 leidt dit tot PW– $= 0,99$ en PW+ $= 0,50$.

Hoofdstuk 4

1. De waarden liggen rondom de mediaan $(6+8)/2 = 7$ en niet rondom het gemiddelde 9,6.

2. $\mu = 10$; $\sigma^2 = [(5-10)^2 + (9-10)^2 + (16-10)^2]/3 = [25 + 1 + 36]/3 = 20,7$ en $\sigma = 4,5$.

3. $\sigma = 0$, ongeacht het aantal kinderen.

4. $z = (95-85)/13 = 0,77$ standaardafwijking correspondeert met kans 0,221 volgens tabel A.

5. $z = (95-90)/5 = 1,00$ standaardafwijking; dit betekent een kans 0,159 op een fout-positieve diagnose.

6. standaardfout $\sigma/\sqrt{4} = 5/2 = 2,5$ mm Hg; $z = (95-90)/2,5 = 2,00$ standaardfouten; de kans 0,023 op een fout-positieve diagnose is nu veel kleiner dan de in vraagstuk 5 berekende kans.

7. Nee, als er meer metingen zijn dan individuen, dan zijn de metingen niet onafhankelijk van elkaar; meerdere metingen aan een individu vormen een cluster. In een aselecte steekproef zijn alle waarnemingen onafhankelijk van elkaar, zodat de variatie tussen de metingen representatief zijn voor de populatie van mogelijke metingen. Standaardfout = $\sigma/\sqrt{n}$ geldt alleen voor aselecte steekproeven.

8. Dit zijn dezelfde getallen als in vraagstuk 3, maar nu vormen deze getallen een aselecte steekproef uit een populatie die veel groter is dan de steekproef. Gemiddelde $\bar{x} = 10$; variantie $SD^2 = 31$ en standaarddeviatie $SD = 5,57 = 5,6$; standaardfout $SE = 5,57/\sqrt{3} = 3,2$.

9. Nee. Alle waarden zijn positief en dus zijn er nauwelijks loopafstanden die meer dan een standaardafwijking onder het gemiddelde zitten. In een (wiskundig statistisch) normale verdeling zit 16% onder $\mu-\sigma$. De loopafstanden zijn niet normaal verdeeld; er is scheefheid naar rechts. De verdeling van tijdsduren of afstanden is vaak scheef naar rechts.

10. $SE = SD/\sqrt{n} = 11,6/\sqrt{(36)} = 1,93$ mm Hg;
nauwkeurige formule: 95% BI: $\bar{x} \pm t_{95\%}SE = 89,7 \pm 2,03 \times 1,93 = 85,8$ tot 93,6 mm Hg;
ruwe formule: 95% BI: $\bar{x} \pm 2SE = 89,7 \pm 3,9 = 85,8$ tot 93,6 mm Hg
95% van dergelijke intervallen omvatten het populatie gemiddelde.

11. Uit n=60 volgt DF=59 en $t_{95\%} = 2,00$; 95% BI: $82,4 \pm 2,00 \times 1,7 = 79,0$ tot 85,8 mm Hg; $SD = SE \times \sqrt{n} = 1,7 \times \sqrt{60} = 13,2$ mm Hg. Er wordt een aselecte steekproef verondersteld.

12. Deze getallen werden ook in vraagstuk 10 gebruikt.
nauwkeurige: 95% PI: $\bar{x} \pm t_{95\%}\sqrt{(SD^2 + SE^2)} = 89,7 \pm 2,03 \times 11,76 = 66$ tot 114 mm Hg.
ruwe formule: 95% PI: $\bar{x} \pm 2SD = 89,7 \pm 23,2 = 67$ tot 113 mm Hg.
Ongeveer 95% van de individuen zullen daarbinnen vallen.

13. Deze getallen werden ook in vraagstuk 11 gebruikt.
nauwkeurige: 95% PI: $\bar{x} \pm t_{95\%}\sqrt{(SD^2 + SE^2)} = 82,4 \pm 2,00 \times 13,3 = 56$ tot 109 mm Hg.
ruwe formule: 95% PI: $\bar{x} \pm 2SD = 82,4 \pm 26,4 = 56$ tot 109 mm Hg.
Bij ongeveer 95% van de personen zal een bloeddruk van 56 tot 109 mm Hg worden waargenomen. Omdat vrij precies een normale verdeling moet gelden, dient u te controleren of inderdaad slechts 5% van de personen buiten dit interval zitten. Bovendien wordt een aselecte steekproef verondersteld.

Hoofdstuk 5

1. Figuur 1 laat zien dat de verschillen tussen de meetinstrumenten relatief klein zijn, in vergelijking met de variatie tussen de patiënten. In figuur 2 zijn de verschillen tussen de meetinstrumenten uitvergroot, zodat te zien is dat deze verschillen zelden meer dan 80 l/min bedragen. Ik heb een lichte voorkeur voor figuur 2.

2. $\bar{v} = -19{,}67$ l/min; SD = 18,47 l/min en SE = 7,54 l/min; DF = 5;
95% BI voor het systematische verschil tussen de meetinstrumenten:
$\bar{v} \pm t_{95\%}\text{SE} = -19{,}67 \pm 2{,}571 \times 7{,}54 = -39$ tot $-0{,}3$ l/min. Er is vrijwel zeker een systematisch verschil tussen de meetinstrumenten, maar vermoedelijk niet meer dan pakweg 40 l/min. Deze conclusie is in strijd met de conclusie uit alle 17 personen. Het lijkt erop dat uit de eerste zes personen de verkeerde conclusie wordt getrokken.

3. 95% PI voor individuele verschillen: $\bar{v} \pm t_{95\%}\sqrt{(\text{SD}^2 + \text{SE}^2)} =$
$= -19{,}67 \pm 2{,}571\sqrt{(18{,}47^2 + 7{,}54^2)} = -19{,}67 \pm 51{,}29 = -71$ tot $+32$ l/min. Bij ongeveer 2½% van de personen zal de Mini Wright meter meer dan 71 l/min hoger uitvallen dan de Wright meter en bij ongeveer 2½% van de personen zal de Mini Wright meter meer dan 32 l/min lager uitvallen dan de Wright meter.

4. $t = \bar{v}/\text{SE} = -19{,}67/7{,}54 = -2{,}61$ geeft $P < 0{,}05$.
Als er geen systematisch verschil is tussen beide meetinstrumenten, dan is er een kans $P < 0{,}05$ op een waargenomen verschil van 19,67 l/min of meer. Omdat $P < 0{,}05$ is er een statistisch significant verschil, zodat geconcludeerd wordt dat er (vermoedelijk) een systematisch verschil is tussen beide meetinstrumenten. Het is best mogelijk dat dit een fout-significant verschil is. Wanneer na elke patiënt een P-waarde wordt berekend, is er een erg grote kans dat er een fout-significant verschil wordt gevonden.

5. De zeven negatieve verschillen hebben rangsom $1 + 3 + 4 + 5 + 6{,}5 + 6{,}5 + 9 = 35$ en de twee positieve verschillen hebben rangsom $2 + 8 = 10$; ter controle: $35 + 10 = 45 = 9 \times 10/2$. De kleinste rangsom 10 is groter dan 5 en dus niet significant. Er is dus geen aanwijzing voor een systematisch verschil tussen beide meetinstrumenten.

Hoofdstuk 6

1.   Middel A: $\bar{x}_1 = 9{,}75$ mm Hg; $\text{SD}_1^2 = 74{,}25$; $\text{SD}_1 = 8{,}62$ mm Hg.
        Middel B: $\bar{x}_2 = 3{,}75$ mm Hg; $\text{SD}_2^2 = 137{,}58$; $\text{SD}_2 = 11{,}73$ mm Hg.
$\text{SD}_p^2 = 105{,}915$; $\text{SD}_p = 10{,}29$; DF $= 3 + 3 = 6$ geeft $t_{95\%} = 2{,}447$.
$\bar{x}_1 - \bar{x}_2 = 6{,}00$ mm Hg heeft standaardfout SE $= 10{,}29\sqrt{(1/4 + 1/4)} = 7{,}28$ mm Hg.
95% BI voor ware verschil $\mu_1 - \mu_2$ in effectiviteit: $\bar{x}_1 - \bar{x}_2 \pm t_{95\%} \times \text{SE} = 6{,}00 \pm 17{,}81 =$
$= -12$ tot $+24$ mm Hg. Twee-steekproeven t-toets: $t = 6{,}00/7{,}28 = 0{,}82$ met DF $= 6$ vrijheidsgraden geeft $P \gg 0{,}10$ uit tabel C. Het betrouwbaarheidsinterval en de P-waarde uit de t-toets stemmen overeen. Het blijft onduidelijk welk geneesmiddel de voorkeur verdient, maar dat is niet verwonderlijk gezien het geringe aantal patiënten; het is en blijft een 'pilot study'.

2. In de formule voor de standaardfout komt zowel $1/n_1$ als $1/n_2$ voor. Deze breuken zijn (ongeveer) 4 keer te klein, waardoor de standaardfout SE (ongeveeer) $\sqrt{4} = 2$ keer te klein wordt en de t-waarde 2 keer te groot. De correct uitgevoerde t-toets is (vermoedelijk) niet significant.

3. In de grootste groep A is de rangsom $3 + 4 + 9 + 10 + 11 + 13 + 14 + 15 + 16 = 95$ en in de kleinste groep B is de rangsom $1 + 2 + 5 + 6 + 7 + 8 + 12 + 17 = 58$; ter controle: $95 + 58 = 153 = 17 \times 18/2$. De rangsom 58 in de kleinste groep ligt tussen 51 en 93 in en dus is er geen significant verschil tussen beide groepen.

Hoofdstuk 8

1. Fractie $p = x/n = 42/50 = 0{,}84$ heeft standaardfout $SE = \sqrt{[0{,}84 \times 0{,}16/50]} = 0{,}0518 = 0{,}05$. 95% BI: $p \pm 1{,}96 \times SE = 0{,}84 \pm 0{,}10 = 0{,}74$ tot $0{,}94$. In 95% van de gevallen valt zo'n interval rondom de ware sensitiviteit. Een dergelijk onderzoek bevat meestal alleen patiënten bij wie (na verloop van tijd) tuberculose met zeer grote zekerheid kon worden vastgesteld.

2. Tabel 1 geeft bij $x=1$ het exacte 95% BI van 0,00 tot 0,45. Dus bij $x=9$ loopt het exacte 95% BI van (1,00–0,00) tot (1,00–0,45), d.w.z. van 0,55 tot 1,00.
Benaderende methode geeft 95% BI $p \pm 1{,}96 \times SE = 0{,}90 \pm 0{,}19 = 0{,}71$ tot $1{,}09$ en dit wordt 0,71 tot 1,00. De benadering is hier erg slecht. Dit is niet verwonderlijk omdat $n-x = 1 \ll 5$.

3. Er zijn slechts $n = 40$ personen en we mogen niet doen alsof er 73 personen zijn. De statistische vooronderstelling is dat het ene paar waarnemingen volkomen onafhankelijk is van het andere paar waarnemingen. Dat geldt hier niet.

4. De vraag is hier of 15 significant meer is dan 5.
$X^2 = (|15-5| - 1)^2/(15+5) = 81/20 = 4{,}05$ met DF=1 geeft $P < 0{,}05$ volgens tabel D.
$X = \sqrt{(4{,}05)} = 2{,}01$ geeft $P = 0{,}04$ volgens tabel B. Er zijn significant meer vrouwen met een voorkeur voor parfum A dan met een voorkeur voor parfum B. Als beide parfums dezelfde kans zouden hebben om gekozen te worden, dan zou er een kans 0,04 zijn om een verschil van 15 tegen 5 (of een nog groter verschil) waar te nemen.

5. Gebruik aantallen patiënten in de chi kwadraat formule!
$X^2 = (|3-10| - 1)^2/(3+10) = 36/13 = 2{,}77$ met DF=1 geeft $0{,}05 < P < 0{,}10$ volgens tabel D.
$X = \sqrt{(2{,}77)} = 1{,}66$ geeft $P = 0{,}097 = 0{,}10$ volgens tabel B.

6. $X^2 = (|11-8| - 1)^2/(11+8) = 4/19 = 0{,}21$ met DF=1 geeft $P \gg 0{,}10$ volgens tabel D.
$X = \sqrt{(0{,}21)} = 0{,}46$ geeft $P = 0{,}65$ volgens tabel B.
$p_1 = 44/67 = 0{,}657$ en $p_2 = 41/67 = 0{,}612$. Bij het verschil $p_1 - p_2 = 0{,}045$ hoort een variantie $SE^2 = (67 \times 19 - 3^2)/67^3 = 0{,}0042026$ en standaardfout $SE = 0{,}0648$.
Voor het ware verschil in sensitiviteit is het 95% BI:
$p_1 - p_2 \pm 1{,}96 \times SE = 0{,}045 \pm 0{,}127 = -0{,}08$ tot $+0{,}17$. Vrijwel zeker is de sensitiviteit van TS 0,08 lager tot 0,17 hoger dan de sensitiviteit van VK.
    De exacte methode in de appendix gaat als volgt. Bij de fractie 11/19 geven de Geigy tabellen het exacte 95% BI van $g_O = 0{,}3350$ tot $g_B = 0{,}7975$. Voor het ware verschil in sensitiviteit vinden we dan het exacte 95% BI van $(2 \times 0{,}3350 - 1) \times 19/67 = -0{,}0936 = -0{,}09$ tot $(2 \times 0{,}7975 - 1) \times 19/67 = +0{,}1687 = +0{,}17$.
In dit geval blijkt het benaderende interval vrijwel gelijk te zijn aan het exacte interval.

Hoofdstuk 9

1. Een goede/matige verbetering trad op bij 12 van de 33 met azathioprine behandelde patiënten en bij 24 van de 31 met methotrexaat behandelde patiënten. Daarom moeten de fracties 12/33 en 24/31 met elkaar worden vergeleken. In de hierna volgende tabel staan de resultaten van azathioprine (A) en methotrexaat (M) vermeld.
De chi kwadraat formule geeft $X^2 = 64\times(12\times7 - 24\times21)^2/(36\times28\times33\times31) = 10,95$ en dit leidt tot $P = 0,001$ volgens tabel D. De standaardnormale waarde $X = \sqrt{(10,95)} = 3,31$ geeft natuurlijk ook $P = 0,001$; dit kan niet worden opgezocht in tabel B, maar wel in het boek van Fleiss (1986, p. 377). Als beide geneesmiddelen even effectief zouden zijn, dan zou er slechts een kans 0,001 zijn op het nu waargenomen of een nog groter verschil.

Resultaat	A	M	Totaal
Succes	12	24	36
Mislukking	21	7	28
Totaal	33	31	64

$p_1 = 12/33 = 0,364$ en $p_2 = 24/31 = 0,774$. Bij het verschil $p_1-p_2 = 0,410$ hoort een standaardfout $SE = \sqrt{[0,364\times0,636/33 + 0,774\times0,226/31]} = 0,113$. Voor het ware verschil in kans op verbetering is het 95% BI: $p_1-p_2 \pm 1,96\times SE = -0,410 \pm 0,221 = -0,19$ tot $-0,63$. Vrijwel zeker is de kans op verbetering bij methotrexaat 0,19 tot 0,63 hoger dan bij azathioprine. M.a.w. 19% tot 63% van de patiënten verbetert wel met methotrexaat, maar niet met azathioprine. In 95% van de experimenten valt het 95% BI rondom het ware verschil in kans op verbetering. Betrouwbaarheidsinterval en P-waarde stemmen overeen.

2. Gebruik aantallen patiënten!

Resultaat	A	B	Totaal
Succes	76	62	138
Mislukking	24	38	62
Totaal	100	100	200

$X^2 = 200\times(76\times38 - 24\times62)^2/(138\times62\times100\times100) = 4,58$ geeft $P<0,05$ volgens tabel D. De standaardnormale waarde $X = \sqrt{(4,58)} = 2,14$ geeft $P=0,03$ volgens tabel B. Als beide geneesmiddelen even effectief zouden zijn, dan zou er slechts een kans 0,03 zijn op het nu waargenomen of een nog groter verschil. $p_1 = 76/100 = 0,76$ en $p_2 = 62/100 = 0,62$. Bij het verschil $p_1-p_2 = 0,14$ hoort een standaardfout $SE = \sqrt{[0,76\times0,24/100 + 0,62\times0,38/100]} = 0,065$. Voor het ware verschil in de kans op succes is het 95% BI: $p_1-p_2 \pm 1,96\times SE = 0,14 \pm 0,13 = 0,01$ tot $0,27$. Vrijwel zeker is de kans op succes bij A 0,01 tot 0,27 hoger dan bij B. M.a.w. bij 1% tot 27% van de patiënten is er wel succes met A, maar niet met B. In 95% van de experimenten valt het 95% BI rondom het ware verschil in kans op succes.

3. De in het vorige hoofdstuk behandelde chi kwadraat toets moet worden toegepast.
Is 30 significant meer dan 20? $X^2 = (|30-20| - 1)^2/(30+20) = 81/50 = 1,62$ met DF=1 geeft
P >> 0,10 volgens tabel D. $X = \sqrt{(1,62)} = 1,27$ geeft P = 0,20 volgens tabel B. Zo'n groot verschil in groepsgrootte kan dus gemakkelijk optreden bij loting met een eerlijke munt.

4. De rang(nummer)toets van Wilcoxon-Mann-Whitney is hiervoor de meest gevoelige toets (als het te riskant is om een normale verdeling te veronderstellen) omdat die toets alle informatie gebruikt; zie paragraaf 6.4.
De ratten met het contrastmiddel krijgen rangnummers 2, 5, 8, 8, 11, 11 en dus rangsom 45.
De ratten met het fysiologisch zout krijgen rangnummers 2, 2, 5, 5, 8, 11 en dus rangsom 33.
Volgens tabel 3 in paragraaf 6.4 is er geen significant verschil tussen beide groepen (P > 0,05). Dit betekent natuurlijk niet dat het contrast-middel net zo weinig schade aanricht als fysiologisch zout. Het is dom om met zulke kleine groepen te experimenteren.

5. Bij elke patiënt moet het behandelingsresultaat worden samengevat in één enkele beoordeling. Een mogelijkheid is om, bijvoorbeeld, te kijken hoeveel van de vier grootste wratten zijn verdwenen; patiënten met minder dan vier wratten worden dan niet toegelaten. Een moderne mogelijkheid is multi-level analyse, maar dat valt buiten het bestek van dit boek.

Hoofdstuk 10

1.   S(28 weken) = 1,00 keer 9/10 = 0,90
    S(36 weken) = 0,90 keer 8/9 = 0,80
    S(63 weken) = 0,80 keer 6/7 = 0,69
    S(91 weken) = 0,69 keer 4/5 = 0,55
Sterfte-risico = 4/784 = 0,005 sterfgevallen per mensweek;
het 95% BI loopt van 1,1 / 784 = 0.001 tot 10,2 / 784 = 0,013.
Facultatief: logrank toets zoals beschreven in het boek van Pocock.
De overlijdensweken zijn T = 13, 25 (2×), 28, 32, 36, 53,63 (2×), 90 en 91.
In de onbehandelde groep is de waargenomen sterfte $O_A = 7$ en in de behandelde groep $O_B = 4$
    In de onbehandelde groep is de te verwachten sterfte
$E_A = 0,50 + 0,95 + 0,41 + 0,44 + 0,40 + 0,38 + 0,73 + 0,38 + 0,17 = 4,36$.
Dus in de behandelde groep is de te verwachten sterfte
$E_B = (O_A + O_B) - E_A = 11 - 4,36 = 6,64$.
De chi kwadraat waarde is $X^2 = (7-4,36)^2/4,36 + (4-6,64)^2/6,64 = 2,65$ en dit correspondeert met een tweezijdige overschrijdingskans P = 0,103 (volgens tabel B middels de standaardnormale waarde $\sqrt{2,65} = 1,63$).

Hoofdstuk 11

1. $\alpha = 0,05$ omdat de nulhypothese waar is.
2. $n_1 = n_2 \geq 21,0 \times 10^2/4^2 + 0,96 = 132,21$ wordt 133 per groep.
3. $\sigma = 4(\mu_1-\mu_2)$ geeft $n_1 = n_2 \geq 21,0 \times 4^2 + 0,96 = 337$ per groep.
   $\sigma = 2(\mu_1-\mu_2)$ geeft $n_1 = n_2 \geq 21,0 \times 2^2 + 0,96 = 85$ per groep.
   Ik vind dit een acceptabele vuistregel, in een noodsituatie.
4. $n_1 = n_2 \geq 21,0 \times 0,06 \times 0,94/(0,08-0,04)^2 = 740,25$ wordt 741 per groep.

5. terecht significant was 20 en wordt 0,90×100 = 90; fout niet-significant was 80 en dit wordt 10; van 135 significante experimenten zijn er 90 terecht significant.

Hoofdstuk 14

Discussie vraagstuk: Bij toeval kan een fout-significant resultaat zijn verkregen. Het is ook mogelijk dat bloedgroep A een grotere kans geeft op een zeer vroege spontane abortus.

Hoofdstuk 15

1. Bij 20 jaar is de te verwachten bloeddruk 100,09 + 0,884×20 = 117,77 = 118 mm Hg.
Bij 70 jaar is de te verwachten bloeddruk 100,09 + 0,884×70 = 161,97 = 162 mm Hg.

Discussie vraagstuk: De snelheid van de botontkalking werd niet onderzocht. Er is een longitudinaal onderzoek nodig: vrouwen moeten zowel voor als na hun menopauze minstens twee keer worden gemeten, zodat de snelheid van de botontkalking zowel voor als na de menopauze bekend is bij dezelfde vrouwen.

2. Nee, de helling van leeftijd op bloeddruk is niet het omgekeerde van de helling van bloeddruk op leeftijd. Zie ook Armitage and Berry (1987, p. 149).

3a. Prima procedure. Beslist beter dan het weggooien van dit punt; weggooien betekent dat dit punt precies op de regressielijn wordt gezet, hetgeen een te drastische transformatie is. De extreem hoge waarde is nu vervangen door een hoge waarde.
3b. De gemiddelde systolische bloeddruk is 142,53 mm Hg in groep 0 en 143,87 mm Hg in groep 1. Het verschil is $b_1 = \bar{y}_1 - \bar{y}_0 = 1,33$ mm Hg met $SE_1 = 6,58$ mm Hg en 95% betrouwbaarheidsinterval van −12,14 tot +14,81. Beide analyses stemmen perfect overeen. De gecombineerde variantie en de residuele variantie zijn gelijk aan 324,624 mm Hg^2.
3c. voorspelde SBD = 96,09 + 6,88×GROEP + 0,968×LFT; $b_1 = 6,88$ met $SE_1 = 3,90$.
Er is geen significant verschil tussen de groepen: t = 1,76 met DF = 27 geeft P = 0,09.
Het 95% betrouwbaarheidsinterval voor het ware verschil in effectiviteit wordt berekend als 6,88 ± 2,05×3,90 = −1,1 tot +14,9 mm Hg.

De bloeddruk werd niet vooraf gemeten. Het zou beter zijn om zowel de beginbloeddruk als de leeftijd in een regressie model op te nemen. De analyse zou kunnen beginnen met het multipele regressie model
voorspelde SBD = b_0 + b_1GROEP + b_2LFT + b_3GROEP×LFT
   + b_4VOORMETING + b_5GROEP×VOORMETING
Niet-significante interacties kunnen uit het model worden verwijderd.
3d. De berekende regressie vergelijkingen zijn:
voorspelde SBD = 100,09 + 0,884×LFT   voor groep 0 en
voorspelde SBD = 99,37 + 1,053×LFT   voor groep 1.
voorspelde SBD = 100,09 + −0,72×GROEP + 0,884×LFT + 0,168×GROEP×LFT.
   De multipele regressie vergelijking wordt
voorspelde SBD = 100,09 + 0,884×LFT   als GROEP = 0 en
voorspelde SBD = 99,37 + 1,052×LFT   als Groep = 1.

Een helling 1,052 i.p.v. 1,053 door een afrondfoutje. Verder is er overeenstemming. De hellingen zijn niet significant verschillend: Student t = 0,64 met DF = 26 geeft P = 0,53. Er is dus ook geen significante effect-modificatie door de leeftijd.

4. Zonder prognostische factor: $n_1 = n_2 \geq 21{,}0 \times 16{,}73^2/5^2 + 0{,}96 = 236{,}07$ wordt 237.
Met leeftijd als prognostische factor: $n_1 = n_2 \geq 21{,}0 \times 10{,}14^2/5^2 + 0{,}96 = 87{,}32$ wordt 88.
Dat scheelt nogal veel!

Hoofdstuk 16

1. RR = (18/188)/(2/312) = 14,9 of RR = (18×312)/(2×188) = 14,9
   OR = (18/170)/(2/310) = 16,4 of OR = (18×310)/(170×2) = 16,4

Het relatieve risico is fors veranderd, van 8,5 naar 14,9. De odds ratio is hetzelfde gebleven en dat is natuurlijk geen toeval. De odds ratio is zo geschikt voor patiënt-controle onderzoek omdat de odds ratio niet van de prevalentie afhangt.

2. $e^{5+2} = e^7$ en exp(5+2) = exp(7)
   $e^{5-2} = e^3$ en exp(5−2) = exp(3)
   ln(5×2) = ln(10) en ln(5/2) = ln(2,5)

3. OR = exp(b_1) = exp(2,7975) = 16,4
95% BI voor β_1: $b_1 \pm 1{,}96 \times SE_1 = 2{,}7975 \pm 1{,}5758 = 1{,}2217$ tot 4,3733.
Dus 95% BI voor ware odds ratio: exp(1,2217) = 3,4 tot exp(4,3733) = 79,3.
De laatste betrouwbaarheidsgrens wijkt iets af van 79,0.
Suspecte echo: S = −2,7403 + 2,7975 = 0,0572;
e^S = exp(S) = exp(0,0572) = 1,0589 en p = 1,0589/2,0589 = 0,51.
Normale echo: S = −2,7403;
e^S = exp(S) = exp(−2,7403) = 0,06455 en p = 0,06455/1,06455 = 0,06.

4. De oude constante $b_0 = -2{,}74$ moet worden vervangen door de nieuwe constante
$B_0 = -2{,}74 + \ln(0{,}20/0{,}80) - \ln(20/48) = -2{,}74 + -1{,}386 - -0{,}875 = -3{,}25$.
   Voor een suspecte echo berekenen we de score S = −3,25 + 2,80 = −0,45 zodat
e^S = exp(S) = exp(−0,45) = 0,638 en de kans op een carcinoom is p_1 = 0,638/1,638 = 0,39.
   Voor een normale echo berekenen we de score S = −3,25 zodat
e^S = exp(S) = exp(−3,25) = 0,0388 en de kans op een carcinoom is p_0 = 0,0388/1,0388 = 0,04.
De rekentechnieken in de paragrafen 2.1 en 2.2 zouden tot dezelfde resultaten leiden.

5. Zeker maligne: S = 13,10 − 2,89 = 10,21;
e^S = exp(S) = exp(10,21) = 27174 en p = 27174/27175 = 1,00.
Suspect: S = 3,79 − 2,89 = 0,90; exp(0,90) = 2,46 en p = 2,46/3,46 = 0,71.
Benigne: S = − 2,89; exp(−2,89) = 0,056 en p = 0,056/1,056 = 0,05.
Onbevredigend: S = 1,34 − 2,89 = −1,55; exp(−1,55) = 0,21 en p = 0,21/1,21 = 0,17.

6. Logistisch regressie model in tabel 7:
Wald $X^2 = (b/SE)^2 = (0,111/0,024)^2 = 21,39$ met DF = 1.
LR $X^2 = 29,31$ is veel groter en geeft dus een kleinere P-waarde.
    Logistisch regressie model in tabel 6:
LR $X^2 = 136,66 - 109,55 = 27,11$ met DF = 4; een ongeveer even grote chi kwadraat waarde als in tabel 7, maar nu met DF = 4 i.p.v. DF = 1. Het grotere aantal vrijheidsgraden vermindert de gevoeligheid van de LR toets en geeft een grotere P-waarde.

7. Model in tabel 6: score $S = 3,58 - 2,20 = 1,38$;
$\exp(S) = \exp(1,38) = 3,97$ en $p = 3,97/4,97 = 0,80$.
Dit stemt overeen met de meest rechter punt in de figuren 2 en 3 (en met figuur 1).
    Model in tabel 7: score $S = 0,111 \times 63,0 - 5,310 = 1,683$
$\exp(S) = \exp(1,683) = 5,38$ en $p = 5,38/6,38 = 0,84$.
De lijn ligt hoger dan het meest rechter punt in figuur 2.

8. Leeftijd 50 jaar: score $S = 0,111 \times 50 - 5,310 = 0,24$
Odds $= e^S = \exp(S) = \exp(0,24) = 1,27$ en $p = 1,27/2,27 = 0,56$.
    Leeftijd 40 jaar: score $S = 0,111 \times 40 - 5,310 = -0,87$
Odds $= e^S = \exp(S) = \exp(-0,87) = 0,419$ en $p = 0,419/1,419 = 0,30$.
Odds Ratio = exp(verschil in score S) $= \exp(0,111 \times 10) = 3,03$.
De 95% betrouwbaarheidsintervallen voor β, 10β en $\exp(10\beta)$ zijn:
$$0,111 - 1,96 \times 0,024 \leq \beta \leq 0,111 + 1,96 \times 0,024$$
$$0,064 \leq \beta \leq 0,158$$
$$0,64 \leq 10\beta \leq 1,58$$
$$1,9 \leq \exp(10\beta) \leq 4,9$$
Het 95% betrouwbaarheidsinterval voor de ware odds ratio, voor tien jaar verschil in leeftijd, loopt dus van 1,9 tot 4,9.

9. Voor de drie categorieën berekenen we als volgt de logistische regressie scores S.
'nooit getrouwd': $z_1 = 1$ $z_2 = 1$ $S = b_0 + b_1 + b_2$
'getrouwd': $z_1 = 0$ $z_2 = 0$ $S = b_0$
'gescheiden': $z_1 = 1$ $z_2 = 0$ $S = b_0 + b_1$
We zien dat b_1 het verschil is tussen de laatste twee regressie scores S. Dus
$\exp(b_1)$ = OR van 'gescheiden' t.o.v. 'getrouwd'.
We zien dat b_2 het verschil is tussen de eerste en de laatste regressie score S. Dus
$\exp(b_2)$ = OR van 'nooit getrouwd' t.o.v. 'gescheiden'.
In het boek van Rothman and Greenland (1998, bovenaan p. 389) staat het verkeerd. Zelfs deze briljante geleerden kunnen zich vergissen als ze even minder nauwkeurig te werk gaan.

10. De ruwe odds ratio 0,62 kan worden berekend uit de twee-bij-twee tabel met waargenomen aantallen 40, 62, 658 en 635: OR = $(40 \times 635)/(62 \times 658) = 0,62$.
    Het 95% betrouwbaarheidsinterval voor de ware regressie coëfficiënt β is:
$-0,473 \pm 1,96 \times 0,210 = -0,885$ tot $-0,061$.
    Voor de ware odds ratio $\exp(\beta)$ is dus het 95% betrouwbaarheidsinterval:
$\exp(-0,885) = 0,41$ tot $\exp(-0,061) = 0,94$.

De LR toets levert de chi kwadraat waarde $X^2 = 729{,}95 - 724{,}76 = 5{,}19$ met DF = 1 en dus P = 0,023. Betrouwbaarheidsinterval en LR toets zijn in overeenstemming met elkaar: de odds ratio is significant kleiner dan één.

11. Het 95% betrouwbaarheidsinterval voor de ware regressie coëfficiënt β is:
$-0{,}468 \pm 1{,}96 \times 0{,}212 = -0{,}884$ tot $-0{,}052$.

Voor de ware odds ratio $\exp(\beta)$ is dus het 95% betrouwbaarheidsinterval:
$\exp(-0{,}884) = 0{,}41$ tot $\exp(-0{,}052) = 0{,}95$.

De LR toets levert de chi kwadraat waarde $X^2 = 711{,}21 - 706{,}22 = 4{,}99$ met DF = 1 en dus P = 0,026. Betrouwbaarheidsinterval en LR toets zijn wederom in overeenstemming met elkaar: de odds ratio is significant kleiner dan één.

12. In paragraaf 19.4 blijkt een ruwe odds ratio 2,4 samen te gaan met een voor ernst van de ziekte gecorrigeerde odds ratio 4,8. Een verbluffend groot verschil! Het corrigeren voor de ernst van de ziekte vergroot de statistische gevoeligheid en is daarom zinvol. Maar de gecorrigeerde odds ratio heeft een andere betekenis dan de ruwe odds ratio.

13. Logistische regressie scores.
40 - 64 jaar: $S = -2{,}799 + -0{,}250 \times \text{Beh}$
                $OR = \exp(-0{,}250) = 0{,}78$.
65 - 69 jaar: $S = -2{,}799 + 1{,}014 + -0{,}250 \times \text{Beh} + -0{,}604 \times \text{Beh}$
                $S = -1{,}785 + -0{,}854 \times \text{Beh}$
                $OR = \exp(-0{,}854) = 0{,}43$.
70 - 74 jaar: $S = -2{,}799 + 1{,}119 + -0{,}250 \times \text{Beh} + -0{,}101 \times \text{Beh}$
                $S = -1{,}680 + -0{,}351 \times \text{Beh}$
                $OR = \exp(-0{,}351) = 0{,}70$.
Deze odds ratio's zag u al in tabel 8.

Tabel bij vraagstuk 14a.
Fractie patiënten met coronair vaatlijden (CHD), in samenhang met de systolische bloeddruk (in mm Hg) en de serum cholesterol waarde (in mg/100 cc).

Bloeddruk	Serum cholesterol				Totaal
	< 200	200 - 219	220 - 259	≥ 260	
< 127	,017	,024	,060	,154	,038
127 - 146	,034	,020	,023	,130	,035
147 - 166	,063	,050	,081	,122	,066
≥ 167	,095	,108	,193	,250	,143
Totaal	,049	,050	,093	,169	,070

14a. Behalve de 16 gevraagde fracties heb ik ook de geschatte kansen op CHD berekend uit de randtotalen van de tabel.

14b. D1=1 voor de patiënten met bloeddruk 127-146 mm Hg en D1=0 voor de andere patiënten. Op analoge wijze worden D2 resp. D3 gedefinieerd om de patiënten in de bloeddruk klassen '147 - 166 mm Hg' resp. '≥ 167 mm Hg' aan te duiden. Voor de kans p op CHD berekent de computer het logistisch regressie model $p = e^S/(1+e^S) = \exp(S)/[1 + \exp(S)]$ met de logistische regressie score $S = -3,242 + -0,066 \times D1 + 0,591 \times D2 + 1,454 \times D3$; bij de vier regressie coëfficiënten horen de standaardfouten 0,449 0,348 0,339 en 0,294. De laatste kolom van de bovenstaande tabel toont de kansen op CHD, zoals die uit het model worden berekend. Voor dit model geeft de LR toets de chi kwadraat waarde $X^2 = 30,45$ met DF=3 en daaruit volgt dat $P < 0,0001$; -2 Log Likelihood = 643,71. De twee laagste bloeddruk klassen verschillen niet noemenswaard van elkaar.

14c. C1=1 voor de patiënten met cholesterol waarde 200-219 mg/100 cc en C1=0 voor de andere patiënten. Op analoge wijze worden C2 resp. C3 gedefinieerd om de patiënten in de klassen '220 - 259 mg/100 cc' resp. '$\geq$260 mg/100 cc' aan te duiden. Voor de kans p op CHD berekent de computer het logistisch regressie model $p = e^S/(1+e^S) = \exp(S)/[1 + \exp(S)]$ met de logistische regressie score $S = -2,965 + 0,030 \times C1 + 0,692 \times C2 + 1,373 \times C3$; bij de vier regressie coëfficiënten horen de standaardfouten 0,229 0,300 0,324 en 0,321. De laatste rij van de tabel bij vraagstuk 14a toont de kansen op CHD, zoals die uit het model worden berekend. Voor dit model geeft de LR toets de chi kwadraat waarde $X^2 = 24,11$ met DF=3 en daaruit volgt dat $P < 0,0001$; -2 Log Likelihood = 650,05. De twee laagste cholesterol klassen verschillen verwaarloosbaar weinig van elkaar.

14d. Voor de kans p op CHD is de logistische regressie score $S = -3,495 + -0,091 \times D1 + 0,562 \times D2 + 1,342 \times D3 + -0,038 \times C1 + 0,587 \times C2 + 1,204 \times C3$; bij de zeven regressie coëfficiënten horen de standaardfouten 0,349 0,451 0,351 0,343 0,304 0,328 en 0,327. Voor dit model geeft de LR toets de chi kwadraat waarde $X^2 = 49,74$ met DF=6 en daaruit volgt dat $P < 0,0001$; -2 Log Likelihood = 624,42. Uit dit model kunnen de volgende kansen op CHD worden berekend. Tussen de twee laagste bloeddruk klassen, en ook tussen de twee laagste cholesterol klassen, is geen substantieel verschil te zien.

Tabel bij vraagstuk 14d.
Geschatte kansen op coronair vaatlijden (CHD), in samenhang met de systolische bloeddruk (in mm Hg) en de serum cholesterol waarde (in mg/100 cc).

Bloeddruk	Serum cholesterol			
	< 200	200 - 219	220 - 259	≥ 260
< 127	,029	,028	,052	,092
127 - 146	,027	,026	,047	,084
147 - 166	,051	,049	,087	,151
≥ 167	,104	,101	,173	,279

Het model in 14b is significant minder goed: $X^2 = 19,28$ met DF=3 en $P = 0,0002$. Ook het model in 14c is significant minder goed: $X^2 = 25,63$ met DF=3 en $P < 0,0001$.

14e. Tenslotte definiëren we de negen indicatoren DiCj = Di×Cj voor i, j = 1, 2, 3. Het toevoegen van deze negen variabelen leidt niet tot een beter passend model: $X^2 = 4,78$ met

DF=9 en P = 0,85. Daarom beschrijf ik dat model niet. Het model met alle vijftien dummies geeft precies de zestien kansen die in de tabel bij vraagstuk 14a staan.

14f. In 14e zagen we dat de interacties niet significant zijn. Daarom gaan we terug naar het model in 14d. Het verwijderen van de variabelen D1 en C1 leidt niet tot een slechter passend model: $X^2 = 0,06$ met DF=2 en P=0,97. Uiteindelijk kies ik het model
$S = -3,556 + 0,600 \times D2 + 1,381 \times D3 + 0,609 \times C2 + 1,226 \times C3$; bij de vijf regressie coëfficiënten horen de standaardfouten 0,242 0,292 0,282 0,277 en 0,274. Dit model geeft de volgende kansen op CHD.

Tabel bij vraagstuk 14f.
Geschatte kansen op coronair vaatlijden (CHD), in samenhang met
de systolische bloeddruk (in mm Hg) en de serum cholesterol waarde (in mg/100 cc).

Bloeddruk	Serum cholesterol			
	< 200	200 - 219	220 - 259	≥ 260
< 127	,028	,028	,050	,089
127 - 146	,028	,028	,050	,089
147 - 166	,049	,049	,087	,151
≥ 167	,102	,102	,173	,279

Tenslotte maak ik de tabel kleiner en rond ik af op twee decimalen om een zo helder mogelijk overzicht te krijgen.

Uiteindelijke tabel bij vraagstuk 14f.
Geschatte kansen op coronair vaatlijden (CHD), in samenhang met
de systolische bloeddruk (in mm Hg) en de serum cholesterol waarde (in mg/100 cc).

Bloeddruk	Serum cholesterol		
	< 220	220 - 259	≥ 260
< 147	,03	,05	,09
147 - 166	,05	,09	,15
≥167	,10	,17	,28

15. Logistische regressie score voor deze vrouw:
Als zij niet rookt: $S = 0 + 0,73 + 1,23 + 0 + 1,15 + 1,69 + 0 - 2,01 = 2,79$;
    $\exp(2,79) = 16,28$ en $p = 16,28/17,28 = 0,94$.
Als zij wel rookt: $S = 0 + 0,73 + 1,23 + 0,88 + 1,15 + 1,69 + 0 - 2,01 = 3,67$;
    $\exp(3,67) = 39,25$ en $p = 39,25/40,25 = 0,975$.

REFERENTIES

Altman DG (1991) Practical Statistics for Medical Research. London: Chapman and Hall. Een heldere en uitgebreide inleiding. **Aanbevolen** aan medische onderzoekers.

Altman DG (1993) Construction of age-related reference centiles using absolute residuals. Statistics in Medicine 12, 917-924.

Altman DG (1998) Confidence intervals for the number needed to treat. British Medical Journal 317, 1309-1312.

Anderson S, Auquier A, Hauck WW, Oakes D, Vandaele W and Weisberg HI (1980) Statistical Methods for Comparative Studies, Techniques for Bias Reduction. New York: Wiley. Een bijzonder boek dat de moeite waard is om gelezen te worden door medici en statistici.

Anderson JR, Cain KC and Gelber RD (1983) Analysis of survival by tumor response. Journal of Clinical Oncology 1, 710-719.

Armitage P and Berry G (1987) Statistical Methods in Medical Research. Oxford: Blackwell. Een uitgebreide en fundamentele inleiding met vele nuttige verwijzingen.

Bauer P (1991) Multiple testing in clinical trials. Statistics in Medicine 10, 871-890.

Bender and Grouven (1998) Using binary logistic regression models for ordinal data with non-proportional odds. Journal of Clinical Epidemiology 51, 809-816.

Bland M (1987) An introduction to Medical Statistics. Oxford: Oxford University Press. Een heldere en uitgebreide inleiding. Zijn tabel 12.5, met kritieke waarden voor de rang-teken-toets, vertoont enkele ongebruikelijke waarden.

Bland JM and Altman DG (1986) Statistical methods for assessing agreement between two methods of clinical measurement. The Lancet i, 307-310.

Bland JM and Altman DG (1996a) Measurement error proportional to the mean. British Medical Journal 313, 106.

Bland JM and Altman DG (1996b) Measurement error. British Medical Journal 313, 744.

Boerbooms AMTh, Jeurissen MEC, van de Putte LBA, Doesburg WH, Mulder J en Rasker JJ (1993) Methotrexaat effectiever dan azathioprine bij actieve ernstige reumatoïde artritis. Nederlands Tijdschrift voor Geneeskunde 137, 658-662.

Bouter LM en van Dongen MCJM (1991) Epidemiologisch Onderzoek, Opzet en Interpretatie. Houten: Bohn Stafleu Van Loghum.

Breslow NE and Day NE (1980) Statistical Methods in Cancer Research. Volume 1 - The Analysis of Case-Control Studies. Lyon: IARC (distributed by Oxford University Press). Een voortreffelijk standaardwerk over patiënt-controle onderzoek.

Breslow NE and Day NE (1987) Statistical Methods in Cancer Research. Volume 2 - The Design and Analysis of Cohort Studies. Lyon: IARC (distributed by Oxford University Press). Een voortreffelijk standaardwerk over cohort onderzoek.

Brown BWm and Hollander M (1977) Statistics, a Biomedical Introduction. New York: Wiley. Een heldere en uitgebreide inleiding. Bij de twee rangtoetsen van Wilcoxon worden ook betrouwbaarheidsintervallen behandeld.

Bunt AMG, Hermans J, Smit VTHBM, van de Velde CJH and Bruijn JA (1995) Surgical/pathologic-stage migration confounds comparisons of gastric cancer survival rates between Japan and Western countries. Journal of Clinical Oncology 13, 19-25.

Campbell MJ and Machin D (1993) Medical Statistics: a Commonsense Approach. Second edition, New York: Wiley. Een zeer praktisch boekje. Vooral hoofdstuk 10, over valkuilen in de medische statistiek, is leerzaam. **Aanbevolen** aan medische onderzoekers.

Chatterjee S and Price B (1991) Regression Analysis by Example. Chichester: Wiley.

Cohen J (1960) A coefficient of agreement for nominal scales. Educational and Psychological Measurement 20, 37-46.

Cohen J (1968) Weighted kappa: Nominal scale agreement with provision for scaled disagreement or partial credit. Psychological Bulletin 70, 213-220.

Collett D (1994) Modelling Survival Data in Medical Research. London: Chapman and Hall.

Colton Th (1974) Statistics in Medicine. Boston: Little, Brown and Company. Een heldere en uitgebreide inleiding.

CPMP Working Party on efficacy of medicinal products (1995) Biostatistical methodology in clinical trials in applications for marketing authorizations for medicinal products. Statistics in medicine 14, 1659-1682.

Dallal GE (1988) Statistical microcomputing-like it is. The American Statistician 42, 212-216.

DerSimonian R and Laird N (1986) Meta-analysis in clinical trials. Controlled Clinical Trials 7, 177-188. Dit artikel is een mijlpaal in de statistische **meta-analyse** waarbij heterogeniteit wordt verondersteld; zie ook Fleiss (1993).

Diggle PJ (1990) Time series: A Biostatistical Introduction. Oxford: Clarendon Press.

Dunn G (1989) Design and Analysis of Reliability Studies: The statistical evaluation of measurement errors. New York: Oxford University Press. London: Edward Arnold.

Everitt BS (1992) The Analysis of Contingency Tables. London: Chapman and Hall.

Feinstein AR, Sosin DM and Wells CK (1985) The Will Rogers phenomenon. Stage migration and new diagnostic techniques as a source of misleading statistics for survival in cancer. The New England Journal of Medicine 312, 1604-1608.

Feinstein AR (1987) Clinimetrics. London: Yale University Press.

Flack VF, Afifi AA, Lachenbruch PA and Schouten HJA (1988) Sample size determinations for the two rater kappa statistic. Psychometrika 53, 321-325

Fleiss JL (1981) Statistical Methods for Rates and Proportions. New York: Wiley.

Fleiss JL (1986) The Design and Analysis of Clinical Experiments. New York: Wiley. Op bladzijde 377 staat een bijzonder handige tabel van de standaardnormale verdeling.

Fleiss JL (1993) The statistical basis of meta-analysis. Statistical Methods in Medical Research 2, 121-145. Een praktisch overzichtsartikel.

Folkers E, Vreeswijk J, Oranje AP, Wagenaar F and Duivenvoorden JN (1991) Improved detection of HSV by electron microscopy in clinical specimens using ultracentrifugation and colloidal gold immunoelectron microscopy: comparison with viral culture and cytodiagnosis. Journal of Virological Methods 34, 273-289.

Freedman LS (1982) Tables of the number of patients required in clinical trials using the logrank test. Statistics in Medicine 1, 121-129.

Freeman PR (1989) The performance of the two-stage analysis of two-treatment, two-period crossover trials. Statistics in Medicine 8, 1421-1432.

Frison L and Pocock SJ (1992) Repeated measures in clinical trials: analysis using mean summary statistics and its implications for design. Statistics in Medicine 11, 1685-1704. Zie ook de brief van Senn (1994): Statistics in Medicine 13, 197-198.

Gardner MJ and Altman DG (1989) Statistics with Confidence: Confidence Intervals and Statistical Guidelines. London: British Medical Journal. Een helder en leerzaam boekje over betrouwbaarheidsintervallen. Hoofdstuk 9 betreft statistische richtlijnen voor artikelen in medische tijdschriften. **Aanbevolen** aan medische onderzoekers.

GCP-voorbereidingscommissie (1993) 'Good Clinical Practice voor het onderzoek met geneesmiddelen in de Europese Gemeenschap (vertaling uit het Engels). Utrecht: Nederlandse

Stichting ter bevordering van Medisch-Farmaceutische Research.

Geigy Scientific Tables (1982) Volume 2: Introduction to Statistics, Statistical Tables, Mathematical Formulae. Basle: Ciba-Geigy.

Geller NL and Pocock SJ (1987) Interim analysis in randomized clinical trials: ramifications and guidelines for practitioners. Biometrics 43, 213-223.

Giard RWM and Hermans J (1990) Interpretation of diagnostic cytology with likelihood ratios. Archives of Pathology and Laboratory Medicine 114, 852-854.

Giard RWM and Hermans J (1996) Review - The diagnostic information of tests for the detection of cancer: the usefulness of the likelihood ratio concept. European Journal of Cancer 32A, 2042-2048.

Giard RWM en Lubsen J (1989) Het waarschijnlijkheidsquotiënt: een superieure maat voor evaluatie van cytodiagnostiek. Nederlands Tijdschrift voor Geneeskunde 133, 2205.

Goetghebeur EJT and Pocock SJ (1993) Statistical issues in allowing for noncompliance and withdrawal. Drug Information Journal 27, 837-845.

Greenland S and Finkle D (1995) A critical look at methods for handling missing covariates in epidemiologic regression analyses. American Journal of Epidemiology 142, 1255-1264.

Greenland S, Pearl J and Robins JM (1999) Causal diagrams for epidemiologic research. Epidemiology 10, 37-48.

Guenther WC (1981) Sample size formulas for normal theory t tests. The American Statistician 35, 243-244.

Hand DJ and Taylor CC (1987) Multivariate Analysis of Variance and Repeated Measures: a practical approach for behavioral scientists. London: Chapman and Hall.

Hill AB and Hill ID (1991) Bradford Hill's Principles of Medical Statistics. Sevenoaks, Kent, UK: Edward Arnold.

Hochberg Y (1988) A sharper Bonferroni procedure for multiple tests of significance. Biometrika 75, 800-802.

Hochberg Y and Rom D (1995) Extensions of multiple testing procedures based on Simes' test. Journal of Statistical Planning and Inference 48, 141-152.

Holm S (1979) A simple sequentially rejective multiple test procedure. Scandinavian Journal of Statistics 6, 65-70.

Holmquist ND, McMahan CA and Williams OD (1967) Variability in classification of carcinoma in situ of the uterine cervix. Archives of Pathology 84, 334-345.

Hop WCJ en Hermans J (1981) Statistische analyse van overlevingsduren. Tijdschrift voor Sociale Geneeskunde 59, 279-288. Een helder overzichtsartikel.

Hosmer DW and Lemeshow S (1989) Applied Logistic Regression. New York: Wiley. Het standaardwerk over de verantwoorde toepassing van het logistisch regressie-model.

Hsieh FY (1992) Comparing sample size formulae for trials with unbalanced allocation using the logrank test. Statistics in Medicine 11, 1091-1098.

Hsieh FY, Bloch DA and Larsen MD (1998) A simple method of sample size calculation for linear and logistic regression. Statistics in Medicine 17, 1623-1634.

Ingelfinger JA, Mosteller F, Thibodeau LA and Ware JH (1987) Biostatistics in Clinical Medicine. New York: Macmillan. Een heldere inleiding met veel interessante voorbeelden, maar niet erg overzichtelijk. Sommige hoofdstukken zijn bijzonder **leerzaam**: hoofdstuk 3 over beslisbomen en hoofdstuk 9 over lineaire regressie analyse.

Kil PJM, Hendrikx AJM en Debruyne FMJ (1990) De waarde van biplane echografisch onder zoek van de prostaat bij detectie van het prostaatcarcinoom. Nederlands Tijdschrift voor Geneeskunde 134, 253-254.

Kirkwood BR (1988) Essentials of Medical Statistics. Oxford: Blackwell. Een heldere en uitgebreide inleiding, bondig geschreven, met formules voor het berekenen van het aantal patiënten in vele verschillende situaties. Haar tabel A7, met kritieke waarden voor de rang-teken-toets, vertoont enkele ongebruikelijke waarden.

Kleinbaum DG (1994) Logistic Regression: A Self-Learning Text. New York: Springer.

Kleinbaum DG, Kupper LL and Morgenstern H (1982) Epidemiologic Research:
Principles and Quantitative Methods. London: Lifetime Learning Publications. Een standaardwerk over de toepassing van statistische methoden en technieken in epidemiologisch onderzoek.

Kleinbaum DG, Kupper LL and Muller KE (1988) Applied Regression Analysis and Other Multivariable Methods. Boston: PWS-KENT Publishing Company. Een standaardwerk over de verantwoorde toepassing van gewone (d.w.z. kleinste kwadraten) regressie.

Knottnerus JA en Volovics A (1990) Medische Statistiek en Onderzoek in de Huisartsgeneeskunde. Utrecht: Nederlands Huisartsen Genootschap.

Landis JR and Koch GG (1977) The measurement of observer agreement for categorical data. Biometrics 33, 159-174.

Laupacis A, Sackett DL and Roberts RS (1988) An assessment of clinically useful measures of the consequences of treatment. The New England Journal of Medicine 318, 1728-1733.

Läuter J (1996) Exact t and F-tests for analyzing studies with multiple endpoints. Biometrics 52, 964-970.

Lehmacher W, Wassmer G and Reitmeir P (1991) Procedures for two-sample comparisons with multiple endpoints. Biometrics 47, 511-521.

Lehmann EL (1975) Nonparametrics: Statistical Methods Based on Ranks. Oakland, California: Holden-Day.

Lewis JA, Jones DR and Röhmel J (1995) Biostatistical methodology in clinical trials – a European guideline. Statistics in Medicine 14, 1655-1657.

Machin D and Campbell MJ (1987) Statistical Tables for the Design of Clinical Trials. Oxford: Blackwell.

Marcus R, Peritz E and Gabriel KR (1976) On closed testing procedures with special reference to ordered analysis of variance. Biometrika 63, 655-660.

Matthews JNS, Altman DG, Campbell MJ and Royston P (1990) Analysis of serial measurements in medical research. British Medical Journal 300, 230-235.

Matthews DE and Farewell VT (1988) Using and Understanding Medical Statistics. Basel: Karger. Een helder boek waarin onder meer de gewone (kleinste kwadraten) multipele regressie, logistische regressie en Cox regressie bondig worden behandeld. Jammer is dat geen aandacht wordt besteed aan het opsporen van invloedrijke individuen die de berekende regressie coëfficiënten al te zeer bepalen.

McCullagh P and Nelder JA (1989) Generalized Linear Models. London: Chapman and Hall.

Meinert CL (1986) Clinical Trials: Design, Conduct and Analysis. Oxford: Oxford University Press.

Moser BK and Stevens GR (1992) Homogeneity of variance in the two-sample means test. The American Statistician 46, 19-21.

Nederhoed P (1990) Rapporteren met tabellen, grafieken, diagrammen en schema's. Houten: Bohn Stafleu Van Loghum. **Aanbevolen**.

O'Brien PC (1984) Procedures for comparing samples with multiple endpoints. Biometrics 40, 1079-1087.
O'Brien PC and Fleming TR (1979) A multiple testing procedure for clinical trials. Biometrics 35, 549-556.
Pocock SJ, Geller NL and Tsiatis AA (1987) The analysis of multiple endpoints in clinical trials. Biometrics 43, 487-498.
Pocock SJ (1983) Clinical Trials: a Practical Approach. Chichester: Wiley. **Voortreffelijk** boek over de voorbereiding, uitvoering en analyse van klinische proeven.
Ramsay LE (1997) Commentary: placebo run ins have some value. British Medical Journal 314, 1193; zie ook Senn (1997).
Rao BS and Badrinath SS (1989) Efficacy and safety of apraclonidine in patients undergoing anterior segment laser surgery. British Journal of Ophtalmology 73, 884-887.
Richardson JTE (1994) The analysis of 2×1 and 2×2 contingency tables: an historical review. Statistical Methods in Medical Research 3, 107-133.
Robinson LD and Jewell NP (1991) Some surprising results about covariate adjustment in logistic regression models. International Statistical Review 59, 227-240.
Rooymans HGM (1970) Voor-oordelen in de diagnostiek. Nederlands Tijdschrift voor Geneeskunde 114, 1863-1867.
Rosenbaum PR (1984) The consequences of adjustment for a concomitant variable that has been affected by the treatment. Journal of the Royal Statistical Society, series A 147, 656-666.
Rothman KJ (1986) Modern Epidemiology. Boston: Little, Brown and Company.
Rothman KJ and Greenland (1998) Modern Epidemiology, second edition. Philadelphia: Lippincott Raven.
Royston P (1991) Constructing time-specific reference ranges. Statistics in Medicine 10, 675-690.
Royston P and Matthews JNS (1991) Estimation of reference ranges from normal samples. Statistics in Medicine 10, 691-695.
Royston P and Altman DG (1994) Regression using fractional polynomials of continuous covariates: parsimonious parametric modelling. Applied Statistics 43, 429-467.
Sackett DL (1981) How to read clinical journals, V: To distinguish useful from useless or even harmful therapy. Canadian Medical Association Journal 124, 1156-1162.
Sackett DL (1984) Hoe moeten medische tijdschriften worden gelezen? V. Het onderscheiden van nuttige en nutteloze of zelfs schadelijke behandelingen. Nederlands Tijdschrift voor Geneeskunde 128, 21-25.
Sackett DL, Haynes RB, Guyatt GH and Tugwell P (1991) Clinical Epidemiology: a Basic Science for Clinical Medicine. Boston: Little, Brown and Company. Een boek over klinische besliskunde, voor artsen die hun patiënten rationeler willen behandelen.
Schlesselman JJ (1982) Case-Control Studies: Design, Conduct and Analysis. New York: Oxford University Press.
Schoenberger JA for the Losartan Research Group (1995) Losartan with hydrochlorthiazide in the treatment of hypertension. Journal of Hypertension 13 (suppl 1), S43-S47.
Schouten HJA (1980) Comparing two independent binomial proportions by a modified chi square test. Biometrical Journal 22, 241-248.
Schouten HJA (1982) Measuring pairwise interobserver agreement when all subjects are judged by the same observers. Statistica Neerlandica 36, 45-61.

Schouten HJA (1985) Statistical Measurement of Interobserver Agreement. Proefschrift Rotterdam.
Schouten HJA (1986) Nominal scale agreement among observers. Psychometrika 51, 453-466.
Schouten HJA (1993) Estimating kappa from binocular data and comparing marginal probabilities. Statistics in Medicine 12, 2207-2217.
Schouten HJA (1995) Adaptive biased urn randomization in small strata when blinding is impossible. Biometrics 51, 1529-1535.
Schouten HJA (1999a) Sample size formula with a continuous outcome, for unequal group sizes and unequal variances. Statistics in Medicine 18, 87-91.
Schouten HJA (1999b) Planning group sizes in clinical trials with a continuous outcome and repeated measures. Statistics in Medicine 18, 255-264.
Senn SJ and Hildebrand H (1991) Crossover trials, degrees of freedom, the carryover problem and its dual. Statistics in Medicine 10, 1361-1374.
Senn SJ (1992) Is the 'simple carry-over' model useful? Statistics in Medicine 11, 715-726.
Senn S (1993) Cross-over Trials in Clinical Research. New York: Wiley. Een verrassend en waardevol boek.
Senn S (1994) The AB/BA crossover: past, present and future? Statistical Methods in Medical Research 3, 303-324.
Senn S (1997) Are placebo run ins justified? British Medical Journal 314, 1191-1193.
Shaffer JP (1986) Modified sequentially rejective multiple test procedures. Journal of the American Statistical Association 81, 826-831.
Shih WJ and Quan H (1997) Testing for treatment differences with dropouts present in clinical trials – a composite approach. Statistics in Medicine 16, 1225-1239.
Siegel S and Castellan NJ (1988) Nonparametric Statistics for the Behavioral Sciences. New York: McGrawhill. Bij veel statistische programmatuur wordt verwezen naar dit overzichtelijke boek.
Simpson E (1951) The interpretation of interaction in contingency tables. Journal of the Royal Statistical Society, Series B, 13, 238-241.
Simpson JM (1995) Teaching statistics to non-specialists. Statistics in Medicine 14, 199-208.
Slotboom A (1987) Statistiek in Woorden: De Meest Voorkomende Termen en Technieken. Groningen: Wolters-Noordhoff. Zonder formules of technische details wordt **helder** uitgelegd wat de meest voorkomende statistische termen en technieken inhouden.
Snapinn SM (1992) Monitoring clinical trials with a conditional probability stopping rule. Statistics in Medicine 11, 659-672.
Spodick DH (1975) On experts and expertise: The effect of variability in observer performance. The American Journal of Cardiology 36, 592-596.
Tukey JW, Ciminera JL and Heyse JF (1985) Testing the statistical certainty of a response to increasing doses of a drug. Biometrics 41, 295-301.
Van Elteren Ph (1960) On the combination of independent two-sample tests of Wilcoxon. Bulletin de l'Institut International de Statistique 37, 351-361.
Van Houwelingen JC (1991) De statistiek van overlevingscurven. Nederlands Tijdschrift voor Geneeskunde 135, 1735-1744. Een helder overzichtsartikel.
Van Houwelingen JC, Stijnen Th en Van Strik R (1993) Inleiding tot de Medische Statistiek. Utrecht: Bunge.
Van Knippenberg A en Siero F (1980) Multivariate Analyse: Beknopte Inleiding en Toepassingen. Houten: Bohn Stafleu Van Loghum. Een leerzaam boek waarin onder meer

faktor-analyse, meerdimensionale schaal-analyse en multivariate variantie-analyse worden beschreven.

Verdonck LF et al. (1995) Comparison of CHOP chemotherapy with autologous bone marrow transplantation for slowly responding patients with aggressive non-Hodgkin's lymphoma. The New England Journal of Medicine 332, 1045-1051.

Walker AM (1995) Low power and striking results - a surprise but not a paradox. The New England Journal of Medicine 332, 1091-1092.

Walter SD and Cook RJ (1991) A comparison of several point estimators of the odds ratio in a single 2×2 contingency table. Biometrics 47, 795-811.

Weinstein MC and Fineburg HV (1980) Clinical Decision Analysis. Philadelphia: WB Saunders Company.

Williams DH and Davis CE (1994) Reporting of assignment methods in clinical trials. Controlled Clinical Trials 15, 294-298.

Wright SP (1992) Adjusted P-values for simultaneous inference. Biometrics 48, 1005-1013.

Engels

alternative hypothesis

approximately
analysis of variance (ANOVA)
association
assumption
attribute
at random
average
bar diagram

bias

categorical distribution
chance
characteristic
chi square
clinical trial
comparative study
compliance
conditional probability
confidence interval

confounding
contingency table
continuity correction
correlation coefficient
covariance
critical region
curvilinear
data
decision theory
degrees of freedom, DF, df
denominator
density
dependent
design
dichotomy
digit
distribution
distribution-free

Nederlands

alternatieve hypothese,
bijvoorbeeld dat voor therapie A resp. B de kans op genezing 0,60 resp. 0,80 is
bij benadering, ongeveer
variantie-analyse
samenhang
aanname, veronderstelling
eigenschap, attribuut
aselect, willekeurig, volstrekt toevallig
(rekenkundig) gemiddelde
staafdiagram, staafgrafiek
(met ruimte tussen de staven)
systematische vertekening, onzuiverheid, systematische afwijking

verdeling in klassen
toeval, kans
kenmerk
chi kwadraat
therapeutisch experiment, klinische proef
vergelijkend onderzoek
therapie-trouw
voorwaardelijke kans, conditionele kans
betrouwbaarheidsinterval (dat in een gekozen percentage van de onderzoeken rondom een bepaalde populatie parameter valt, mits er geen vertekening is)
verstrengeling (als oorzaak van vertekening)
kruistabel
continuïteitscorrectie
correlatie-coëfficiënt
covariantie
kritieke gebied, significantie-gebied
kromlijnig
(kwalitatieve of kwantitatieve) gegevens
besliskunde
(aantal) vrijheidsgraden
noemer (onder deelstreep)
(kans)dichtheid
afhankelijk
opzet, plan, ontwerp
dichotomie, tweedeling
cijfer, vinger, teen
verdeling
verdelingsvrij

effectiveness	doeltreffendheid
efficacy	werkzaamheid
empirical	empirisch, proefondervindelijk
equivalent	gelijkwaardig, met dezelfde betekenis
estimate	schatting
estimated	geschat(te)
event	gebeurtenis, ongewenst voorval (OV), voorval, optreden, uitkomst, eindpunt, ernstige verandering en nieuwe toestand
exclusive	uitsluitend
exhaustive	uitputtend, volledig
expected	verwacht, te verwachten
experiment	proef, experiment
experimental design	proefopzet, experimenteel ontwerp
explanatory	verklarend
fit	aanpassing
fitted	aangepast
fractile	fractiel, verdelingsgrens
goodness of fit	mate van aanpassing
hazard	(sterfte-)risico (op een bepaald tijdstip)
histogram	histogram, kolommengrafiek (geen ruimte tussen kolommen)
hypothesis	hypothese, veronderstelling
incidence	incidentie, vóórkomen, optreden (van nieuwe gevallen)
independent	(volledig) onafhankelijk
inference	gevolgtrekking
inferential statistics	verklarende statistiek
infinite	oneindig
integer	geheel getal
intervention	interventie, tussenkomst
inter-	tussen
intra-	binnen
judge	beoordelaar
kurtosis	spitsheid, kurtose
least squares	kleinste kwadraten
likelihood	aannemelijkheid, kans volgens model
linear	rechtlijnig
logistic model	logistisch model
lower tail-probability	linker staartkans
matched	gepaard, gekoppeld, bij elkaar horend
maximum likelihood estimate	meest aannemelijke schatting
mean	gemiddelde, verwachting
median	mediaan, vijftigste percentiel
modal	modale, meest voorkomende
mode	modus, meest gebruikte klasse

negligible	verwaarloosbaar
nominal	nominaal, kwalitatief
null hypothesis	**nulhypothese**, ongeloofwaardige hypothese die men wil falsifiëren, bijvoorbeeld dezelfde kans op genezing bij twee therapieën
numerator	teller (boven deelstreep)
observation	waarneming, beoordeling
observed	waargenomen, beoordeeld
observer	waarnemer, beoordelaar
odds (betting odds)	kansverhouding (idem bij weddenschap)
one-sided, one-tailed	éénzijdig
ordinal	ordinaal, ge(rang)ordend
outlier	extreme waarde, uitschieter, uitbijter
paired	gepaarde, gekoppelde
parameter	populatiewaarde, verdelingskenmerk
paragraph	alinea
pilot-study	voor-onderzoek
pooled	gecombineerde
population	populatie, (kans)verdeling
power	**gevoeligheid**, onderscheidend vermogen, kans op significantie als de alternatieve hypothese geldt
predictive value	voorspellende waarde
prevalence	prevalentie, vóórkomen (van nu bestaande gevallen)
probability	kans, waarschijnlijkheid
proportion	fractie
prospective	prospectief, vooruitkijkend
proxy	surrogaat, vervangend
P-value, tail-probability	**P-waarde**, overschrijdingskans, staartkans, kans op het waargenomen of een extremer resultaat, terwijl de nulhypothese waar is
quantile	kwantiel, verdelingsgrens
quartile	kwartiel, vierde deel
quintile	kwintiel, vijfde deel
random number	toevalsgetal, aselect getal
random sample	aselecte steekproef
randomization	op aselecte wijze indelen, loting
range	waardenbereik = maximum − minimum
rank test	rang(nummer)toets
raw	onbewerkt, ruw
reciprocal	reciproke, omgekeerde, één gedeeld door
replacement	teruglegging, vervanging
reliability	betrouwbaarheid
relapse	terugval

remission	herstel, remissie
repeated measurements	herhaalde metingen
reproducibility	herhaalbaarheid
retrospective	retrospectief, terugblikkend
sample	steekproef
sample size	steekproefgrootte, steekproefomvang
scatter diagram, scatter plot	spreidingsdiagram, puntenwolk
sensitivity	sensitiviteit, gevoeligheid
sign	teken
significance level	significantie-grens, significantie-niveau, onbetrouwbaarheidsdrempel
size	grootte, omvang
skewness	scheefheid
slope	helling
specificity	specificiteit
square	kwadraat, vierkant
square root	wortel, vierkantswortel
standard deviation	standaardafwijking, standaarddeviatie
standard error	standaardfout = standaardafwijking van een coëfficiënt
standard error of measurement	standaardmeetfout
standard normal distribution	standaardnormale verdeling
statistic	steekproefwaarde
stratum	stratum, laag, (relatief) homogene subgroep
stratified	gestratificeerd, gelaagd, per subgroep
survival curve	overlevingsgrafiek
tail-probability, P-value	overschrijdingskans, staartkans, kans op het waargenomen of een extremer resultaat, terwijl de nulhypothese waar is
test	statistische toets, (diagnostische) test
test size	**onbetrouwbaarheid**, kans op significantie als de nulhypothese waar is
test statistic	toetsingsgrootheid
trend	verloop
trial	proef, experiment, poging
two-sided, two-tailed	tweezijdig
unbiassed, unbiased	zuiver, zonder systematische vertekening
upper tail-probability	rechter staartkans
value	waarde
variance	variantie, kwadraat van standaarddeviatie
weighted average	gewogen gemiddelde
zero	nul

STATISTISCHE TABELLEN

Tabel A
Eenzijdige (= Rechter) Staartkans van de
Standaardnormale Verdeling

Tabel B
Tweezijdige (= Dubbele) Staartkans van de
Standaardnormale Verdeling

Tabel C
Grenswaarde van de Student t-verdeling
met DF vrijheidsgraden

Tabel D
Grenswaarde van de Chi Kwadraat Verdeling
met DF vrijheidsgraden

Kleinbaum, Kupper and Muller (1988, hoofdstuk 3) geven een praktische beschrijving van de belangrijkste verdelingen.

Tabel A
Eenzijdige (= Rechter) Staartkans van de Standaardnormale Verdeling

z	,00	,01	,02	,03	,04	,05	**,06**	,07	,08	,09
0,0	,500	,496	,492	,488	,484	,480	,476	,472	,468	,464
0,1	,460	,456	,452	,448	,444	,440	,436	,433	,429	,425
0,2	,421	,417	,413	,409	,405	,401	,397	,394	,390	,386
0,3	,382	,378	,374	,371	,367	,363	,359	,356	,352	,348
0,4	,345	,341	,337	,334	,330	,326	,323	,319	,316	,312
0,5	,309	,305	,302	,298	,295	,291	,288	,284	,281	,278
0,6	,274	,271	,268	,264	,261	,258	,255	,251	,248	,245
0,7	,242	,239	,236	,233	,230	,227	,224	,221	,218	,215
0,8	,212	,209	,206	,203	,200	,198	,195	,192	,189	,187
0,9	,184	,181	,179	,176	,174	,171	,169	,166	,164	,161
1,0	,159	,156	,154	,152	,149	,147	,145	,142	,140	,138
1,1	,136	,133	,131	,129	,127	,125	,123	,121	,119	,117
1,2	,115	,113	,111	,109	,107	,106	,104	,102	,100	,099
1,3	,097	,095	,093	,092	,090	,089	,087	,085	,084	,082
1,4	,081	,079	,078	,076	,075	,074	,072	,071	,069	,068
1,5	,067	,066	,064	,063	,062	,061	,059	,058	,057	,056
1,6	,055	,054	,053	,052	,051	,049	,048	,048	,046	,046
1,7	,045	,044	,043	,042	,041	,040	,039	,038	,038	,037
1,8	,036	,035	,034	,034	,033	,032	,031	,031	,030	,029
1,9	,029	,028	,027	,027	,026	,026	**,025**	,024	,024	,023
2,0	,023	,022	,022	,021	,021	,020	,020	,019	,019	,018
2,1	,018	,017	,017	,017	,016	,016	,015	,015	,015	,014
2,2	,014	,014	,013	,013	,013	,012	,012	,012	,011	,011
2,3	,011	,010	,010	,010	,010	,009	,009	,009	,009	,008
2,4	,008	,008	,008	,008	,007	,007	,007	,007	,007	,006
2,5	,006	,006	,006	,006	,006	,005	,005	,005	,005	,005
2,6	,005	,005	,004	,004	,004	,004	,004	,004	,004	,004
2,7	,003	,003	,003	,003	,003	,003	,003	,003	,003	,003
2,8	,003	,002	,002	,002	,002	,002	,002	,002	,002	,002
2,9	,002	,002	,002	,002	,002	,002	,002	,001	,001	,001
3,0	,001	,001	,001	,001	,001	,001	,001	,001	,001	,001

Tabel B
Tweezijdige (= Dubbele) Staartkans van de Standaardnormale Verdeling

z	,00	,01	,02	,03	,04	,05	**,06**	,07	,08	,09
0,0	1,000	,992	,984	,976	,968	,960	,952	,944	,936	,982
0,1	,920	,912	,904	,897	,889	,881	,873	,865	,857	,849
0,2	,841	,834	,826	,818	,810	,803	,795	,787	,779	,772
0,3	,764	,757	,749	,741	,734	,726	,719	,711	,704	,697
0,4	,689	,682	,674	,667	,660	,653	,646	,638	,631	,624
0,5	,617	,610	,603	,596	,589	,582	,575	,569	,562	,555
0,6	,549	,542	,535	,529	,522	,516	,509	,503	,497	,490
0,7	,484	,478	,472	,465	,459	,453	,447	,441	,435	,430
0,8	,424	,418	,412	,407	,401	,395	,390	,384	,379	,373
0,9	,368	,363	,358	,352	,347	,342	,337	,332	,327	,322
1,0	,317	,312	,308	,303	,298	,294	,289	,285	,280	,276
1,1	,271	,267	,263	,258	,254	,250	,246	,242	,238	,234
1,2	,230	,226	,222	,219	,215	,211	,208	,204	,201	,197
1,3	,194	,190	,187	,184	,180	,177	,174	,171	,168	,165
1,4	,162	,159	,156	,153	,150	,147	,144	,142	,139	,136
1,5	,134	,131	,129	,126	,124	,121	,119	,116	,114	,112
1,6	,110	,107	,105	,103	,101	,099	,097	,095	,093	,091
1,7	,089	,087	,085	,084	,082	,080	,078	,077	,075	,073
1,8	,072	,070	,069	,067	,066	,064	,063	,061	,060	,059
1,9	,057	,056	,055	,054	,052	,051	**,050**	,049	,048	,047
2,0	,046	,044	,043	,042	,041	,040	,039	,038	,038	,037
2,1	,036	,035	,034	,033	,032	,032	,031	,030	,029	,029
2,2	,028	,027	,026	,026	,025	,024	,024	,023	,023	,022
2,3	,021	,021	,020	,020	,019	,019	,018	,018	,017	,017
2,4	,016	,016	,016	,015	,015	,014	,014	,014	,013	,013
2,5	,012	,012	,012	,011	,011	,011	,010	,010	,010	,010
2,6	,009	,009	,009	,009	,008	,008	,008	,008	,007	,007
2,7	,007	,007	,007	,006	,006	,006	,006	,006	,005	,005
2,8	,005	,005	,005	,005	,005	,004	,004	,004	,004	,004
2,9	,004	,004	,004	,003	,003	,003	,003	,003	,003	,003
3,0	,003	,003	,003	,002	,002	,002	,002	,002	,002	,002

Tabel C
Grenswaarde van de Student t-verdeling

DF	Tweezijdige (Eenzijdige) Staartkans				
	,10 (,05)	,05 (,025)	,02 (,01)	,01 (,005)	,001 (,0005)
1	6,314	12,706	31,821	63,657	636,619
2	2,920	4,303	6,965	9,925	31,598
3	2,353	3,182	4,541	5,841	12,941
4	2,132	2,776	3,747	4,604	8,610
5	2,015	2,571	3,365	4,032	6,859
6	1,943	2,447	3,143	3,707	5,959
7	1,895	2,365	2,998	3,499	5,405
8	1,860	2,306	2,896	3,355	5,041
9	1,833	2,262	2,821	3,250	4,781
10	1,812	2,228	2,764	3,196	4,587
11	1,796	2,201	2,718	3,106	4,437
12	1,782	2,179	2,681	3,055	4,318
13	1,771	2,160	2,650	3,012	4,221
14	1,761	2,145	2,624	2,977	4,140
15	1,753	2,131	2,602	2,947	4,073
16	1,746	2,120	2,583	2,921	4,015
17	1,740	2,110	2,567	2,898	3,965
18	1,734	2,101	2,552	2,878	3,922
19	1,729	2,093	2,539	2,861	3,883
20	1,725	2,086	2,528	2,845	3,850
22	1,717	2,074	2,508	2,819	3,792
24	1,711	2,064	2,492	2,797	3,745
26	1,706	2,056	2,479	2,779	3,707
28	1,701	2,048	2,467	2,763	3,674
30	1,697	2,042	2,457	2,750	3,646
40	1,684	2,021	2,423	2,704	3,551
60	1,671	2,000	2,390	2,660	3,460
90	1,662	1,987	2,368	2,632	3,402
120	1,658	1,980	2,358	2,617	3,373
∞	1,645	1,960	2,326	2,576	3,291

Bij DF = ∞ geldt de standaardnormale verdeling

Tabel D
Grenswaarde van de Chi-kwadraat Verdeling

DF	Rechter Staartkans			
	,10	**,05**	,01	,001
1	2,71	**3,84**	6,63	10,83
2	4,61	5,99	9,21	13,82
3	6,25	7,81	11,34	16,27
4	7,78	9,49	13,28	18,47
5	9,24	11,07	15,09	20,52
6	10,64	12,59	16,81	22,46
7	12,02	14,07	18,48	24,32
8	13,36	15,51	20,09	26,13
9	14,68	16,92	21,67	27,88
10	15,99	18,31	23,21	29,59
11	17,28	19,68	24,73	31,26
12	18,55	21,03	26,22	32,91
13	19,81	22,36	27,69	34,53
14	21,06	23,68	29,14	36,12
15	22,31	25,00	30,58	37,70
16	23,54	26,30	32,00	39,25
17	24,77	27,59	33,41	40,79
18	25,99	28,87	34,81	42,31
19	27,20	30,14	36,19	43,82
20	28,41	31,41	37,57	45,32
21	29,62	32,67	38,93	46,80
22	30,81	33,92	40,29	48,27
23	32,01	35,17	41,64	49,73
24	33,20	36,42	42,98	51,18
25	34,38	37,65	44,31	52,62

Bij DF = 1 staat er het kwadraat van de standaardnormale grenswaarde uit tabel B, bijvoorbeeld $1,96^2 = 3,84$.

TREFWOORDENLIJST

Na elk trefwoord worden de meest relevante paragrafen genoemd.

aannemelijkheidsverhouding: 2.5
aantal individuen: einde 4.6, 8.1, 11.1 t/m 11.4, 15.9, 17.1 t/m 17.6, 20.1 t/m 20.3 (l)
aantal dummy (= indicator) variabelen: 16.5 (inclusief appendix)
afhankelijke variabele: 15.1, 16.1
afrondfouten: 3.2
alternatieve hypothese: 11.1 t/m 11.4
analyse strategie: 18.2, 20.1 (k)
aselecte steekproef: 4.1, 4.4
Bayes: 2.3, 16.4
beginmeting: 15.10, 17.1
beunhaas: 19.7
binaire variabele: 8, 9
Bonferroni(-Hochberg-Shaffer): 6.9, 14.2, 17.6, 18.1
betrouwbaarheidsinterval: 4.6, 5.2, 6.2, 8.1, 8.3, 9.2, 15.4, 16.3
'bias', systematische vertekening: 1.1, 1.2, 15.11, 19.5
blindering: 1.5, 1.7, 20.2 (f), 20.3 (appendix)
'carry-over effect': 7.1 t/m 7.3
censurering: 10
centrale limietstelling: 4.4
chi kwadraat: 8.2, 9.1, 14.1 t/m 14.3
codering van variabelen in logistische regressie: 16.7, 16.9, 16.10
Cohen's kappa: 3.2
cohort onderzoek: 16.9 t/m 16.13, 17.4, 19.5
collineariteit: 15.14, 16.5 (appendix)
confounding: 1.2, 15.11, 16.11, 19.5, 20.1 (k)
contra-indicatie voor behandeling: 1.1
controleren van gegevens: 13.2
Cook afstand: 15.13
correlatie: 5.6, 15.3
covariantie: 15.3
Cox regressie: 10.5
data management: 13.2
diagnostische testuitslagen: 2.1 t/m 2.6, 16.1 t/m 16.5
dichotomie: 8, 9, 16, 18.1
differentiaal diagnostiek: 2.1 t/m 2.6, 16.1 e.v.
differentiële regressie naar het gemiddelde: 19.1 (appendix)
dummy variabele: 15.9, 16.1, 16.5 (inclusief appendix)
e = grondtal van de natuurlijke logaritme: appendix voorafgaand aan 16.3
eenheid van onderzoek: 4.1, 19.2
éénzijdig toetsen: 11.1, 20.3 (k)
'effectiveness versus efficacy': 1.9
effect modificatie: 15.9, 15.10, 16.8
ethiek: 1.8, 19.7, 20.3 (h)

Europese richtlijnen: 1.9
extreme waarde: 15.9 (vraagstuk 3a), 15.13, 16.15
Fisher toets: 9.1 (appendix)
gegevensformulieren: 13.1
gemiddelden vergelijken: 5.1 e.v., 6.1 e.v., 7.1 e.v., 11.2
gepaarde waarnemingen: 5.1, 7.1, 8.2, 16.14, 18.1
gesloten toetsingsprocedure: 6.6
gevoeligheid: einde 6.2, 11.1 t/m 11.4
gewogen kappa: 3.4
gewogen som: 15.3 (appendix)
gewone regressie: 6.7, 15.1 e.v.
'good clinical practice': 1.8, 13.4, 20.1 (g)
grootte van het onderzoek: 4.6, 8.1, 11.1 t/m 11.4, 17.1 t/m 17.6
hazard: 10.3 t/m 10.5
helling: 15.1 t/m 15.4, einde 6.6
herhaalde metingen: 6.5, 6.6, 17.1 (appendix), 17.2 (appendix)
hiërarchie principe: 15.8
histogram: 4.3
Hosmer-Lemeshow toets voor aanpassing: einde 16.11
hypothese: 11.1
informatie-vertekening: 19.3, 19.5, 1.5 t/m 1.7
'informed consent': 1.8
inloop-periode: 1.6, 7.1, 7.2, einde 19.5, 20.1 (m en n)
'intention to treat' principe: 1.4, einde 15.9, 20.1 (i en k)
interactie: 15.9, 15.10, 16.8
intercept: 15.1 t/m 15.4, 16.4
interim analyses: 12.1 t/m 12.5, 13.2, 20.1 (m en n), 20.3 (m)
intervalschaal: 18.1
invloedrijke individuen: 15.9 (vraagstuk 3a), 15.13, 16.15
kansen vergelijken: 8.1 e.v., 9.1 e.v., 10.1 e.v., 11.3, 14.1 e.v., 17.3
Kaplan-Meier overlevingscurve: 10.2, 20.3 (j en k)
kappa overeenstemmingsmaat: 3.2
keuze statistische toets: 18.1, 18.2
keuze tussen t-toets en rangtoets: 5.4, 6.1, 18.1
kleinste kwadraten: einde 15.2
kruisproef: 7.1 t/m 7.4, 17.2
Latijnse vierkanten: 7.4
likelihood ratio, LR: 2.5
likelihood ratio toets, LR toets: 16.6 t/m 16.8, 10.5
lineariteit: 15.1, 15.6, 15.8, 16.7, 16.10
lineaire regressie: 6.7, 15.1 e.v.
logistische regressie: 16.1 e.v.
logrank toets: 10.4, 17.3
lotingsprocedure: 1.3, 20.1 (e)
Mann-Whitney: 6.4, 7.4 (laatste appendix), 11.3 (vlak voor appendix)
McNemar toets: 8.2

mediaan: 4.2, 18.1
mediaan met betrouwbaarheidsinterval: 5.4 (appendix)
meerderheidsoordeel: 3.3
meetprocedures (of meetmethoden of meetinstrumenten) vergelijken: 5.1 e.v.
minimalisatie lotingsprocedure: 1.3
multipele correlatie: 15.3
multipele regressie: 15.7 e.v.
normale verdeling: 4.3 t/m 4.8
nulhypothese: 5.3, 6.2, 8.2, 9.1, 11.1 t/m 11.4
'number needed to treat (NNT)': 9.3
O'Brien and Fleming stopregels voor interim analyses: 12.3
odds ratio: 9.5, 9.6, 16.1 t/m 16.3, 17.5, 19.4
onafhankelijke groepen: 6.1 e.v., 9.1 e.v., 18.1
onafhankelijke kansen: 3.1, 3.2, 14.2
onafhankelijke variabele: 15.1, 16.1
onafhankelijke waarnemingen: 4.1, 4.4, 4.5, 19.2
onbetrouwbaarheid van een statistische toets: 5.3, 6.2, 11.1
onderzoekseenheid: 4.1, 4.4, 4.5, 19.2
onderzoeksprotocol: 20.1 t/m 20.3
ontbrekende covariaat: 19.1 (appendix), 19.5
ontbrekende waarden: 13.1, 19.6
onzuivere munt loting: 1.3
ordinale schaal: 18.1
overeenstemming: 3.1 t/m 3.4, 5.1 t/m 5.5, 19.3
overlevingskansen: 10.1 t/m 10.6, 11.3, 17.3
patiënt-controle onderzoek: 16.2, 16.13, 16.14, 17.4, 17.5, 19.5
periode-effect: 7.1 t/m 7.4
permutaties in de lotingsprocedure: 1.3
'pilot study': 13.1
placebo: 1.6
Pocock stopregels voor interim analyses: 12.2
'power', gevoeligheid: einde 6.2, 11.1 t/m 11.4
pragmatisch onderzoek: 1.9
predictie-interval: 4.5, 4.7, 5.2, 15.5, 15.6
predictieve waarden van diagnostische test: 2.2 t/m 2.6
prevalentie: 2.2, 16.4
prognostische factoren: 6.7, 9.6, 15.9, 15.11, 16.8, 19.5, 20.1 (e en k)
programmatuur: 13.3
protocol voor onderzoek: 20.1 t/m 20.3
'proxy outcome': 20.1 (i)
P-waarde: 5.3, 6.2, 8.2, 9.1, 11.1
rang(nummer)toets: 5.4, 6.1, 6.4, 7.4 (laatste appendix), 11.2, 18.1
rangtoets of t-toets kiezen: 5.4, 6.1, 18.1
referentie-categorie: 16.5
referentie-waarden: 4.5, 4.7, 15.5, 15.6
regressie, Cox: 10.5

regressie, enkelvoudige: 15.1 t/m 15.5
regressie, logistisch: 16.1 t/m 16.15
regressie, meervoudige: (= multipele) 15.7 t/m 15.14
regressie naar het gemiddelde: 6.1, 15.10, 19.1 (inclusief appendix over differentiële), 20.2 (j)
relatief risico: 9.4, 10.4, 10.5, 16.2, 17.3
representatief: 1.1, 1.9, 19.5, 20.1 (o)
reproduceerbaarheid(scoëfficiënt): 5.5
residu, residuele variantie: 15.2
'run-in period': 1.6, 7.1, 7.2, einde 19.5, 20.1 (i)
samenvattende maat ('summary measure') per individu: 5.1, einde 6.6, 6.8, 20.1 (i)
selecteren van variabelen: 6.7, 15.15, 16.9 t/m 16.13, 19.5, 20.1 (k)
selectie-vertekening: 7.1, einde 11.4, 19.5, 20.1 (d), 1.1, 1.3, 1.4, 1.9
sensitiviteit: 2.1
significante verandering bij een patiënt: 5.5
significantie-grens: 11.1
Simpson paradox: 1.2
Snapinn stopregels voor interim analyses: 12.4 (éénzijdig), 12.5 (tweezijdig)
specificiteit: 2.1
standaardafwijking (= standaarddeviatie): 4.2, 4.5
standaarddeviatie van verschillen: 5.5
standaardfout: 4.4 t/m 4.6, 6.2, 9.2, 15.4, 16.3
standaardiseren: 4.3, 6.8
standaardmeetfout: 5.5 (appendix)
standaardnormale verdeling: 4.3
sterfterisico: 10.3 t/m 10.5
stratum: 1.3, 20.1 (e)
Student: 4.6, 5.2, 5.3, 6.2, 6.3, 15.4
surrogaat ('proxy') uitkomst: 20.1 (i)
symmetrische verdeling: 4.3
systematische vertekening: 1.1, 1.2, 15.11, 19.5
tak-blad grafiek: 6.5, 16.7, 16.9
therapie-trouw: einde 1.4, 6.7, einde 15.9, einde 19.5, 20.1 (k)
tijdsduur met censurering: 10.1 t/m 10.6, 17.3, 18.1
toelating tot experiment: 1.1, 1.9, 20.1 (d)
transformatie (naar normaliteit of lineariteit): 4.8, 15.6
trend: 6.5, 6.6, 13.2, 14.3, 15.1 e.v., 16.7
t-toets: 5.3, 6.2, 6.3, 11.2, 15.4
t-toets of rangtoets kiezen: 5.4, 6.1, 18.1
tussentijds toetsen: 12.1 e.v.
tussentijdse analyses: 12.1 t/m 12.5, 13.2, 20.1 (m en n), 20.3 (m)
tweezijdig toetsen: 11.1
uitbijter, uitschieter: einde 4.7, 15.9 (vraagstuk 3a), 15.13, 16.15, 20.2 (j)
uitkomstmaten: 1.4, 5.1, 6.1, 6.6, 6.8, 6.9, 9.2 (vraagstukken 1 en 5), 15.10, 20.1 (i), 20.3 (i)
uitvallers: 1.4, 1.9, 9.2 (vraagstuk 1), 19.6, 20.1 (i)
valse munt loting: 1.3
variantie-analyse: 18.1, 18.2

variantie: 4.2, 4.5, 15.3, 16.8 (appendix)
variantie inflatie factor (VIF): 15.14
veelvuldig toetsen: 6.9, 14.2, 17.6
verandering gemeten aan een patiënt: 5.5, 6.1, 15.10, 19.1, 20.1 (i)
vertekening, systematische: 1.1, 1.2, 15.11, 19.5
verwachting: einde 4.2
voorgaande behandeling: 1.1, 7.1, 20.1 (d)
voormeting: 6.7, 15.10, 17.1, 20.1 (k), 20.2 (i)
voorspellende waarde: 2.2 t/m 2.6
voorspellingsinterval: 4.5, 4.7, 5.2, 15.5, 15.6
vrijheidsgraden: 4.5, 6.2, 6.3, 8.2, 9.1, 14.1 t/m 14.3
Wald toets: 16.6
'wash-out period': 7.1 t/m 7.3
Wilcoxon: 5.4, 6.4, 7.4 (laatste appendix), 11.2 (voor appendix)
Yates correctie: appendix bij 9.1
zuivere munt loting: 1.3

If you have any concerns about our products,
you can contact us on
ProductSafety@springernature.com

In case Publisher is established outside the EU,
the EU authorized representative is:
**Springer Nature Customer Service Center GmbH
Europaplatz 3, 69115 Heidelberg, Germany**

Printed by Libri Plureos GmbH
in Hamburg, Germany